デクステリティ
巧みさとその発達

ニコライ A. ベルンシュタイン 著
工藤和俊 訳　佐々木正人 監訳

金子書房

On Dexterity and Its Development
by Nicholai A. Bernstein,
translated [from the Russian] by Mark L.Latash.
("Dexterity and Its Development/edited by Mark L.Latash and Michael T.Turvey.")

日本語版への序文

ニコライ・アレクサンドロヴィッチ・ベルンシュタインの注目すべき著作『デクステリティ　巧みさとその発達』の日本語版へ序文を寄せられることは、私にとって大変名誉なことである。私自身の経歴において、ベルンシュタインの著書は、行為と知覚、および両者の結びつきに関する自らの考え方に対して多大な影響を与えてきた。ただし残念ながら本書は、私自身の考えを形成しつつある時代には手に入らなかった。本書は一九四〇年代に書かれたにもかかわらず、一九九〇年代になるまで出版されることはなかったからだ。本書の痛ましい歴史に関する話は、ベルンシュタインの同僚であったI・M・フェイゲンベルグとL・P・ラターシによって報告されている。本書の英語訳は一九九六年に出版されたのだが、私は、この分野へ新しく入ってきた人にも、運動の制御と協応について何十年も研究してきた人にも、決まってこの『巧みさ《デクステリティ》』を推薦してきた。そうしたのは、ベルンシュタインの『巧みさ《デクステリティ》』に書かれている内容が時代を越えて新鮮であり、新しいと信じているからだ。本書を読めば、生物学的な動作について，その形式と機能や，進化や，メカニズムの可転性についてよく分かるようになる。

　私がニコライ・ベルンシュタインの著書にはじめて出会ったのは，一九七一年のことになる。一九七〇年，コネチカット大学およびハスキンス研究所に所属する同僚と私は，動作の制御と協応についての考え方を探求するグループを作っていた。このグループはいつも金曜日の午後遅くに集まっていたので，我々はこの会を「ＦＡＣ〈Friday Afternoon Club〉」と呼んでいた。ＦＡＣで最初に議論されていた話題の提供主は，アルビン・ライバーマンだった。彼はやはりコネチカット大学とハスキンス研究所の所属で，発話知覚の運動理論を主張した。この理論は，特に，発話の産出を記述する方法があることを示唆しており，同時に，発話の知覚，とりわけ発話の音韻構造の知覚を記述する適切な方法があることを示唆していた（Liberman, Cooper, Shankweiler, & Studdert-Kennedy, 1967）。残念ながら，運動理論では与えられた課題に適した動作の制御と協応の説明はつかなかったが，ＦＡＣの参加者にとって，運動理論によって提出された挑戦はじつに広範囲にわたり，知的な要求レベルの高いものだった。それは，**行為と知覚に同じだけ重きをおく理論**を求めていた。

　一九七一年当時には情報処理理論による説明が流行しており，ＦＡＣの発足当初のメンバーもみなこの説明を用いていたが，密かにもう一つの見方を用意しているメンバーもいた。この異端ともいえる視点は，知覚についてのジェームズ・ギブソンの解釈であり，その当時『知覚システムとしての感覚』（Gibson, 1966）や，いくつかの萌芽的な論文（Gibson, 1960, 1961, 1963）に表明されていた。私は，一九六五年頃から，控えめではあるがギブソンの考え方に則って研究を進めてきた。正直なところ，ギブソンの考え方はエキサイティングだが難しく，恐ろしいと思えることさえあった。若き実験心理学者としての私には，ギブソンの提唱するように知覚を研究するための方法が思い浮かばなかった。適切な実験方法が分からなかっただけでなく，ギブソン流に事物について思考しはじめるために必要な概念的道具のようなものが私の思考範囲を超えていると感じていた。それらの概念や，関連した技術的道具については，いかなるものか想像すらつかないものもあった。それにもかかわらず，将来必要とされる行為の理論はギブソンの知覚理論と整合性をもつものであるに違いなかろうと思わせる彼の考えと目標に、私はすっかり魅了されていた。

一九七〇年の終わりから一九七一年のはじめにかけて、とりわけ二冊の出版物が、ニコライ・ベルンシュタインの研究に対するＦＡＣの注目を集めるきっかけになった。決定的な一編が、急進的思想をもつエンジニア兼ロボット科学者であるピーター・グリーンの書いた論文の草稿だ。グリーン（1972）の論文とカール・プリブラム（1971）の著書『脳の言語』に引用された文献によって、ＦＡＣのメンバーは（その当時まだ）あまり知られていなかったベルンシュタインの主要な論文を集めた本を手に入れることになった。その本『動作の協応と調整』（Bernstein, 1967）を読んだ私の印象は、自由度に関するベルンシュタインの議論は、最も新奇であり、そしておそらくは彼の最も重要な貢献だというものだ。この印象は、ベルンシュタインに捧げられたロシアの研究書でも同じように強調されている。献呈の辞においてゲルファンドら（1971, p. xxxiv）はこう書いている。「彼は著しく単純な結論を定式化した。つまり、動作協応の基本的な問題は、膨大な自由度の克服に他ならない。」

ＦＡＣの定例会で（この会は現在でも続いていることは言っておかねばなるまい）我々を夢中にした理論的な議論の当面の目標は、ベルンシュタインの「著しく単純な結論」を出発点にしたとき、いったいどのような行為の理論が創発するのかを同定することであった。創発しつつある行為の理論は、七〇年代から八〇年代にかけて徐々に現れ発展してきた複雑系の物理学や数学との間に数多くの共通点があった。これは非常に重要な点だが、二〇世紀の最後の三分の一に台頭してきた複雑系理論は、複数の相互作用する自由度をもつシステムがいかにして自己組織化するかという理論である。我々の思考が自己組織化の原理に向かっていったのは、ギブソンの影響であった。ギブソンは、伝統的に考えられてきた脳のレベルでの推論や計算のような処理のレベルではなく、動物 - 環境システムレベルの法則として知覚を理解することを主張していた。ベルンシュタイン（1967, p. 127）は、協応を「運動器の**制御を組織化すること**」と定義した。我々は自分たちの好みにしたがって、この定義を、動作協応という生物学的な現象を複雑系の物理学と数学の中に位置づけたものと解釈した（Kelso, 1995; Kugler, Kelso, & Turvey, 1980; Kugler & Turvey, 1986; Turvey, 1990）。

ベルンシュタインは、『巧みさ《デクステリティ》』の本を幅広い読者に向けて書いた。彼が目標としたのは、スポーツの教師や、運動の障害に苦しむ人たちに毎日接しているセラピストが特に関心をもっている動作の側面を描くことだ。この側面は、日常生活を営む人々が容易に直感できるたぐいのものだが、科学者が定義するのは容易でない。巧みさは、ベルンシュタインが我々に語るところによれば、系統的に順序立てて構成すべき概念である。というのは、これは科学に発見を期待できるようなものではないからだ。ベルンシュタインは、この概念が動作自体ではなく動作の文脈により密接に結びついていることをはじめから確信している（『床を歩くことは巧みさを必要としないが、ロープの上を歩くには巧みさが必要だ…』）。彼は、最初のエッセイの冒頭で、お気に入りの主題を持ち出して我々の目を見開く。つまり、動作は真空中に生じるのではなく、いつも文脈の中で生じるのであり、いつも環境が提示した「問題」の「解決」として理解できる、という主題だ。要するに、動作は反応ではなく創造なのだ。冒頭に強調されている活動の状況適応性は、ベルンシュタインの本の主題を予告している。動作について科学者が頭を悩ませていること、身体運動の指導者が教えようとしていること、理学療法士が治療しようとしていること、これらの多くは知覚的なことだ。

動作の本性が知覚に根ざしているという観点は、ベルンシュタインの『巧みさ《デクステリティ》』を構成する七つのエッセイの大きな底流だ。進化と発達において鍵になるステップは、「感覚調整」の向上と洗練をもたらした。先述したベルンシュタインの協応の定義において言及されている組織化は、本質的に感覚調整の組織化だ。彼は、さまざまなやり方でこの主題を伝えている。以下は、私のお気に入りのフレーズだ。「水泳やサイクリングの「秘訣」は、**特殊な身体動作にあるのではなく、特殊な感覚作用と調整にある。**この事実を知ればもう、運動の秘訣がなぜお手本で教えられないか（**どんな動作でもお手本を見せることはできる**）、なぜ一生のあいだ決して忘れることがないのか説明できるだろう。」

動作の「秘訣」の知覚的な性質を明らかにした後、ベルンシュタインは更に一歩進んで我々に新たな知見をもたらしてくれた。彼は、協応の問題の知覚的解決がどのように実現するのかを示してくれたのである。『巧みさ《デクステリティ》』において彼は、互いに絡み合った**緊張**、**シナジー**、**空間**、**行為**のレベルを同定して、人間の動作システムのもつ機能的なデザインの誰もが納得する新たな像を描いた。さまざまな人間の動作協応と巧みさ自体の性質は、これらの機能的レベルで特殊化した知覚能力がどのように組み立てられ組織化されるかという点から理解されるべきだ。機能が入れ子化したシステム内での知覚制御をはっきりと示しながら、ベルンシュタインは多くの新しい仮説やそれらを検証するための多様な実験のヒントを我々にもたらした。『巧みさ《デクステリティ》』に出てくる数多くの概念は、遠い過去のものではなく、遠い未来のものだ。科学はこれらをまだ検証してはいない。

科学に与えられた未来の課題があることからすると、もし『巧みさ《デクステリティ》』が日本の若い研究者世代を刺激して、ベルンシュタインの挑戦的な考えに耐えうる現代の数学、物理学、生物学、神経生理学、心理学の道具や概念をもたらしてくれるならば、私は非常に嬉しく思う。そのとき、人間の生命活動の中でもっともすばらしい達成行為、すなわち巧みな行為の理解が一歩進んだことになるだろう。おそらく、若い研究者にとってはベルンシュタインの思考について自分の理論的、実験的発見の見地から自由に議論するために定期的に集まることが役に立つだろう。ちょうど同僚と私が三〇年前から毎週金曜日に始めたように。人生と同じように、研究においても、良い習慣は養い育む価値がある。

マイケル・ターヴェイ

（コネチカット大学）

引用文献

Bernstein, N. A. (1967) *The coordination and regulation of movements.* Oxford: Pergamon Press.

Gelfand *et al.* (1971) *Models of the structural-functional organization of certain biological systems.* Cambridge, MA: MIT Press.

Gibson, J. J. (1966) *The senses considered as perceptual systems.* Boston, MA: Houghton Mifflin.

Gibson, J. J. (1960) The concept of the stimulus in psychology. *American Psychologist,* 16, 694-703.

Gibson, J. J. (1961) Ecological optics. *Vision Research,* 1, 253-262.

Gibson, J. J. (1963) The useful dimensions of sensitivity. *American Psychologist,* 18, 1-15.

Greene, P. (1972) *Problems of organization of motor systems.* In R. Rosen & F. Snell (Eds.), Progress in theoretical biology (Vol 2). New York: Academic Press.

Kelso, J. A. S. (1995) *Dynamic patterns.* Cambridge, MA: MIT Press.

Kugler, P. N., Kelso, J. A. S., & Turvey, M. T. (1980) *On the concept of coordinative structures as dissipative structures: I. Theoretical lines of convergence.* In G. E. Stelmach & J. Requin (Eds.), *Tutorials in motor behavior.* Amsterdam: North Holland.

Kugler, P. N., & Turvey, M. T. (1986) *Information, natural law, and the self-assembly of rhythmic movement.* Hillsdale, NJ: Lawrence Erlbaum and Associates.

Liberman, A. M. (1996) *Speech: a special code.* Cambridge, MA: MIT Press.

Liberman, A. M., Cooper, F. S., Shankweiler, D. P., & Studdert-Kennedy, M. (1967) Perception of the speech code. *Psychological Review,* 74, 431-461.

Pribram, K. (1971) *Languages of the brain.* Englewood Cliffs, NJ: Prentice-Hall.

Turvey, M. T. (1990) Coordination. *American Psychologist,* 45, 938-953.

著者まえがき

本書は身体文化中央研究所本部からの要請に応えて執筆された。要請には二つの目標が示されていた。第一の目標は、巧みさという複雑な心理物理学的能力を、できるかぎり厳密かつ詳細に定義し、分析すること。第二は、動作の協調や、運動スキルや、練習などの性質について、現在までに分かっている知見を一般読者に向けて簡潔に解説することである。巧みさの性質について理解することは、体育の専門家にとっても、またわが国における身体文化推進運動の賛同者にとっても、実践に直接結びつくという意味できわめて重要である。さらにこの解説は、真の文化を――しかも文化という言葉が含むすべての意味において――流布する助けとなる必要がある。これらの理由から、本書は一般向けの科学書として企画された。

一般向けの科学書を、わが国は大いに必要としている。「ソビエト連邦には中途半端に教育を受けた市民など必要ない」とか、「一般向けの科学書はたいてい恩着せがましい表現や見下したような表現が見受けられるものだが、ソビエト市民はそれとは無関係に専門の文献を習得する権利と手段を明確に有している」などと主張する者もいようが、そんな理由でこの種の本を却下するのは根本的に間違っている。そのような主張は見当違いも甚だしい。

ひとりの科学者が自然科学のすべての分野にわたって広く深く研究できた時代はとうに過ぎ去ってしまい、二度と戻ることはない。二〇〇年も前の時代でさえ、すべての知識を手中に収めることができたのはロモノソフのごとき万能の天才のみであった。要するに彼は、あらゆる分野に通じた最後の自然科学者であった。ロモノソフ亡きあと二世紀ものあいだに自然科学の中身が途方もなく膨れ上がってしまったため、今日の科学者は自らの専攻する狭い特殊な分野の学問を習得するのに一生涯を費やしてしまう。一つの専門分野でさえ、溢《あふ》れる論文すべてに目を通すだけの時間をもち、その分野の進歩に遅れず着いていけるだけの科学者はほんの一握りにすぎない。たいていの研究者は、同じ専門でも分野の異なる研究に目を通す暇などほとんどないし、まして同じ自然科学でも専門外の研究に至っては窺い知る由もない。

今日では自然科学のあちらこちらで続々と新しい知見がもたらされている。同時に、科学が進歩するにつれて、科学者や、科学を実践に応用する専門家がますます細分化されてきた。これは危険なことだ。細分化によって科学者の視野が狭まり、自らの専門にかかわるほんの狭い領域のことしか知らない者を生み出してしまう可能性が高まるからだ。広い分野を遠くまで見渡す視野が失われると、魅力的ですばらしい教養に接する機会が奪われてしまうだけにとどまらず、狭い分野においてさえ、木々の背後に森が控えていることすら気づかなくなってしまう。これでは創造的な思考が失われてしまうだけでなく、斬新な着想と広い視点があってはじめて可能となる発明や発見を減らすことにもなりかねない。ジョナサン・スウィフトもまた、約二〇〇年前にそのような視野の狭い盲目的な奇《き》天烈《てれつ》「博士」の出現を予言していた。スウィフトは『ガリバー旅行記』でラガードー島の科学アカデミーを描きながら彼らを痛烈に風刺した。

一般向け科学書の役割は、この危険を克服することである。深く考えをめぐらして読者への恩着せがましく無礼な態度——ホラーティウスいうところの「我、野卑な大衆を忌み、これに歩み寄ることなし」という態度——を改めよう。一般向け科学書の作者は読者に歩み寄らなければならない。ただし、読者として知識を鼻にかける知ったかぶりを想定しているわけでも、野卑な大衆を想定しているわけでもない。あくまで、近隣領域の科学に関する基本的な事実や現状について、あるいは原著論文や入手困難な文献を片っ端から読破しなければ決して得られない知識について知っておく必要のある同僚を読者と見なす必要がある。一般向け科学書の著者は、あらゆる分野での理

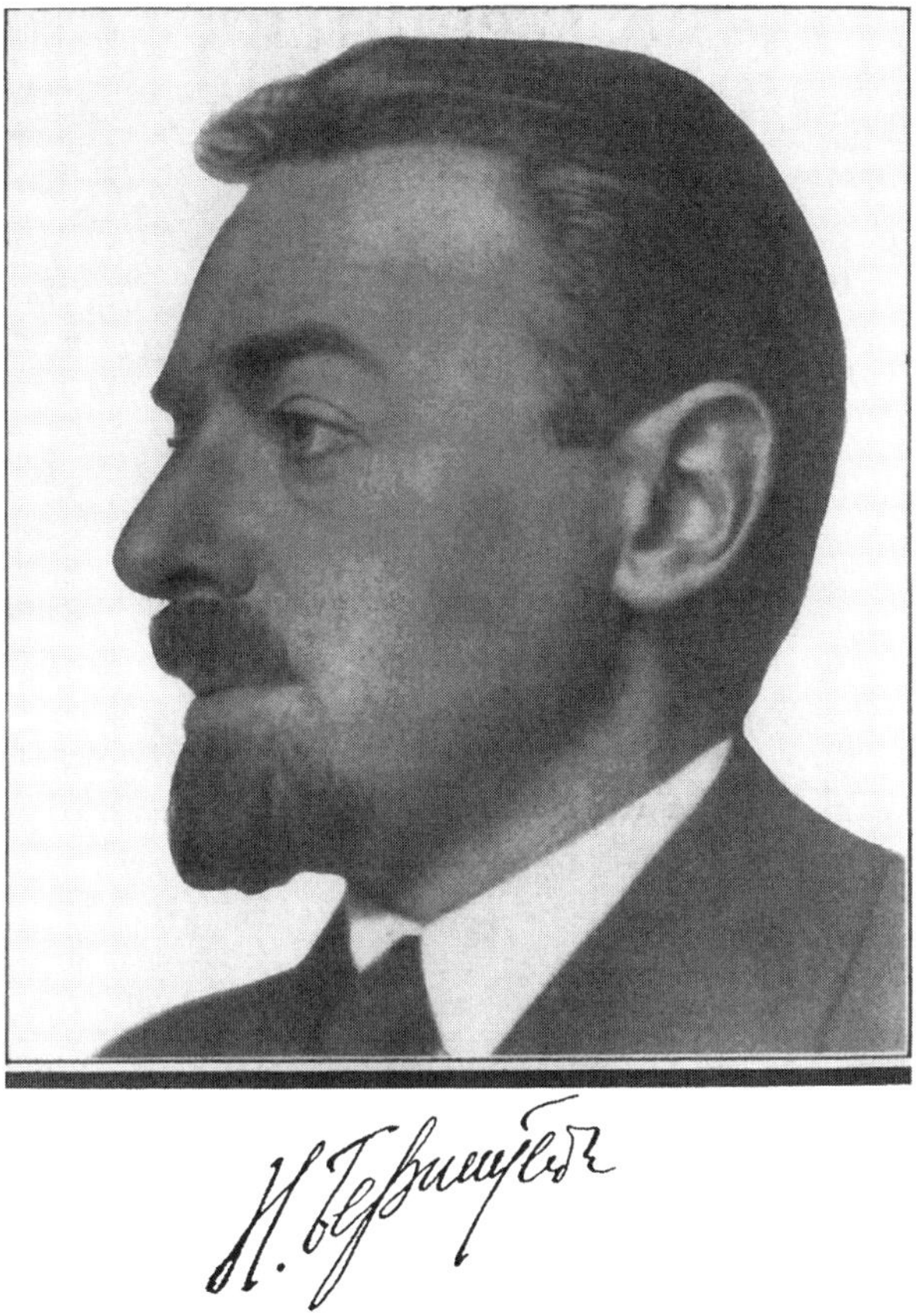

ベルンシュタイン（1940年代中期）

論的かつ実践的な創造性に必要となる広い視野を読者に提供すべく努力しなければならない。そして、自分から通俗的な読者層まで降りていくのではなく、同僚たる読者を地上から大空高く引き上げて、世界全体を見渡せるようにすべきである。

今日の専門家は、理論家であれ実践家であれ、専門分野の基本についてはすべて余すところなく、そしてすべての分野についてはその基本を知っておく必要がある。

一般向け科学書の書き方に関する言語理論はまったく未開拓の分野であり、混沌と不明瞭と這い回る経験主義に支配されている。もし価値あるこの種の本に貢献しようという真剣で責任感あふるる志を抱くなら、著者はまずもってどのようなスタイルで書き出せばよいか認識する必要がある。私の区別できる限りでは、現在出回っている一般向けの科学書には三つの異なったスタイルがある。

典型例の一つに、広く入手可能でよく知られている啓蒙書がある。メイヤーの『世界』、ネイマークの『地球の歴史』、ランケの『人間』などだ。この種の本は、対象となる読者のレベルを考慮していることを除けば教科書や専門書と大差ない。作者は、読者を惹きつけようともしないし、興味を駆り立てようともしていない。魅力や興味はテーマや主題そのものの中に内在しており、そこから引き出されることになる。スタイルは乾いており、事務的で、知識体系を厳密にそのまま提示するだけだ。効果的な教授法など眼中にない。

二つめの一般向け科学書のスタイルは、C・フラマリオン流とでもいえようか。天文学と宇宙科学に関するフラマリオンの本は広く世に知られているが、この本には二つの大きな特徴がある。第一に、ページをめくるたびに読者――とりわけ女性読者――を愚弄する。作者は、一九世紀のブルジョワ社会の考えに則《のっと》って、女性はみな気取り屋で飽きっぽく無知であるとみなしており、少しも敬意を払っていない。第二に、テキストが薄められている。話を単純に進めることと、テキストを薄めることはまったく異なる。私たちは、科学的業績といわれるものの中にさえ、きわめて特殊で理解しがたく、九割方《がた》が役立たずの水増しで占められているものがいくつも存在することに気づいている。私の立場からすると、書物のそのような上げ底は男女の読者をただ愚弄しているにすぎない。

三つめのスタイルは、最も新しいものだ。比類なき鮮やかさでこのスタイルを用いているのは、ポール・ド・クライフである。彼は、医学と生物学における大発見の歴史についての本を何冊か公刊しているが、処女作となった『微生物の狩人』は最も才能の豊かさを感じさせる本であり、わが国でもよく知られている。私の知る限りでは、ド・クライフは一般向けの科学書に勇敢な印象深いスタイルを導入し、現代の一般文体論がなしえた業績をあちこちに散りばめたはじめての科学ライターである。彼の文章はイメージ豊かで、明確な比較があり、ユーモアに満ちている。また文中からはしばしば、彼の科学に対する熱意と殉教者的精神が読み取れる。彼の本が面白いのは、文中に紹介されている歴史的な出来事が面白いからである。この中には、複雑に込み入った偉大な発明の歴史もあれば、偉大な科学者の人生もある。いずれにせよ、ストーリーは波乱に富んでおり、至る所に大がかりな仕掛けが隠されている。読者は息を呑んで次に一体何が起こるのか期待し、最後のページを覗きたくなるだろう。この気持ちはちょうど、若い女性が素敵な小説を読むときと同じなのではあるまいか。ド・クライフの処女作は『微生物の狩人』だが、このタイトルからしてすでに読者を彼一流のスタイルへと引き込んでいる。ド・クライフは、科学の苦闘を、記述内容とその重要性を減じることなく魅力的で冒険に満ちた小説に仕立て上げている。

わが国でもド・クライフのスタイルに追随する者が出現しはじめている。例えばタチャーナ・テスがそうだ。現代ソビエトの最も著名な科学者に捧げられているテスの聡明なるエッセイを大新聞でしばしば見かけるが、これらは紛れもなくド・クライフのスタイルに影響されている。また夭逝したラリサ・レイスネルのエッセイもド・クライフとの共通項を数多く兼ね備えている。

ド・クライフのスタイルはいくつもの魅力的な特徴を備えているので、筆者もこれを踏襲することにした。しかしながら、ストーリーが変化に富むわけではなかったので、一筋縄ではいかなかった。つまり科学の一分野や一理論というものに波乱やどんでん返しなど望むべくもなく、如何《いか》にしてこのスタイルを記述に応用するかが悩みの種であった。ただし、第Ⅲ章（「動作の起源について」）は最も滑らかに筆が進んだ。というのは、歴史が題材となっているため動物から人間に至るまでの動作の発達を魅力的なドラマに仕立て上げることができたからだ。

その他の章では、利用可能な文学的表現、文学的な方法をできうる限り取り入れた。また、必要な考えを最も正確にしかも生き生きと表現できるのはやはり母国語であるから、たとえそれが（科学的に、あるいは行政上）公式の用語でなくとも積極的にロシア語を使うことにした。さらに、比較をさまざまなレベルで幅広く用いた。これには、文中に紛れているようなちょっとした比喩から、まるまる一ページにわたるような大がかりな対応づけまでが含まれる。

本書ではテキストをできるだけ活気あふれるものにしたいという願いから、おとぎ話や神話をはじめ、主に大祖国戦争（第二次世界大戦）の及ぼした影響に関わる実際の報告まで、随所に物語風のエピソードをちりばめた。最後に、説明の補助に関して全面的に出版社の協力を得て、テキストに豊富な挿し絵を掲載した。本書には、文章の内容と密接に関連するイラストに加えて、議論を間接的に支える多くの科学的なイラスト（これらの大部分は、解剖学、動物学、古生物学に関するイラストやトップアスリートの写真である）も含めた。中にはぎこちない動作や不器用な動作をばかにしたような例、あるいはとうていありえないような巧みさやスキルの例まで、ユーモアを交えた絵も敢えていくつか採用した。

一般向けの科学書におけるこのような試みは、もしかすると大失敗に終わってしまうかもしれない。しかし少なくとも、本書で蒔いた小さな種がしかるべき理解のもとで発見され、芽を出すチャンスはあるはずだ。挑戦に失敗はつきものであるし、価値ある真理に一足で到達できると考えている研究者など一人としていないのである。

読者諸兄の厳しくも好意的な御批判を乞う。最終的な判断は読者の方々に委ねたい。

目次

凡 例

原著について

本書は、"On dexterity and its development (Nicholai A. Bernstein 著、Mark L. Latash 英訳、M. L. Latash and M. T. Turvey（編）、*Dexterity and its Development*, pp. 1-244, Lawrence Erlbaum, 1996)" の日本語訳である。ロシア語版原著は、一九九一年ナウカ書房より出版されているが、本書は M. L. Latash による英訳版を原本とした。

日本語訳にあたって

英訳版における斜体は太字で示した。
訳者による補注は、［ ］にて示した。
本文テキスト中の外国語は " " にて示した。
特に必要と思われる場合には、原語を〈 〉にて示した。
英訳版中誤りと思われる個所は、英訳者の同意を得た上で修正した。
読みやすさのため、すべての図にキャプションをつけ、本文中に図版番号を挿入した。

デクステリティ
巧みさとその発達

第Ⅰ章　巧みさ《デクステリティ》とは何か

科学戦隊の偵察と戦闘

生理学が単なる「カエルの科学」だったのはずいぶん昔のことになる。いまやこの分野は質的にも量的にもすっかり成長した。はじめはもっぱらハトやニワトリを扱っていたが、次に対象はネコやイヌへと移り、後にはサルが実験室にお目見《めみ》えした。実際的な見地からの生理学の必要性がずっと叫ばれていたので、対象は少しずつ人間へと近づいていった。

かつては、人間が比類なき存在、つまり神に最も近い存在と考えられていた。その当時、人間の身体構造や機能についての研究はすべて神への冒瀆《ぼうとく》だとみなされていた。科学的唯物主義が科学の世界でしかるべき地位を得たのはわずか三〇〇年前のことで、そのときにはじめてカエルが解剖された。最近になって人間と他の生物とを隔てる溝の深さがはっきりしてきた。ただし、ここで問題になるのは、人間は神によってつくられたとか、人間は不滅の魂をもつとか、そのような類のことではない。この溝は、人間が毎日行わなければならない日常動作を観察していく中から現れたものだ。労働の生理学やスポーツ・身体運動の生理学などが出現したのである。ネコの研究から労働について何か分かるだろうか？　カエルと陸上競技選手とのあいだに何か共通点は見あたるだろうか？

そうして純粋な人間生理学や人間行動についての研究が発展し、拡大した。科学者は次々と「自然界の謎という」要塞に戦いを挑み、人間の身体機能の謎についてより深く掘り下げていった。

生理学を含むあらゆる自然科学の発展は、勝利を目指す不屈の戦《いくさ》のようなものだ。敵――未知なるもの――は手《て》強《ごわ》く、ちょっとやそっとでは倒せそうにない。わずかな領地を勝ち取るのにも熾烈な戦いが必要となる。攻撃もなかなかすんなりとは決まらない。敵が塹壕《ざんごう》を巡らせ新たな勢力を結集しているときなど、攻めが頓挫《とんざ》することもしばしばだ。占領したかに思えた土地が、敵――未知なるもの――に取り返されてしまうこともある。それまで有望視されていた科学理論が基本的な事実の誤解に基づいていたことが分かって、誤りだと証明されたときだ。そんなときは退却を余儀なくされる。だがしかし、科学の連隊はこういった逆転や不幸が一時的なものであることを承知している。科学の攻撃は海の高波のようなものだ。それぞれの波は前の波よりも五〇センチメートルほど高いものでしかないが、次々と絶え間なく押し寄せていくあいだに波はみるみる高くなる。高波との唯一の違いは、科学の攻撃には終わりがないということだ。

科学の発展と戦場には、互いに多くの共通点がある。一歩ずつ進み続けていれば、ゆっくりではあるが着実に前線は拡大する。そこに勇者が現れ、冴えた突破口が見つかると、長年にわたって侵略できなかった敵地へ深く侵攻することができる。科学の戦場でも、ニコライ・ロバチェフスキー、ルイ・パスツール、ドミトリ・メンデレーエフ、アルバート・アインシュタインなどの天才による発見が、大躍進のきっかけになった。科学の世界でも戦闘と同じように、敵の背後へまわる偵察小隊の活躍が重要な役割を果たす。偵察の目的は新たな領地を占領したり保有したりすることではない。彼らの役目は、敵の本陣についての重要な情報を提供し、来《きた》るべき総攻撃に備えて本隊を再編成する手助けをすることだ。

この四半世紀、私は科学戦隊の人間生理学連隊に所属する一士官としてささやかに任務を遂行してきた。この間私は、微力ながら科学の歩兵部隊の着実な攻撃に参加していた。私が受けた最初の偵察指令は、「**巧みさの生理学**についてエッセイを書け」というものだった。巧みさについて科学的にきちんと証明されていることはほんのわずかしかなかったからだ。私の人生に残された時間からして、この知的活動を引き受けるにはよいタイミングだと思った。士官たる私の選択は適切であったか、集めた情報や物資にどの程度の価値があるのか、これを判断するのは私ではないだろう。知的な報告書はここに、本として読者の前にある。本書の評価は読者の方々にお任せしたい。

心理物理学的能力

身体文化の旗印のもと、一般に心理物理学的な能力とされる四つの概念が生まれた。**力強さ**、**スピード**、**持久力**、そして**巧みさ**である。

これら四つはそれぞれ性質が異なる。

力強さは、実質的には純粋に身体の物理的な特性である。力強さは筋の太さや種類に直接左右され、他の要因からは二次的な影響しか受けない。

スピードは、より複雑な特性であり、生理学的な要素と心理学的な要素を併《あわ》せもつ。

持久力はさらに複雑である。これは身体のあらゆる下位システムおよび器官が協力しあってはじめて成り立つ。持久力には、作業に直接かかわる器官、運搬系（必要なものを供給し、老廃物を排泄する循環系）、供給器官（呼吸、消化吸収系）、さらには高次の意図と制御を担うすべての器官（中枢神経系）が関与し、これらの代謝が高いレベルで協力しあわなければならない。実際、粘り強い身体は持久力の三つの条件を満たしている。第一に、必要なときに消費するエネルギーの十分な蓄えをもっていること。第二に、ここぞとあらば必要に応じて惜しまずエネルギーを供給できること。第三は倹約に努め、エネルギーをできる限り長いあいだ有効に利用することである。持久力をもつということは、要するに、潤沢な資金をもち、出し惜しみも、無駄使いもしないということだ。この能力が身体全体の複雑な組織化によって成り立つことは明らかであろう。

複雑であることについていえば、巧みさはさらに上をいく。物理学的にも心理学的にも巧みさに何が含まれるのかほとんど説明のしようがない。とはいえ、少なくとも後述するように、巧みさとは制御の機能であり、巧みさの実現には中枢神経系が最大の役割を果たす。

巧みさは、さまざまな点で他の三つの能力とは異なる。巧みさは他の能力に比べて、より柔軟でより汎用的である。巧みさは世界共通の通貨のようなものだ。トランプで言えば切り札のジョーカーといったところだろう。

巧みさ《デクステリティ》——勝利者

数多くの神話や昔話や伝説が、巧みさを勝利者として称《たた》えている。中でもこのテーマがよく描き出されているのは、中国のチベットに伝わる寓話だ。ここでその話を引用しよう。

森や草原や山に住む動物たちは知恵ザルのイタズラにずいぶん悩まされていました。特に容赦ないイタズラの標的になったのはゾウとラクダ、そして黄色い眼をしたウサギでした。そこでこの三匹はヒマラヤの洞窟に住む黒クマ親分のところに何とかしてくれるよう頼みに行きました。

黒クマ親分は困った動物たちの訴えを聞き入れ、知恵ザルに、それぞれの動物が決めたルールで一匹ずつと果たし合いをするように命令しました。もし三つの決闘にすべて勝てば、知恵ザルは赦《ゆる》されます。しかし一つでも負ければ、知恵ザルは死刑を言い渡されます。

知恵ザルの最初の相手は力自慢のゾウでした。ゾウは言いました。「ここからずうっと遠く離れたところにダン・ケーという、魔法の水が湧く泉がある。でも泉に通じる道は一つもない。泉にたどり着くには、尖《とが》った重たい岩がごろごろしている岩場や至るところ棘《とげ》だらけの深い茂みを抜けていかなければならない。さて、そこでこういう勝負をするゾウ。泉に行って魔法の水を汲み、早く帰ってきたほうが勝ちだゾウ。」

力くらべなら誰にも負けないゾウはこう思いました。「知恵ザルはきっと邪魔な岩をどかしたり、深い草むらをかき分けて進むことなどできっこない。もし知恵ザルがボクの後をつけてくるならば、帰りもそうするだろうから、そのときに尻尾で奴のコップの水をこぼしてやるゾウ。」

そうしてゾウは泉へと進んでいきました。通り道に岩があればゾウは自らの強力な牙で押しのけました。茂みが行く手を阻《はば》んでいても象はずんずん進んでゆき、中国の象形文字よりも複雑に絡まった茂みを根こそぎ引き抜いて地面に投げ出してしまいました。

知恵ザルは決してゾウの後をつけていこうなどとは思いませんでした。はじめにいちばん高い椰子《やし》の木に登ると、あたりを見回し、木から木へ、枝から枝へと飛び移っていったのです（図1-1）。ときには尻尾で枝にぶら下がり、時計の振り子のように体を揺らしてその勢いで一〇〇ヤード［約九一・四メートル］も飛んでいきました。あるところでは手足を厚い毛皮の中に引っ込めて蛇のようにニョロニョロ進みました。そうしてダン・ケーの泉に着くと、魔法の水を汲み、黒クマ親分のところへとんぼ返りしました。帰り道も知恵ザルは飛び跳ねたり空中で回転したりしましたが、コップからは一滴の水もこぼれませんでした。

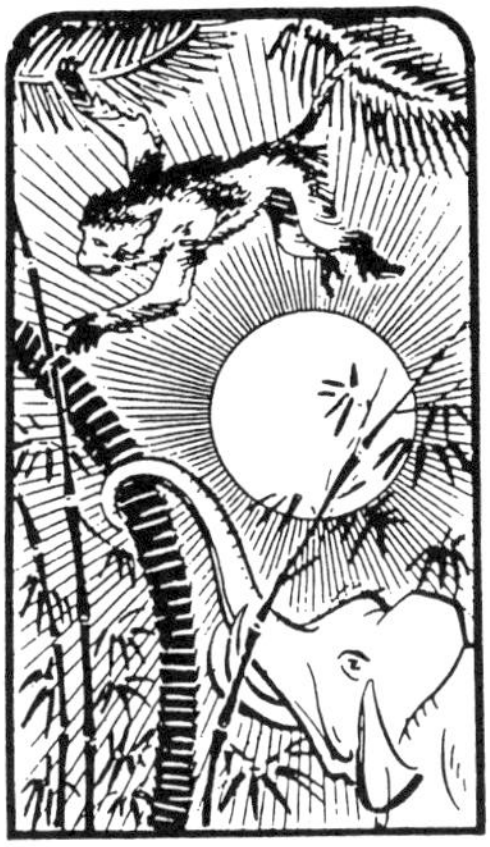

図1-1　知恵ザルとゾウ

知恵ザルが黒クマ親分に魔法の水を渡すと、黒クマ親分はたいそう驚きました。そして竹の皮を歯で食いちぎって、最初の聖なる勝利の証《あかし》である『イ』を取り出し、知恵ザルに授けました。

次は黄色眼ウサギの番です。ウサギは言いました、「あそこに山があるだろう？　あれは奇跡の山、ハマーだ。人間があの山のまわりを一周するには八日かかる。あの山には四つの斜面があって、そこにある岩はそれぞれ黒、灰色、茶色、そして四つめはここから見

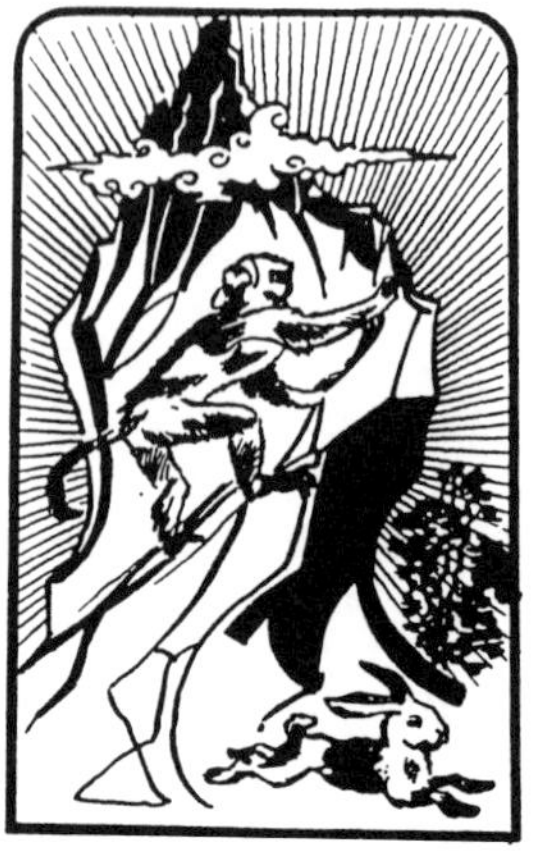

図 1-2　知恵ザルとウサギ

えるように黄金色だ。四つの斜面から岩を集めてきてすべてを合わせると、みるみるうちに固まって一つになり、どんな岩でも黄金に変える魔法の岩になる。でもすべての岩を一日のうちに集めないと、岩は合体しない。ハマー山から魔法の岩を手に入れようとした奴らは大勢いるが、いまだかつて誰一人として成功した者はいない。斜面は草のようにツルツルで氷のように滑るので、山を登ることは無理だ。さて、そこでこういう勝負をするピョン。山を一周してすべての斜面から岩を集め、先に黒クマ親分に渡したほうが勝ちだピョン。」

ウサギは足に自信があったので、手足の長い知恵ザルでもとうてい自分には追いつけまいと思っていたのです。

ウサギは全速力で山の周りを走り出しました。ふだんから足の速いウサギでしたが、このときはとりわけ速く走りました。ウサギはツバメが飛ぶよりも、サバが泳ぐよりも速く走ったのです。

知恵ザルはウサギの後を追いかけようとはしませんでした。知恵ザルは黄金岩の斜面をまっすぐに登っていきました（図1-2）。爪をたててよじ登り、尻尾を羽がわりにして飛び、蛇のように這い、ハエのように斜面に吸いつきながら上がっていきました。知恵ザルは四つの斜面が一緒になる頂上に着くと、それぞれの斜面から岩を集めた後、雪崩のようにふもとまで滑り降りました。その頃ウサギはやっと山を半周したところでした。知恵ザルが黒クマ親分に四つの岩を渡すと、黒クマ親分は前よりももっと驚きました。そして竹の皮を食いちぎり、第二の聖なる勝利の証、『ロ』を知恵ザルに授けました。

最後の相手はラクダです。ラクダは言いました。「ここから遠く、大砂漠の向こうにオアシスがあって、魔法の花の『リ』が咲いている。この花を手に入れりゃあ、どんな黒魔術も恐るるに足りなくなる。けれどオアシスまでの道のりは遠く険しい。砂漠にはサボテンや棘のある草の他は何もねえ。オラが若かった頃、お父《とう》が大キャラバンを組んでそのオアシスに向かったけれど、戻ってきたのはたった二頭きりだった。黒クマ親分、オラはそのオアシスまで行き、魔法の花、『リ』をあなた様に捧げます。オラたちの先祖の名にかけても、オラが親分にして欲しいのはたった一つ、この汚《けが》らわしい知恵ザルを始末してもらいてえダ。知恵ザルよ、こういう勝負をするダ。もし貴様がオラより先にオアシスまでたどり着いて魔法の花をもって帰ってきたら、オラは貴様のすべての罪を赦《ゆる》し、貴様の前に頭《こうべ》を垂れよう。もし貴様が砂漠の暑さや疲労で死に果てても、それは自業自得というものだ。」

ラクダはこう考えました。「知恵ザルの軟弱野郎めがオアシスにたどり着くことなどできっこねえ。砂漠の支配者といえばオラのことだ。支配者たるオラはもてる力のすべてをこの勝負に注ごう。オアシスまでの道は馬やオラたちラクダの骨でいっぱいだ。知恵ザルごときがオラの辛抱強さにかないっこねえ。姑息《こそく》な知恵ザル野郎も砂漠ではお手上げに決まってるダ。」

ラクダはひたすら水を飲み、二つのこぶいっぱいに水を貯め、歩きはじめました。知恵ザルは、こんどは一目散に砂漠へと飛び込んでいきました。砂漠を横切る道は一つしかなく、この道をはずれると砂漠をさまよい、朽ち果てることになります。知恵ザルはラクダがこの道を通ることを知っていました。知恵ザルは背の高いサボテンと堅い草のある茂みに飛び込みました。そこで干し草と小さな枝で輪《わ》っかをつくり、道を横切る罠を仕掛けました。そうして高い枝の上でラクダを待ちました。ラクダは順調な足どりで進んでいる様子で、罠には気づきもしませんでした。ラクダが罠を引っ張ると、知恵ザルの座っている枝がしなります。そして罠が枝からビョンと外れると、枝はもと

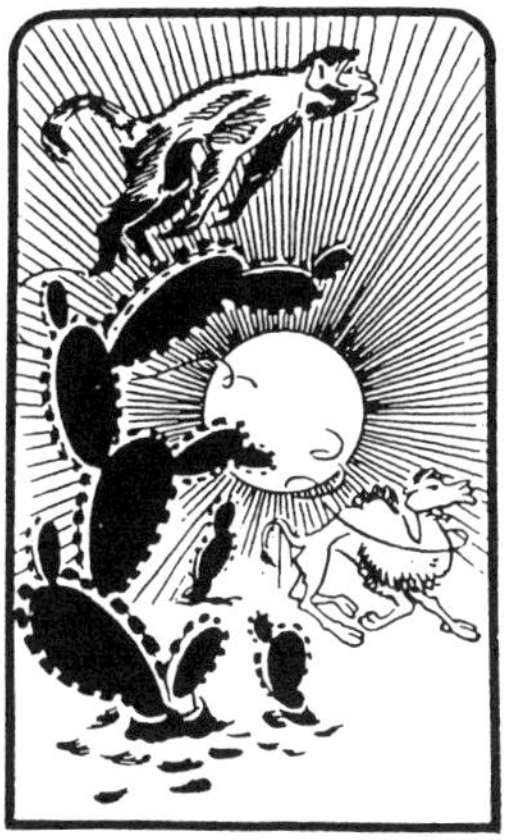
図1-3　知恵ザルとラクダ

に戻り、その勢いで知恵ザルはパチンコで射られた石のように飛んでいきました（図1-3）。知恵ザルは足で羽ばたき、尻尾で舵をとりながらずっと遠くに飛び去っていきました。

知恵ザルは九万歩ほど進んだところまで飛んでいき、別の茂みに着地しました。よくしなる枝があったので、知恵ザルはその枝に乗ってしならせ、ちょうど枝が直角になるところで離し、また九万歩ほど先まで飛び去っていきました。

次に着地したところで、知恵ザルは別のラクダが通りかかるのを見かけました。そこで知恵ザルはまたラクダの通り道に罠を仕掛けました。こうして知恵ザルは、一日もたたないうちに砂漠の最果てにあるオアシスまでたどり着いてしまいました。

帰り道はずっと楽ちんでした。

知恵ザルが魔法の花『リ』を手にした瞬間、砂漠の怪物たちがすべて知恵ザルの召使いになったのです。そこで知恵ザルは彼らに、「あたしを黒クマ親分の洞窟まで運んでいってちょうだい」と命じました。すると激しい竜巻が起こりました。知恵ザルは竜巻に乗ってあっという間に砂漠を通り越してしまいました。そのころ哀れなラクダは、道のりの一〇〇分の一も進んでいませんでした。

ヒマラヤの洞穴に住む黒クマ親分はびっくり仰天《ぎょうてん》しました。黒クマ親分は知恵ザルから魔法の花『リ』を受け取ると、竹の皮を食いちぎって第三の勝利の証、『ハ』を知恵ザルに授けました。

こうして知恵ザルは赦され、今でも森や草原で愉快に暮らしています。

ここで伝説から現実世界に戻って、スポーツの達人ブラズーニンの幼少時代の回想に話を移そう。

もう三〇年も前のことになりますが、ロシア全土がフレンチ・レスリングに熱狂していました。どの町でも、どの村でも大会が開催されました。小さな地区でも、一〇歳から一五歳くらいの少年たちが五、六人ほど集まればフレンチ・レスリング大会がはじまるといった具合でした。

当時私もちょうどそんな年ごろで、町のチャンピオンでした。そしてワーニャ・レシーやサラカキなどの大男を何時間も追い回していました。彼らは地方のサーカス興行に夜毎《よごと》出演していたのです。

一度、仲間同士で有名なレスラーのムクルチチェフを追いかけたことがありました。彼はアルハンゲリスク通りを何気なく散歩していたのです。ものすごく大きくて、怠け者で、浅黒く、でっぷりとしていて、とても強い人でした。彼はレスリングをするだけでなく、サーカスで重量挙げをしたり、鉄の棒を曲げたり、蹄鉄を引きちぎったり、銅貨を折り曲げたり、とにかくものすごく力のいる芸を披露していました。

私たちにとってムクルチチェフは神様のようなあこがれの存在でした。ですから私は遠慮してある程度の距離を保ちながら、その素晴らしいアスリートを遠巻きにあちこちから見つめていました。

ある日のこと、ふとムクルチチェフが金細工屋に入って行きました。その店には近所のモンカが見習いとして働いていました。私はモンカの友だちとしてその店によく立ち寄っていたので、ムクルチチェフの後に続いて店に入りました。

モンカがサーカスでの力自慢についてどうやって切り出したかは思い出せないのですが、とにかくひょんなきっかけでモンカ（彼は当時一七歳でしたが、チビで痩せこけていて、一五歳くらいにしか見えませんでした）はムクルチチェフに小さなはさみで三コペイカコインを切ってみるようにいったのです。そのはさみは金細工師が銅や銀、ブリキなどを切るときに使うものです。

サーカスでは指でコインをひん曲げてしまうムクルチチェフは、謙虚に微笑を浮かべてはさみとコインを受け取りました。一〇分後、ムクルチチェフは汗びっしょりになり、困惑した面《おも》もちでそのままのコインとはさみをモンカに返しました。

するとモンカははさみを右手にもちコインを挟んで、すばやく正確にたった三つの動作をしただけでコインを真っ二つにしてしまいました。同じことをモンカはもっと分厚い五コペイカ硬貨でもやってのけました。力自慢で鳴らしているムクルチチェフも、このときばかりはあっけにとられて恥ずかしそうにいそいそと店を後にするしかありませんでした。そのときから私はムクルチチェフを追いかけるのをやめました。敗者の彼にはもう何の魅力もなかったのです。

巧《デクステリティ》みさの値打ちが高いわけ

私たちはいつでも巧みさに惹きつけられてしまう。その魅力の秘密については後ほど探っていくことにしよう。ともあれ人々の生活の知恵が巧みさの価値を非常に高く評価していることに異論はない。聖書にも巨人を巧みさで倒した「ダビデ少年と巨人ゴリアテ」の話（この伝説はモンカとムクルチチェフのあいだに起きた笑い話と一緒だ）が出てくる。そのほか神話や伝説、物語や諺など巧みさを称える逸話は後を絶たない。真面目な話は後でたっぷり出てくるので、ここでもう一つの寓話を引用してみよう。話のあらすじはこうだ。

ある父親が三人の息子に旅をさせ、世界中の知恵を学びとってくるように伝えた。三年経つと息子たちはみな戻ってきた。長男は床屋に、次男は鉄工屋に、三男は剣士になっていた。

父は息子たちに言った。「息子たちよ、家の前に出なさい。そしてちょうどよい機会を見計らっておまえたちが身につけた技を披露するがよい。おまえたちの中で最も優れている者に、家や財宝をまるごと相続させることにしよう。」

皆が家の前で腰かけて待っていると、ほどなく野原を跳び回っているウサギが目に入った。

「こいつぁ、オレの出番だ。」床屋の長男は跳び上がり、道具をかついでウサギの後を追いかけ、鼻づらに泡を塗りたくると一滴の血も出さずに残らずウサギの毛を剃ってしまった（図1‐4）。

「うむ。」父は言った。「たいしたものだ。弟たちがよほどのことをしない限り、この家はお前のものだ。」

「ちょっと待っておくれよ、父さん。」鉄工屋の次男が言った。

ちょうどその時だった。二頭の馬に引かれた荷馬車が通りかかった。鉄工屋は道具を手にとるなり荷馬車を追いかけ、八つの蹄鉄を外すが早いか、荷馬車を止めずにすべて新しく付け替えてしまった。

「ほほう。」父は言った。「おまえもこの三年間、精進したのだな。おまえたち二人のどちらが巧みなのか私には決めかねる。末の弟はよほど頑張らないといけなくなったな。」

父がそう言うや否や雨が降り出した。父と上の息子二人は腰かけの下に潜り込んだが、末っ子の剣士だけは外に残っていた。彼は剣を抜くと、頭の上で振り回して落ちてくる雨粒を一滴ずつ撥《は》ねのけた。だんだん雨は激しくなり、とうとう土砂降りになったが、それでも剣士はさらにすばやく剣を操り、フェンシングの剣捌《さば》きよろしく一滴残らず雨を払いのけてしまった。彼はまるで傘でもさしているかのようにまったく濡れていなかった。

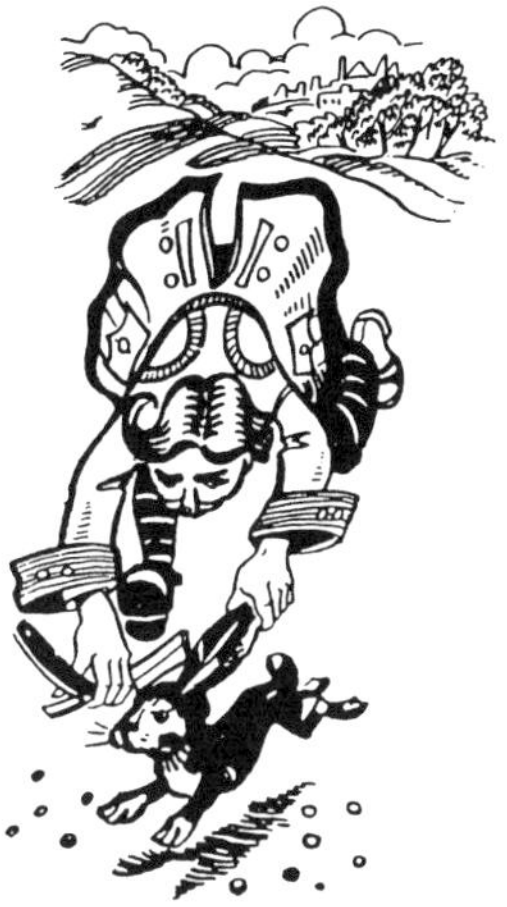

図1-4　ウサギの毛を剃る床屋の長男

父はどうにも甲乙つけかねて、三人の息子に土地や財宝を等しく分け与えた。これしか方法がなかったのである。

もう一度この寓話と実生活の出来事とを比較してみたい。少年時代への回想はもう必要ない。ここ五年間の出来事にもふさわしい例が見つかる。

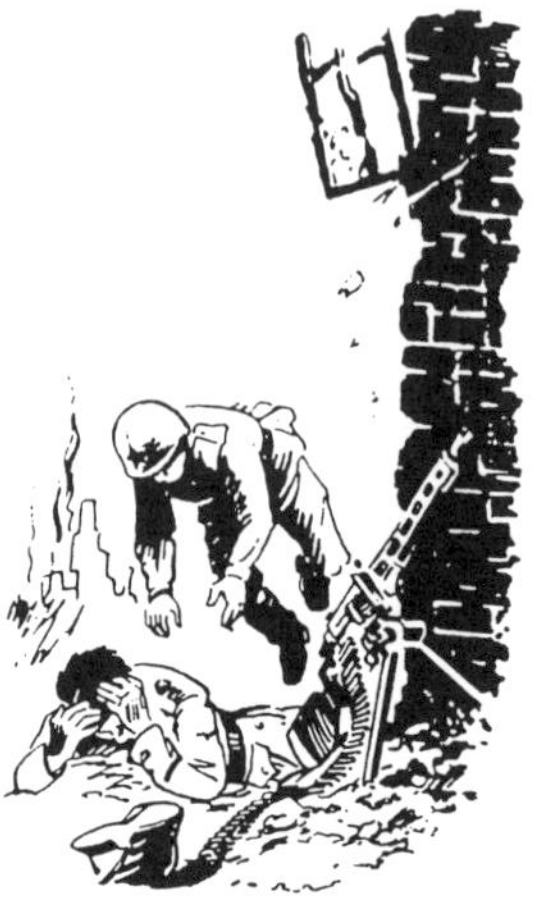

図 1-5　大祖国戦争中のソビエト兵士

大祖国戦争（第二次世界大戦）の初期、わが国の偵察騎兵部隊が大勢のドイツ軍に包囲されたことがある。状況は非常に緊迫していて、包囲網を破ることは困難をきわめた。

　騎兵隊の中にサーカスの曲乗り師がいた。第一陣の銃撃を浴びると、彼は鞍からよろけ落ち、頭が地面すれすれになるくらいに馬からぶら下がっていた。ドイツ兵は、彼が殺され何かのはずみで鐙《あぶみ》に足が絡まっているのだろうと思った。ドイツ兵は曲乗り師とその馬を警戒しなくなり、その隙に馬は死体をぶら下げて包囲網を横切った。しかし曲乗り師はかすり傷一つ負っていなかったのである。馬も、言葉で命令されなくとも曲乗り師の意図をきちんと理解していた。死んだふりをしながら曲乗り師は敵陣まで馬を操っていき、無傷で戻ったばかりでなく、重要な戦況情報をもち帰った。偵察がうまく完了したとたん、曲乗り師は鞍に起きあがり、まんまと無事に戻ってきたのであった。

このヒーローを死から守り、みごとに任務を遂行させたのは何だろう。自制心や筋力や持久力だろうか？　たしかにそのとおりだ。しかし、とりわけ役に立ったのは、運動スキルと咄嗟《とっさ》の機転、つまり巧みさであった。次に紹介するもう一つの事例も大祖国戦争に参戦した勇敢な兵士たちに伝わる武勇伝の一つである。

　ナチスはある村の家屋を包囲し、占領しかけていた。ナチス兵の一人は閉じた門の裏に隠れ、草かげから銃口を突き出し、家に向かって銃撃を浴びせた。あっという間に一階はナチスの手にわたってしまった。家に残っていた最後のソビエト兵は屋根裏部屋に駆け込んだ。逃げ道はなく、五分もすれば彼も捕まってしまうことは明らかだった。ぐずぐずしている暇などなかった。

そのソビエト兵は屋根裏の窓に駆け寄り、手榴弾を引き抜き、門に向かって投げた。煙の向こうに、壊れた門と気絶した銃撃手が見えた。彼は窓から飛び出し、宙返りをしてドイツ軍銃撃手の真上に着地した（図1-5）。ドイツ兵は、わけもわからぬうちに銃をソビエト兵に奪われ、撃たれていた。ソビエト兵は、追手のドイツ兵の姿が見えた屋根裏部屋に鉛の雨を降らせた。ドイツ軍はその場で釘付けになり、その間に救援のソビエト軍が駆けつけた。

そのヒーローの名前は今思い出せないのだが、おそらく、ゴリアテでもヘラクレスでもなかったろう。彼は中肉中背であったが、いざというときには自らの運動能力と機転によって助かったのだ。この例では、巧みさによって危機一髪の状況から脱出することができた。

巧みさの何が特別なのだろう？　なぜ巧みさは魅力的で、重宝されるのだろうか。その理由として以下の項目を見逃すわけにはいかない。

まずはじめに、おそらく最も重要なのは、運動の巧みさは普遍で、万能な能力であるという点だ。巧みさがあれば火事で焼け死ぬこともないし、川で溺れることもないだろう。多くの異なる場面で巧みさは欠くべからざるものであり、実際に役立つ（図1-6）。専門的なスキルや生産労働に必要だろうか？　――もちろん必要だ。では日常生活や庭仕事や野良仕事でも必要だろうか？　――疑いの余地はない。体操競技や陸上競技、その他の競技スポーツ、曲芸でも巧みさは必要だろうか？　――すべて巧みさを必要とする。戦場ではどうか？　――先に挙げた二つの事例は数ある逸話のうちのほんの一部に過ぎないが、これらはまさに兵士にとって巧みさが重要であることを示している。この本では随所に巧みさの万能性や素晴らしさの例が示されることになるだろう。

巧みさの第二の魅力は、誰もがそれを手に入れられることである。このため、ずばぬけた体格の持ち主でなくとも大男や運動選手を負かすチャンスがある。棒高跳びの国内記録とヨーロッパ記録をもつオゾーリンは特に背が高いわけでもないし、筋骨隆々というわけでもない。棒高跳びは洗練された巧みさが必要な競技である。だからまさにこの記録は巧みさによって実現されているといえる。「山椒は小粒でぴりりと辛い」という諺は巧みさにぴったりだ。日常生活の経験から分かるように、巧みさは生まれつき決まっているものではない。この点は先天的に決まってしまう眼の色とは好対照をなす。巧みさは練習によって向上させることができ、誰でもそれを相当に発達させ、発展させることができる。長い脚や厚い胸板も必要ない。人並みの体格をもち、人並みに健康であれば十分なのだ。

巧みさの重要な特性の第三は、力強さや持久力などのような身体能力そのものではないという点である。巧みさは真の知性への架け橋となる。そもそも巧みさには知恵がある。巧みさは生活していく中での行為や動作経験の蓄積である。このため巧みさは歳をとるにつれて向上することが多く、他の心理物理学的な能力よりもずっと長いあいだ保持される。そして心理的な他の能力と同じ

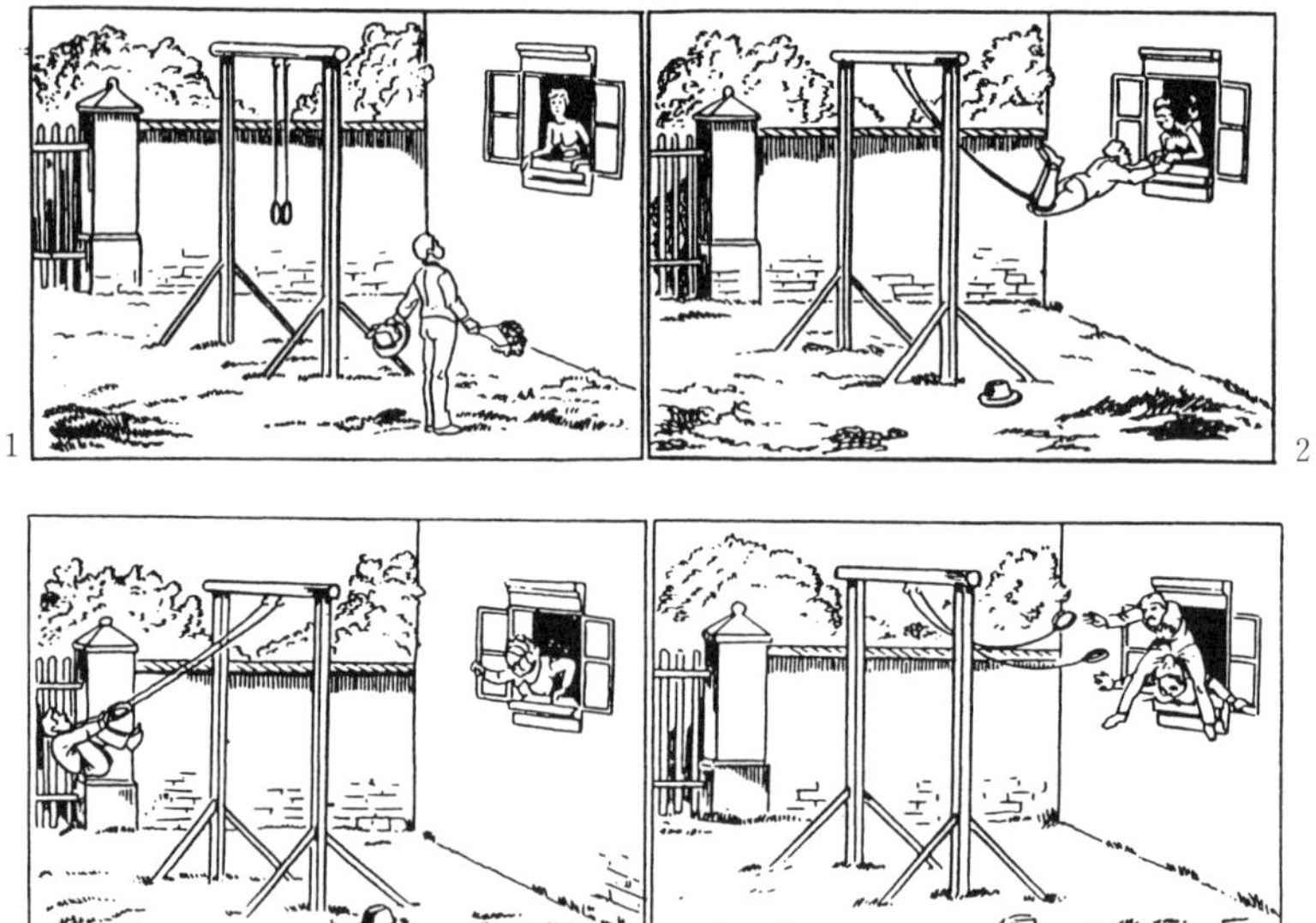

図 1-6　巧みさの一例

ように、巧みさには個性がある。屈強と言われる人がもっているのは、量的な差こそあれ、ほとんど同じような種類の強さである。違いはといえば、腕っぷしが強いのか、あるいは背筋力が強いのかといった差くらいであろう。ここでいう強さとはキログラムでありそれ以上のものではない。当然ながら筋力は簡単に測定できる。一方、巧みさは、人それぞれ質的に異なり、個人に備わる。巧みさという心理物理学的な能力に、いまだに定量的な測定単位がないのはこのためだ。スピードや、力強さや、持久力には記録があり、競技会も開かれているが、純粋に巧みさを競う競技はいまだないし、そのチャンピオンも記録保持者もいない。いろいろな競技のなかで巧みさは影の監督として目立たずに記録を支えているが、脚光を浴びるのはいつもスピードや筋力、持久力である。この地位にあることは巧みさにとって不利だと思われるが、しかしこの性質が、巧みさが他のすべての能力を越える、次元が一つ上の能力であることを裏付けている。巧みさの魅力はここにある。

本書は生理学的なエッセイであるため、本書の中では**純粋な運動の巧みさ**だけを扱うことにし、心理学的な能力における巧みさについては考えない。しかし、これらを明確に区別することは難しく、そのことは後に出てくる数多くの例で示される。運動の巧みさ《デクステリティ》はある種の「運動の機転」であるが、なにげない機転がさらに知的な機転へ、ひいては発明や新たな技術へと発展することも多い。熟練の職人は手さばきのスピードをまず求めるが、次には質の転換や合理性を追求するのが常である。そしてついには道具を改良し、新たな発明をするに至る。このような巧みさの最も魅力的な点は、それが知性の上に成り立ち、その発達には問題の核心に達する深い洞察が不可欠であることが挙げられる。たとえば教育学博士で棒高跳びのチャンピオンであるN・G・オゾーリンが偉業を達成しえたのは、動きについての生理学およびバイオメカニクス的な解析や、棒の弾性に関する力学的な分析によるところが大きい。

巧みさ《デクステリティ》とは何か

では巧みさとは何なのか、もう一度I・ブラズーニンの言葉に耳を傾けてみよう。

では巧みさとは何なのか？　それを理解するために語源を遡ってみよう。**巧みさ**〈lovkost〉［英語ではdexterity］は、**猟《か》る**〈lov〉という語根からの派生語である。もともとの意味は、狩りや、罠猟や、釣りに関係していた。狩人は以前、**猟師**〈lovtsy〉と呼ばれていた（「ビーバーのいるところ猟師あり」、「獣《けもの》も歩けば猟師にあたる」などの諺でおなじみだ）。ビーグルなど狩りに用いる犬はもともと猟犬と呼ばれていた。狩りのために訓練されたタカやハヤブサなどの鳥は、かつて猟鳥と呼ばれていた。これらの動物が獲物を見つけ出し、獲物の行く手を遮り、飛びかかって捕まえる能力は**猟りのスキル**〈lovkost〉と呼ばれていた。

時が経つと言葉の意味が広がり、人間の能力をも含めるようになった。しかしもともとの意味は変わっていない。巧みさは今日でも人間の身体運動のすばやさ、敏捷性、柔軟性、スキルの高さを示す。

巧みさはV・ダーリのロシア語辞典ではじめて定義された。

ダーリの定義では、巧みさを「動作の調和」と考える。おそらくこれが最も厳密な定義であろう。たしかに動作の調和は、跳んだり、自転車か何かに乗ったり、走ったりするときにもあてはめられる。腕や脚や体幹のそれぞれの動作を調和させ、全体として一つの動作へとまとめあげ、望んだ結果をもたらす能力こそが巧みさである。

ブラズーニンが引用しているダーリの定義に私は賛成しかねる。「動作の調和」は一般的によく協応した動きの特徴ではあるが、運動の優れた協応と巧みさとは別物だ。優れた競歩の選手になるには理想的な動作の協応が必要である。だがそこに巧みさはあるのだろうか？　完全なる全体の協応つまり「動作の調和」は、短距離走者や、水泳の長距離選手や、新体操の団体選手には必要かもしれない。しかしこれらの競技に**巧みさ**は当てはまらない。「彼は巧みに一〇〇〇メートル走り抜きました！」とか、「彼女は巧みに長距離を泳ぎました！」などという文中で**巧みさ**や**巧み**という単語は誤用されている。間違いとなる理由は今後本書の中で説明する。

一方、動作が調和しているかどうか判断することは、多分に主観的である。ペトロフの動作に調和があると私が感じる一方で、あなたはセルゲイエフのほうに調和を感じるかもしれない。これは「どのアイスクリームがいちばんおいしいか」という議論と同じである。科学的な定義づけをするために、より厳密な手段はないだろうか。

はじめに次のことを確認しておきたい。今まで見てきたとおり、巧みさはかなり複雑な心理物理学的現象である。人々は長い年月をかけて、勇敢さ、誇り、けち、我慢強さなどという言葉の概念を創りあげたが、同時にたくさんの概念の中から巧みさと呼びうる何かを区別し、そう名づけた。この複雑な概念に巧みさという一つの言葉をあてはめるのは実用的である。巧みさを構成する要素はだいたい似通っているからだ。とはいえ、たくさんの概念の中から一つの概念が選り分けられ、巧みさという名のもとにおかれているのは、あくまで慣習でそうなっているにすぎない。さまざまな巧みさを脾臓《ひぞう》の機能や脳内の言語野のように「発見」することは不可能だ。身体を解剖して顕微鏡で筋や関節やその他の組織をいくら詳細に観察しても巧みさは見つからない。新しく装置を開発すれば巧みさが発見できるだろうなどと考えるのはばかげている。天文学者が望遠鏡を覗くだけで星の名前を発見できたなどと考えるのと同じくらいあさはかだ。さまざまな**巧みさの特性について**さまざまなレベルで研究できるであろうが、その前に巧みさとはどんな現象を指すのか、その言葉に何が含まれるのかについて共通見解を確認する必要がある。この際、多少なりとも恣意的になるのは仕方なかろう。

巧みさの定義は**発見すべきものではなく、作り上げるべきものだ**。慣習性や恣意性を最小限に抑えるためにも、一定のルールを守る必要がある。

第一のルールとして、巧みさのような概念の定義は、できる限りその語の一般的な用法に沿って構成すべきだ。母国語に対する感受性というのは誰しも研ぎ澄まされており、おかしな用法にはすぐに気づくものだ。母国語の単語についてときに大勢が誤解することもあるが、基本的にはきわめてはっきりと理解されている。したがって、科学的な定義もまた、万人の理解に沿うよう言葉を選択すべきであろう。

第二のルールとして、巧みさの定義は**巧みさを見分けることを可能にし**、簡潔に**そうでないものとの区別を可能にする**必要がある。巧みさの概念にははっきりした目印をつけておくべきだ。そうすれば、必要なときにいつでも目印を頼りにして巧みかそうでないかを区別できる。

第三に、科学的な定義は現象の内に潜む本質を見抜くのに役立ってはじめて一人前になる。また、この定義は、**一般的な科学理論のもとにありながら**、その理論をさらに発展させるのに役立つものでなければならない。そのような定義は科学的に価値あるもので、定義すること自体が理論の発展に大きく貢献する。

巧みさの一般的な定義には、最終エッセイで到達することになる。そのときにこの能力に必要不可欠な特徴をまとめることにするので、今はひとまず、科学的な定義の必要条件のうち少なくとも一と二を満たす予備的な定義をするにとどめておく。

私たちは、今後紹介するいくつもの例が巧みさについて議論をしているのかどうか、いつでも正しく見分けられなければならない。

ここで取り上げたつくり話や実話の例を振り返ると分かるとおり、それぞれの例には共通点がいくつかある。つまり、どの例をみても複雑な運動課題があっという間に、しかも首尾よく解決されているということだ。

身体文化とスポーツからいくつかの例を取り上げてみよう。スキーの大回転では、スキーヤーの高度な巧みさが必要である。大回転と、特別な巧みさを必要としない平地のクロスカントリーとの違いは何であろうか。回転競技では、予期できない一度きりの障害がおしよせる。このため、スキーヤーは変化する運動課題を次々にすばやく解決しなければならない。地形が複雑になればクロスカントリーでも同じことが起こる。クロスカントリーの場合には、大回転とは対照的に、障害物の避け方だけでなく滑り方についても自分なりのスタイルを選べる。この場合もやはり巧みさが欠かせない。

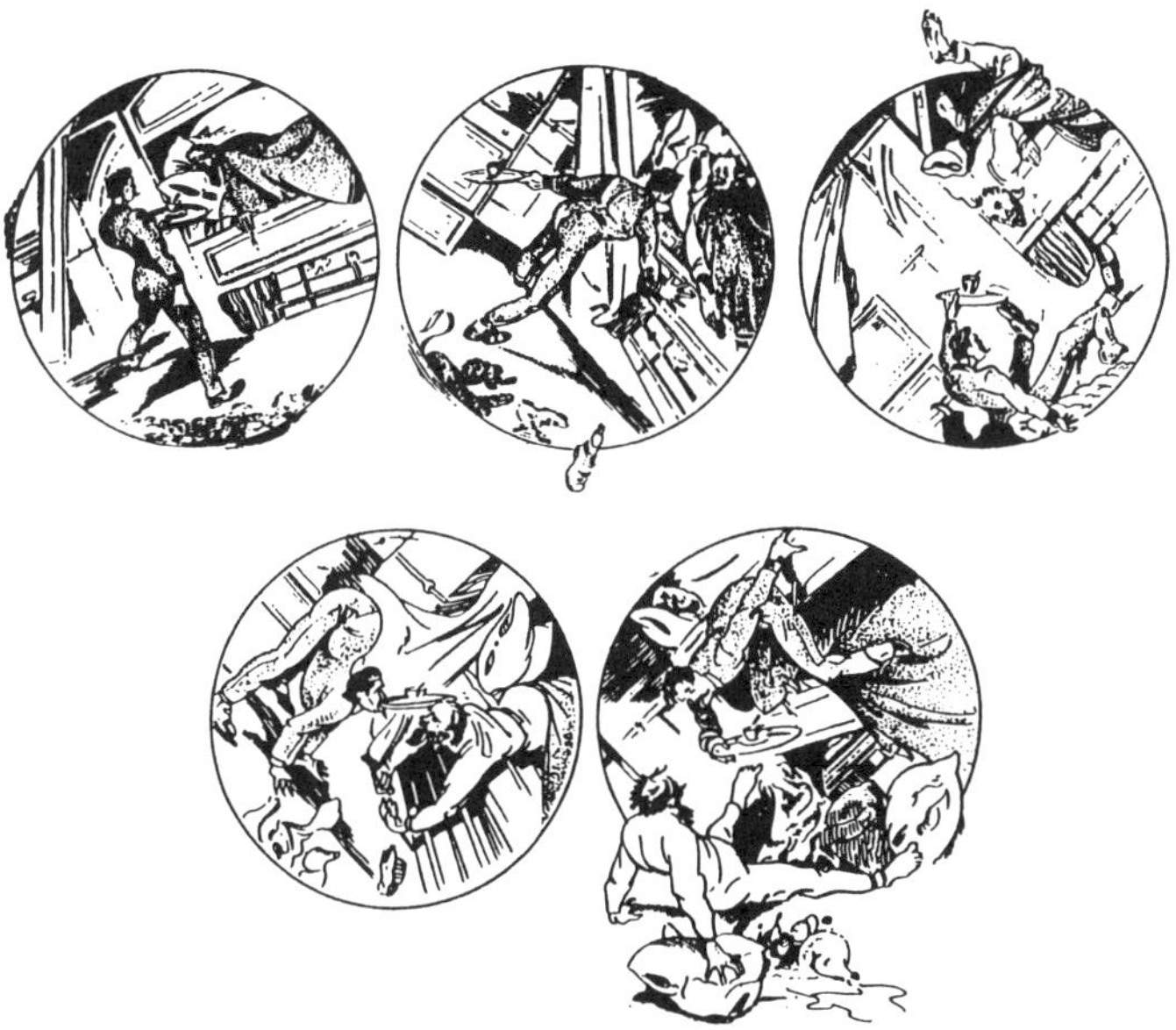

図1-7　巧みさの一例

すべての例に共通する特性が次第に明らかになってきた。今まで挙げたすべての例において巧みさとは、**あらゆる状況ならびにあらゆる条件下において解決策となる運動を見つけること**である（図1-7）。これが巧みさの本質的な特徴だ。巧みさと単なる動作の調和との違いはここにある。どうして短距離走者や長距離泳者が巧みさを必要としないのかようやく分かってきた。これらの競技では思いがけない運動課題や状況に遭遇することがない。したがって、巧みさの出る幕もない。

ここでちょっとゲームをしてみよう。二人のうち片方が宝ものを隠し、もう片方がそれを探し出すという類《たぐい》のゲームだ。隠された宝ものから遠ざかるにつれて、**涼しい**、**寒い**、**凍えそうだ**、などのヒントが出る。お宝に近づくと、**暖かい**、**暑い**などのヒントがもらえる。このゲームで、いろいろな動作についてどれが最も巧みさを必要とするか探し当ててみよう。

歩道を歩く？　――寒い。荷物を持って歩く、疲れたときに歩く、急いで歩く、泥んこ道を歩く？　――全部、寒い。交通量の多い道を渡る？　――暖かくなってきた。コーヒーのなみなみと注がれたカップをもって歩く、熱いスープの入った皿をもって歩く？　――とても暑い。

陸上競技場のトラックを走る？　――寒い。勝つために、速さだけでなく戦術も要求される競技で走る？　――暖かい。いつもの道を走る？　――とても寒い。障害物をよけて走る？　――暖かくなってきた。でこぼこの沼地を走る？　――暑い。走って敵の銃撃をくぐり抜ける？　――暑くて暑くて仕方がない。

本書には他にもたくさん例が出てくるが、言いたいことはただ一つしかない。**巧みさが必要になるかどうかは動作の種類によって決まるのではなく、動作を取り囲む条件によって決まる**ということだ。どんな動作であろうが、ここぞというときには必ず巧みさという強力な助っ人の出番がくる。運動する状況によって、より複雑な運動課題を解かなければならなくなったり、ときにはまったく新しい課題を運動の機転によって解決することが必要になる。床の上を歩くのに巧みさは必要ないが、一方で綱渡りはとても難しく、このときには巧みさが必要となる。

運動の際に機転が利くこと。これが巧みさの最も重要で特徴的な点らしい。このことは言語表現にも現れている。運動課題が複雑で単純には解決できず、巧みさを必要とする場合、私たちは工夫する〈izlovchitsya, prilovchitsya〉という言葉を使う。筋力では解決できない課題では、策略〈ulovka〉が役に立つ。運動スキルを習得し、それをもとに複雑な運動課題を成し遂げたとき、熟達した〈nalovchilis〉という。運動の創造や調節が必要な場面ではいつも、**目の前の課題に対する運動の調整**が生じる。これを表現する言葉は、**巧みさ**と共通の語根――lov――をもつ。

巧みさの研究は重要であるにもかかわらず、未発達だった。この複雑な能力について科学の目で検分するには、運動制御の基礎についての深い検討が必要である。次の章では運動の効果器の構造と身体動作の**生理学的な制御の**

原理について学ぶ。第Ⅲ章では進化の段階に沿って運動の発達をみていく。生命の複雑な出来事については、出現と発達の歴史から理解するのが一般的だ。とりわけ運動については、動物から人間まで発達の明確で厳密な流れがあり、それが私たちの運動制御の方法に影響している。その次に人間における動作の**構築**（第Ⅳ章）を取り上げ、その次はさらに複雑な人間の運動を行うための、段階的な**運動制御のレベル**について述べる（第Ⅴ章）。次に運動制御と運動スキルの生理学的基礎、およびスキル発達のダイナミクスについてみていく（第Ⅵ章）。最終章では、**巧みさの概念について綿密かつ慎重に吟味する**。そこでは巧みさについてそれまで述べたことを包括し、なぜそれが練習によって学習できるのかという問題を吟味し、最後に巧みさの詳細な定義をする。

各章はなるべく読みやすい形式にした。特に注意して、はじめて用いる専門用語についてはきちんと説明するようにした。また論の展開は幾何学の教科書のようにきめ細かく、飛躍がないようにした。このような努力の評価は読者にお任せしたい。とはいえ、ここでのテーマはどうみても単純ではなく、神経生理学者ではない読者には馴染みのないさまざまな事象を含むので、なるべくならば書かれた順に飛ばさず読み進められたい。そうでないと、不明で理解しづらい文章が所々出てくるだろうし、それで本書全体の考え方を理解していただけないこともあるだろう。

さあ、進もう！

第II章　運動制御について

巧みさと呼ばれる運動能力は、生理学的にみて一体いかなるものであろうか。この問いに答えるにはまず、人間の身体における運動の制御方法を理解する必要がある。この、自然で単純に見えること――厳密な科学的方法で分析されるときには運動制御と呼ばれたり、生理学の分野で運動の協応と呼ばれたりするもの――は、実は多くの生理的機構が組織的に参加してはじめて成し遂げられる複雑で壮大な仕事である。

このシステムが進化し複雑化するには、長い長い道のりを経ることが必要だった。第III章では、その理由を探り、この発達がどのように進んでいったのかみていくことになる。しかしここではひとまず、以下のような自然に湧いてくる疑問に答えておこう。運動の組織化はなぜこんなにも複雑なのだろうか？　何が私たちの身体の運動制御を複雑にしているのだろうか？

人間の運動器官における動きの多様性

人間の運動器は骨格‐関節‐筋系と呼ばれ、きわめて豊かな動きのレパートリーをもつ。身体を支える主要な構造は首と体幹である（図2‐1）。これは要するに、二五の椎骨間のリンクとそれに関連した筋を備えた脊柱のことだ。脊柱は蛇のように曲がったり、よじれたり、反ったりする。人間の首は、キリンやダチョウや白鳥の首に比べ

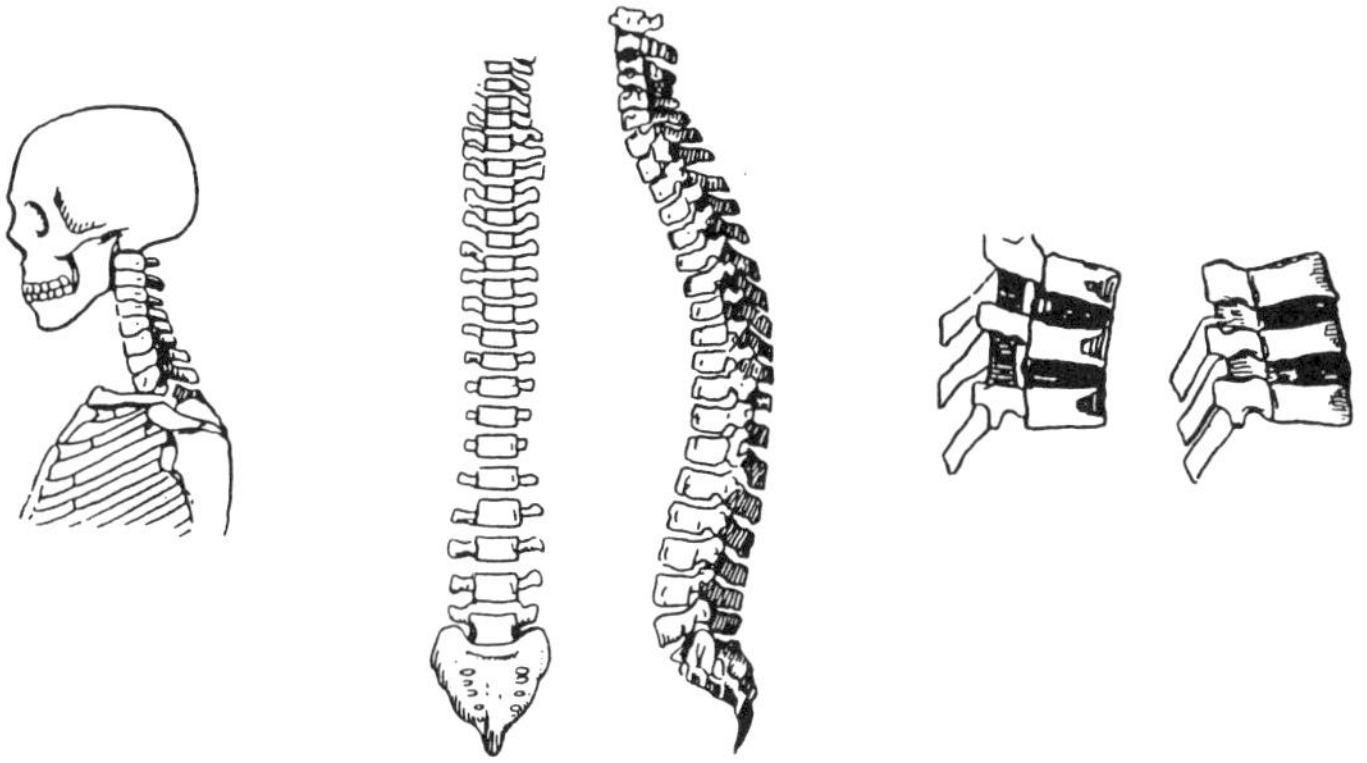

図 2-1　左—脊柱の頸部．中—前方および左側から見た人間の脊柱（椎骨間軟骨は示されていない）．右—椎骨の可動性．

ると柔軟性や動きの多様性に関しては大きく見劣りしてしまう。しかし、高精度の望遠鏡（眼）と位置探知機（耳）を備えた身体の中心的観察塔である頭を、正確にしかも安定して移動させたり回転させたりすることにかけては決して引けを取らない。

多関節のレバーシステム［梃子《てこ》の原理を利用した骨格システム］である合計四本の手足は、多様な動きを可能にする球関節を介して体幹につながっている（図2-2）。人間では上肢を体幹につなぐ関節が多様な動きにとって重要な役割を果たすが、この関節は動きの融通が利くようにごく緩く体幹につながっている。ほとんど筋にぶらさがっているだけといってもいいくらいだ。事実、腕を支える骨の中心的な存在である肩甲骨《けんこうこつ》は、どこの骨にも付着していない。[1]

さて、はじめに単純な下肢について考えてみよう（図2-3、2-4）。長くて丈夫な大腿骨の下端には膝がある。膝は広い範囲で屈曲伸展し、人間の身体の中では最も可動範囲が広い。その幅は、能動

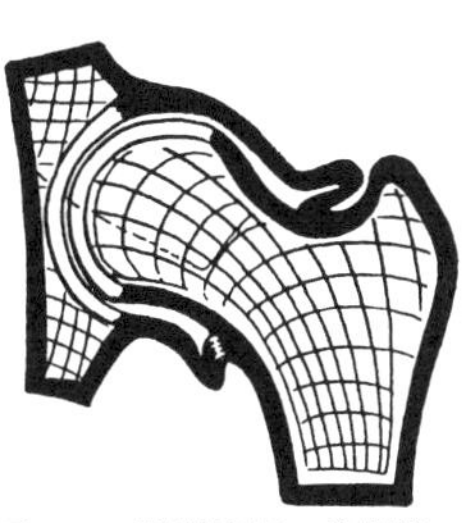

図 2-2　股関節部の球関節の断面図解

1　実のところ、肩甲骨は小さな関節によって鎖骨につながっており、鎖骨は胸骨に、胸骨は第一肋骨に、第一肋骨は第一椎骨《ついこつ》につながっている。とはいえ、これらのつながりが肩甲骨を安定させるのに役立つとはとうてい考えられないだろう。

的に動かすときには約一四〇度、受動的に動くとき（たとえば、しゃがんで膝が曲がるとき）には約一七〇度にも達する。関節の**能動的可動性**は筋の仕事によるものであり、**受動的可動性**はその他の外力による。膝関節を少し曲げると脛骨《けいこつ》［膝関節とくるぶしの間の骨］をわずかに（四〇から六〇度の範囲で）回転させることができる。人間の下腿の端にはさらに二つの関節があり、人間ではこれらの関節がおたがいに接近して、足首‐関節系を形成している。それはよく知られたフック継手《つぎて》[2]のようにつながっており、足を脛骨に対してすべての方向に四五度から五五度ほど曲げられるようになっている。足自体は、数多くの骨から成る弾性アーチである。これは身体の半分の体重を支えるのに最適であるが、ランニングやジャンプのときには体重の五、六倍に相当する張力に抵抗している。しかしながら、足には能動的可動性がほとんどない。狼や、虎や、犬のように「脚で餌を取る」動

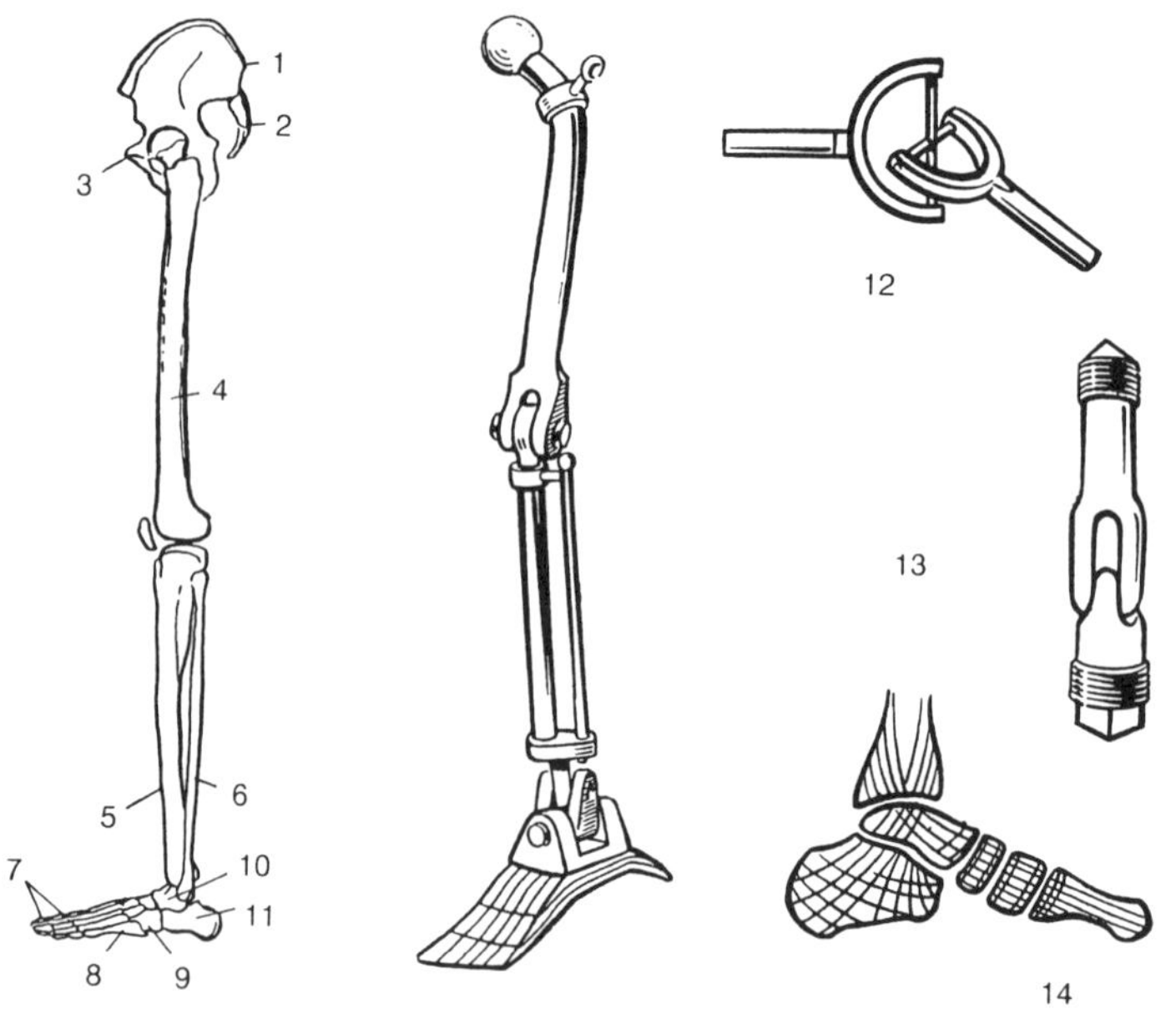

図 2-3　左—人間の左脚の骨格．中—人間の脚の可動性を再現したモデル．1-仙骨，2-尾骨，3-骨盤部，4-大腿骨，5-脛骨，6-腓骨，7-趾節骨，8-中足骨，9-足根骨，10-距骨，11-踵骨，12-フックの蝶番《ちょうつがい》，13-二自由度をもつ関節，14-足骨の縦断面図解．

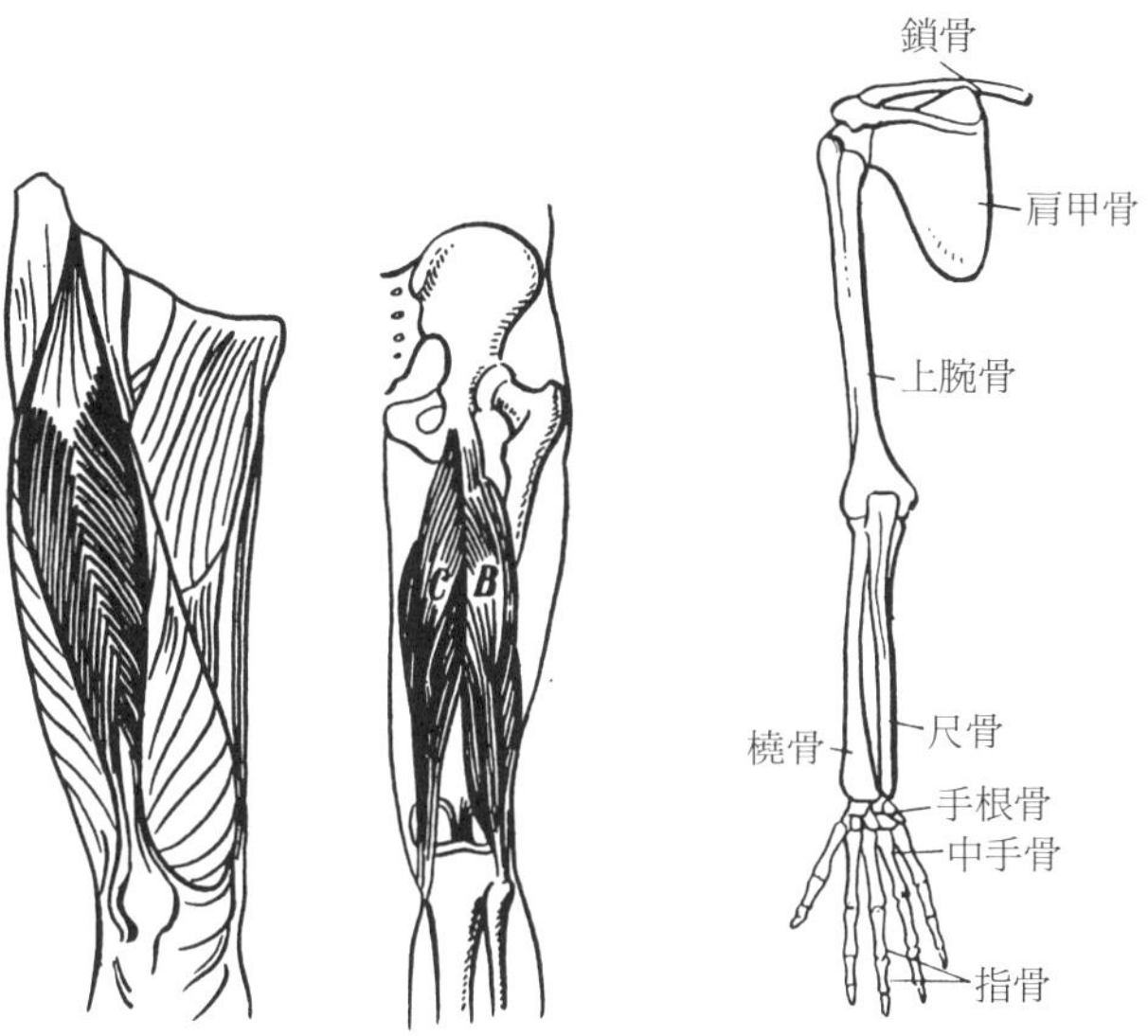

図 2-4　左―大腿部前面の表層筋．強調されているのは膝伸展筋の大腿直筋．中―大腿後面の筋．示されているのは股関節と膝関節の屈曲筋．B-大腿二頭筋，C-半腱様筋．右―人間の左腕の骨格（後方より見た図）．

物や、馬や鹿のように細い脚で疾走する動物がいるため、前肢と後肢のどちらが生き残るためにより重要かという問題に対する明確な答えはない。足は、馬を見ればよく分かる通り、四つの連続するリンクから構成され、脚の下に動きの自由が利くように吊り下げられているが、歩いたり走ったりする際には積極的な働きをする。

人間の腕のリンク構造自体は他の動物とたいして違いはない。ただし、人間の肩にある球関節は、ずっと多様な動きを可能にする（図2-5）。人間の腕は横にも大きく動かせるが、たとえば犬や馬ではそうはいかない。人間のほうが有利なのは肘より下の部分だ（図2-6、2-7）。人間の腕は、脳との密接な協力関

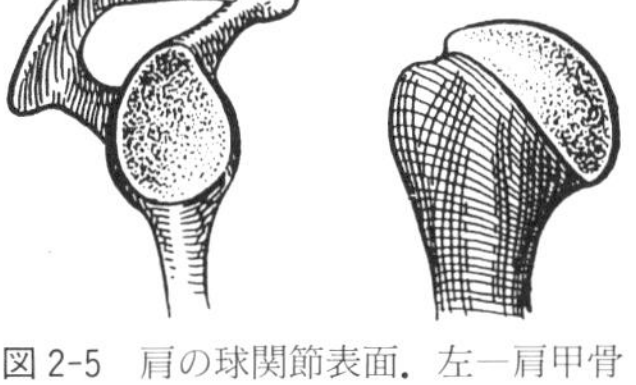

図 2-5　肩の球関節表面．左―肩甲骨表面．右―肩関節表面．

2　フック継手やカルダン継手は、たとえば乗りものでは固定した変速機とホイルベアリングの懸架装置をつなぐのに用いられる。懸架装置はさらにばねにつながっているため動くことが可能になる。

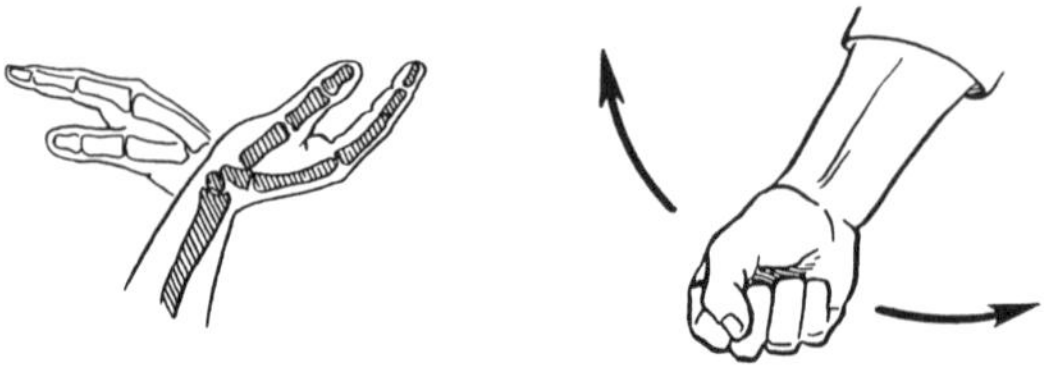

図 2-6　左―手関節の屈曲と伸展の限界．右―手首の外転と内転．

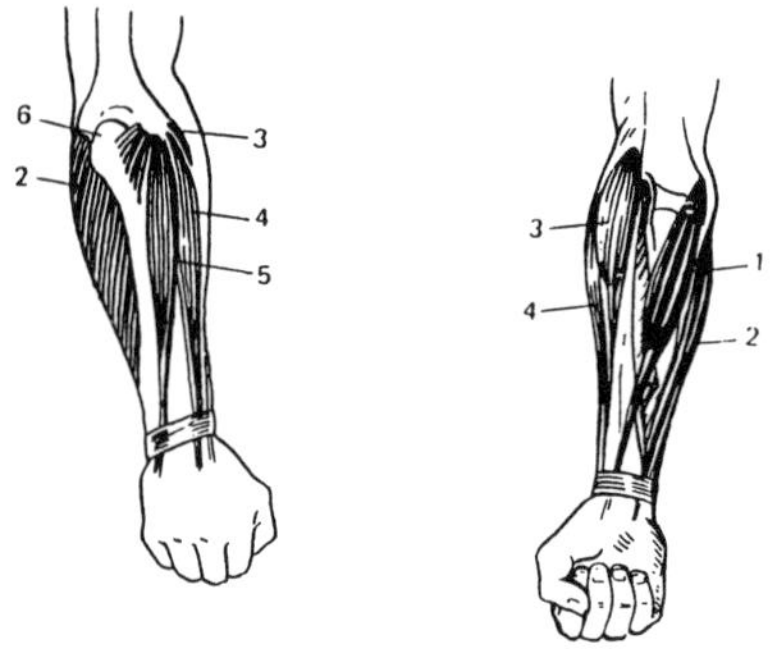

図 2-7　手関節を制御する前腕の筋群
1―橈側手根屈筋，2―尺側手根屈筋，
3／4―橈側手根伸筋群，5―尺側手根伸筋，
6―腕橈骨筋．

係の中で制御され、地上生活に**労働**をもたらした。いっぽうで、労働自体によって腕の構造が何度も変化し、向上した。前腕と手の**回内**《かいない》と**回外**《かいがい》［前腕の長軸まわりに前腕が内側および外側へ回旋する動き］ができるのは人間とサルだけだ。これらは私たちが、ドアの鍵をあけたり掛け時計のねじをまくときに使う動きであり、可動範囲は一八〇度以上にもなる。前腕と手のリンク（手根関節）も、二種類の動きをもつ。つまり、上下へ一七〇度、左右へ六〇度動く。これらの二つの方向は、回内および回外方向と合わせると、肩の先にもう一つ球関節を吊すのと同じことになる。機械工学の理論にしたがえば、そのように連続してつながる二つの関節に肘関節（肘の屈曲および伸展）が加わると、手がとどく環境の中で手の向きと位置を思い通りに決められるだけでなく、手の位置を固定したときでさえ中間にある上腕や前腕の向きをさまざまに変えることができる。このことはしっかり固定されたハンドルや出っ張りを強く握ってみるとよく分かるだろう。実質的にそれらがどんな形であっても、どんな方向に伸びていてもつかむことができ、その状態でもまだ肘を動かすことができる。つまり、体幹や肩甲骨を動かさずに、肩と前腕の向きを変えることが可能なのである。

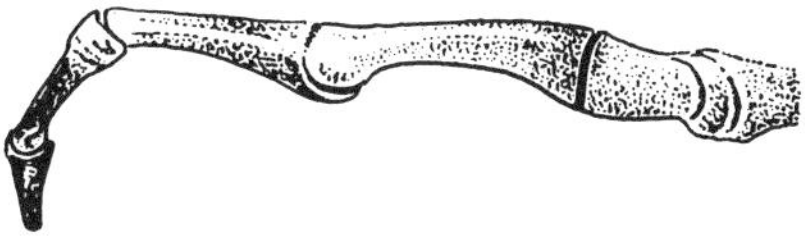

図2-8　中指の中手骨と指骨

手の骨格は、二七本の骨からなる寄せ木細工である（人によってあったりなかったりするようなごく小さな骨は数えない）［図3-31も参照のこと］。ここで一つ疑問が湧く。なぜ中手骨《ちゅうしゅこつ》［指の第二、第三関節間にある骨］と手根骨《しゅこんこつ》［掌《てのひら》の骨］とのあいだに全部で一二もの可動関節が必要になるのだろうか。第一これらはみな厚い掌の中に収まっており、親指を除いて指が分かれるのはその先の指骨からなのだ。手に麻痺のある人と握手をした経験があるなら答えはすぐ分かる。固く湾曲した板のような感触は、健康な人の柔らかい手とはまったく別物であるかのように感じられるからだ。親指とその他の指を向かい合わせにする能力（いわゆる母指対立性）は人間とサルだけに備わったものだが、この能力によってはじめて**手はつかんだりしっかり握ったりする器官となる**。手は、粘土のような驚くべき柔軟性により、どんなハンドルや取っ手にも自動的にぴったり合う。手の指は、この部分に限定しても一五の関節をもつ（図2-8）。動きの可能な方向（いわゆる**自由度**）の数は、片手の指で二〇もある。目的的で適応的な指の動きにおいて、またその動きのすばやさや、正確さや、巧みさにおいて、人間は類縁の種を大きく凌いでいる。手首もまた柔軟で豊かな運動性を兼ね備えており、この手首が土台となることで人間の手はその持ち主である脳にふさわしいすばらしい道具となる。

舌と眼の動きについて

ここまで体幹、体肢、首について手短に述べてきたが、その他の部分の動きについて何か特筆すべき点はないだろうか？　キツネや、ビーグル犬や、リスや、カンガルーのようにすばやく敏捷に走り回ったり飛び跳ねたりする動物では、もう一つの大切な道具、尻尾に注目すべきだろう。人間には他に何かあるだろうか。その答えは普通すぐには思い浮かばない。しかし、頭部にあって、手や指の動きにまさるとも劣らないほど多様で精密な動きが可能

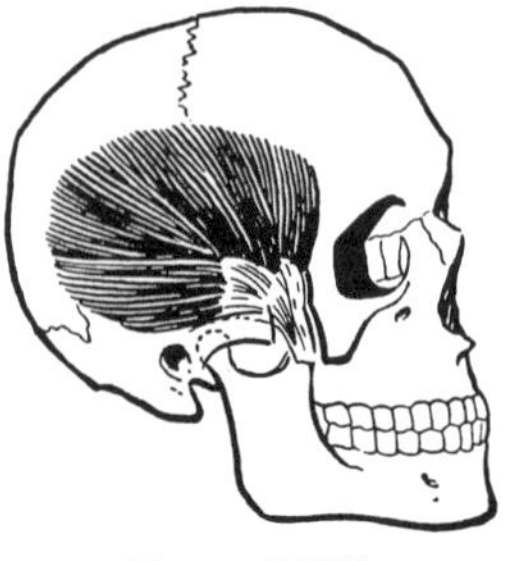

図 2-9　側頭筋

な装置を、少なくとも私たちは二つもっている。ここでそれらについて考えてみよう。

　まず、頭部にある骨格‐関節‐筋器官の代表であり、強くて丈夫な筋（図2‐9）を備える下顎骨《かがくこつ》はパスしよう。**舌咽器**《ぜついんき》のほうがずっと面白い。舌は横紋筋線維《おうもんきんせんい》の塊であり、[3]基本的にあらゆる方向に動く。その動きたるや、「モー」「メェェ」「ニャア」などの単音節に語彙が限定される動物でさえ途方もなく豊かである。とはいえ、そのような語彙は人間の発する声の多様性には比ぶるべくもない。人間は**発話のプロセス**において、舌と咽頭の筋を意識せずに驚くべき正確さとすばやさで制御し、音声を発する。言葉を発する際にはこれら柔らかな器官の独特で繊細な制御が要求されたため、人間は大脳左半球の特別な皮質領野が発達していった（この点については後述する）。このいわゆるブローカ野の損傷や出血は、舌や咽頭の随意的な動きには影響しないが、発話能力が失われる。ところで、オウムのように「おしゃべりをする」鳥が人間の脳の言語野に類似する部分をなんらもっていないことは注目すべきことである。

　驚くべき動きが可能な器官はまだある。私たちの多くは、その複雑さと決定的な重要性をついつい見過ごしがちだ。その器官とは、眼、つまり視覚器官を形成する二つの眼球である。人間の視覚器は以下のものを含む。（a）物体を追跡するとき、眼球を目標方向にうまく回転させる六対の筋、（b）レンズと、角膜を制御する二対の筋（写真用語でいうと、これら二対の筋は眼の焦点をあわせる仕事をする）、（c）瞳孔の拡大および収縮を制御する非常に細くて弱い二対の筋（再び写真用語でいうと、これらの筋は、風景の明るさにあわせて対物レンズの絞りを調節する）、（d）まぶたの開閉を行う二対の筋。これら二四もの筋は朝早くから夜遅くまで精密に協応しつつ働いている。注目すべきは、それらが完全に意識されずに働いており、働きのうち七五パーセントまでが随意的な制御なしに進行するということだ。三分の一の筋（b、cで述べた筋）は、働きを随意的に変えることができない。もしこれら二ダースもの筋を制御するのに自覚的な注意が必要だったらどうなるだろうか？　それはちょうど数多くの計器を見守る作業のようなもので、他の器官の随意運動を制御する余裕はなくなってしまう。ここでちょっとこんな場面を想像してみてほしい。ある男性が、熱愛する美女に自分の思いを熱く語っている。告白もクライマックスに達しようかという場面で、彼は同時に、この美女の姿を見失わないよう一生懸命に注意したり、美しい顔がおぼろげになってしまわないよう気を配ったりしている。ここでもう一度、対象までの距離を測る上で正しい眼球運動が重要だという事実を思い出してほしい。そうなると、そのかわいそうな受難者は眼球運動にすべての注意を集中させなければ、大げさな身振りのついでに思いを寄せる美女にノックアウトパンチを浴びせかけてしまったり、美しい手ではなく傘の柄にキスしてしまいかねない。

　眼の筋によるこのような共同作業（生理学では**シナジー**という）は、非常に複雑で重要な責任を担っている。ロシアの生理学の祖であるI・M・セチェノフの深遠で厳密な表現によると、私たちは眼で**ただ見ているのではなく、見つめている**のである。事実、視覚の活動はどこまでも能動的だ。興味をもった対象を眼で探し、網膜の中で最も感受性が高く鮮明に像が写る部位にイメージを投影することによって追跡する。それから眼筋の緊張具合によって対象との距離を測る。あたかも見えない触手が眼から対象に伸びているかのように（そう古代の科学者は考えていた）、対象を走査し、凝視して「感じる」のである。

　見つめる過程において、両眼は、（a）動く対象を追っていかなる方向にも動き、（b）互いに並行して、あるいはゆっくりと開散輻輳《かいさんふくそう》しながらよく協応して動き、（c）対象の二重化を防ぎ、対象との距離を評定するために輻輳し（立体視）、（d）同時に角膜の焦点を合わせながら、（e）また同時に瞳孔の大きさを調節して網膜の神経細胞に対して画像が最も鮮明になるようちょうどよい量の光を提供し、（f）すでに述べたように、能動的に対象を

3　第III章で見ていくことになるが、脊椎動物の身体には平滑《へいかつ》筋と横紋筋という二種類の筋線維がある。平滑筋は細くて弱く、内臓や血管の壁にある。いっぽう横紋筋は、太くて強くすばやく収縮し、随意的に制御されるあらゆる筋および心筋を形成する。

走査して感じ、たとえば本を行にそって読み進める。これらの運動はすべて同時に調和して起こり、お互い混乱することがない。よく自動化されているが、機械的ではない。融通のきかないマニュアルどおりに起こるのではなく、高度に発達した巧みな調整によって行われるのである。

運動制御はなぜ難しいか

ここまで手短に身体の中で動く部分を調べてきたが、私たちは体肢と頭にある装置だけでも一〇〇近くの動き（自由度）を備えていることが分かった。もし、蛇のように曲がる首や体幹の柔軟性を加えれば、その数はさらに膨大なものになる。読者はこのような多岐にわたる動きを制御する上での難しさをすでにうすうす感じているとは思うが、何が重大な問題かということはおそらくまだ理解していないであろう。ここでその難しさの全体について整理し、何がいちばんの難題となっているのか明らかにしてみよう。

見たり、歩いたり、走ったり、投げたりするときには、いくつもの関節で異なる動作が同時に行われる。このような統合した動作は、繊細に調整された協応的なシナジーとして進行する。このことを考慮すると、困難の一つについてその全体像がすぐに浮かび上がる。複雑な動作の要素一つ一つに注意を向け、個別に制御するとしたら、莫大な注意を配分しなければならなくなる。脳のある部位から腫瘍を除去した脳損傷患者では、複雑な動作を随意的に制御する能力が損なわれることがある。このような患者はほとんど動きがない。たとえば腕を持ち上げるような簡単な運動でさえも大いなる意志と注意の集中を必要とする。私たちは、指示されて腕を持ち上げると、ほどなく意識せず自然に腕を下ろす。脳損傷の患者では、いったん持ち上げられた腕はそのままである。患者は腕が持ち上げられたままであることに気づいて、「腕を下ろせ」という特別な指令を出さなければならない。生理学では、私たちの生活を簡便にし、生きる上で重要な複雑な自律系が、いざ機能を停止してその病理を露わにするまでは、気づかれずにあたりまえの働きのように思われていることがよくある。機能が止まることにより、もとのシステムの重要性に照明が当たるのだ。何十、何百もの動きや、動作間の精密な協応への注意配分でも同じことが起こる。

これが身体の運動器を制御する際に生じる第一の問題である。ただし、最も重要な問題には遠く及ばない。

二番目の問題はもっと深刻だが、一見してわかるようなものではない。それは、人間の身体ではなく、人間の手が作った機械に注意を向けることにより明らかになってくる。機械には多様で万能な動きを備えたものがある。たとえば、回転したり曲がったりするアームを備えたクレーン起重機や、タイプライターやピアノのようにキーボードをもつ機械などである。しかしながら、機械のそばにはいつでも、機械の一挙手一投足を、離れたところにあるキーやレバーを動かして制御し続ける担当者がいる。実際のところ、この手の機械はより単純な機械の寄せ集めにすぎない。下位の単純な構成要素の動き、たとえば一文字につながっているタイプライターのキーや、クレーンアームのボールベアリング一つの動きは、ごく単純で画一的である。これらの機械が驚くほどうまく機能するのは、いくつもの正確で精密な動きを同時に行う能力をもつ操作者のスキルと巧みさによるのである。機械から人間を見直してみると、すべての自由度で同時に協応動作を行う驚くべき能力を再認識することになる。比較のために、人間が継続的に制御しなくても働く自動的な機械へ目を向けてみよう。

自動機械の世界は私たちに驚くべき事実を示してくれる。現代の技術は、人間の介在なしに、多様できわめて複雑な仕事をすることのできる驚くほど複雑な機械を作り出した。巨大な印刷機械は、五万部から一〇万部の新聞をものの一時間で印刷してしまう。しかも新聞の両面に同時に印字し、一色を使い、丁合《ちょうあい》して、必要に応じてそれらを束ねる。このような機械は二階建ての建物に匹敵するほど大きく、何百ものレバーや小歯車がついた何ダースものシャフトとシリンダーを備えている。いくつものバルブがついた大きなディーゼルエンジンも、何百もの運動部分や、ラック［小歯車と組み合わせて用いる歯のついた棒］や、小歯車を備えた巨大で強力な機械の一例である。自動機械の中には、フィルムを現像したり、乾燥させたり、プリントしたりできるものや、瓶をつくったり、複雑な模様のカーペットを織ったりすることまでできるものがある。

最も驚くべきことは、多様な可動部品をもつこれらすべての巨大な機械が、**たった一つの自由度**しかもたないということだ。つまり、技術用語でいうと、**強制運転**しかできないのである。この用語の意味するところは、それぞれの運動箇所や、レバーの各部や、それぞれの歯車およびベアリングが、前もって決められた同一の厳密な道筋を通って動くことである。この軌道はそれぞれ大きく異なっているかもしれない。ある部分は曲がりくねって動き、別の部分はまっすぐに動き、また別の部分は楕円に沿って動くかもしれない。しかしながら、どの部分でも、あらかじめ決められた軌道からは決して外れない。そのため、みかけと構造はきわめて複雑ながら、この機械は最も単純な**可動性**しかもたないのである。二つの自由度をもつ部品を備えた自動機械はめったにない（たとえば、蒸気エンジンの遠心性コントローラー）。本書の執筆時点では、三つ以上の自由度をもつ人工機械は存在しない［現在では多自由度をもつロボットが存在する］。

自由度二および三とは何か？

この問題について技術者と設計者の口が重い理由は容易に説明できる。すべての部品が強制運転される機械では、どの部品もまったく同一の変更不可能な軌道をたどる。たとえ、部品の一つが**二つの自由度**をもつように設計されていたとしても、それが複数の軌道をたどることはありえない。この特殊な部品ができることは、**表面**、たとえば平らな表面や球体の表面を動きまわることだけだ。いかなる道筋や軌道も表面から離れないという制限の下でたどりうるにすぎないということが重要だ。ペンで紙に線を引くとき、どんな変てこな形を描こうとも、ペン先が紙から離れたり紙が破れたりしない限り自由度が二より大きくなることはない。それゆえ、自由度一から自由度二への転換は、ただ一つの正確に決められた道筋や軌道から、自由で**無限の多様性をもつ**道筋への質的飛躍を意味する。

前腕に対して、手は自由度二をもっている。たとえば、右手の前腕をテーブルの上に固定し、人差し指を伸ばして行き先案内板に描かれた方向指示のような形をつくってみよう。その状態でも、指先で空中に無数の形を描くことができる。

自由度三は、自由度一と二のあいだにあるほどの大きな質的変化はもたらさないが、可能性の範囲をずっと広げる。身体の一部分や機械の一要素が自由度三をもつとき、これらは限られた部分**空間内**で任意に動きまわることができる（たとえば、腕を自由にしたときの指先の動きがそうだ）。幾何学の法則にしたがって、完全な自由点、たとえば空中の雪片も三をこえる自由度をもちえないことをはっきりさせておこう。実在する点にとって自由度三は、その点が事実上到達できる部分空間内であれば自由に動けることを意味しているからだ。

一般にはあまり知られていないことだが、この事実が、たった一つの自由度しかもたない強制的な動作と二つあるいは三つの自由度をもつ動きとのあいだに深い溝をつくり出し、技術者たちがなぜ強制運転以上のことを避けようとしているかを説明している。自由度一と比較すると、自由度二は、運動点あるいは運動システムの一部分が到達可能な範囲内の無限に多様な軌道をどれでも**自由に選択できる**ことを意味する。人間は、多様な軌道の中から一つを**選択**することができ、ある状況下で最も適当な軌道を選択した理由を説明することができる。しかし、機械に選択をさせることができるであろうか？　自動選択の可能な機械（たとえば、さまざまな選別機や品質管理機器）が、今なお増え続けていることに注目することは重要である。もっとも一般的な例は、公衆電話であろう。これは、本物と偽物の一〇コペイカ硬貨をすばやく敏感に区別する簡単な装置を備えている。

本書の目的に関連して、まず第一に重要な点は、この種の機械にはみな、選択のために何かを読みとる感覚器が備わっている点だ。たとえば、色によって葉巻を選別する機械では、異なる茶色の色調を感知する光電子部品が感覚器の役割を果たしている。第二に、ごくわずかな例外を除いて、この機械はごく少数の区別しかできない。たとえばコインが通常より重いか軽いか、あるいはタバコの色がサンプルよりも明るいか暗いかを識別する程度である。

したがって、これらの機械は二つの自由度をもたない。つまり無限の選択肢を備えていない。現実には、ジャイロパイロット（飛行機や船舶の自動操舵《そうだ》装置）あるいは自動操縦装置とよばれる驚くべき機械がある。そのような機械の代表が、大型船に据えつけられている大きくて正確な羅針盤（転輪《てんりん》羅針盤）で、これは舵を操る強力なエンジンにつながっている。転輪羅針盤では、羅針盤自体が感覚器であり、二つの自由度（海上）をもつ船は羅針盤によって決められた航路にそって自動的に進む。これが私の見出しうる、二つの自由度を前提として実際に機械が**絶え間ない選択**をする唯一の例である。この例は興味深い。というのは、道筋の選択が、絶え間ない監視にもとづくときに限り実行可能になることを示しているからである。すなわち、動作が、状況を見守る「感覚器」の命令にそって進行することをはっきりと示してくれる。この例はまた、身体の運動器官を制御する際のもう一つの難しさをも示している。この点については次節にて分析しよう。

冗長な自由度をどのように克服するか

二つの自由度をもつ機械を作ることができるようになったのは、二〇世紀の技術革命の時代に入ってからであった。私たちがやっと、飛行機や、テレビや、原子力を手に入れた時代である。このことは、二つの自由度の制御が一筋縄ではいかないことを示している。しかしながら、人間や動物の身体では、二つの自由度をもつ関節はまだ単純なほうである。先ほどまでの考察はみな、身体が限りなく豊かで、手足には何十、いや何百もの自由度が散在していることを示してきた。すでに立証したように、自由度が二つの場合でさえ、感覚器が動作を綿密に制御してはじめて明確な軌道の選択が可能になる。運動器に無限の自由度が潜んでいることについては今やっと認識しはじめたばかりだが、この途方もない豊かさを無秩序への入り口にすることなく、しっかり支配し必要に応じて使いこなすためには、おそらく一つ一つの自由度をお目付役の感覚系によって手なずけ、手綱《たづな》で操る必要がある。動かすことのできる関節が数多くあればそれによって制御は複雑になるのだが、第二の困難に比べればこれはごく些細な問題でしかない。その困難とは、私たちの身体を覆い尽くす膨大な自由度の冗長性から生じる問題だ。

この困難も第一の問題とよく似ており、ある病変の症状に印象深く現れる。非常に複雑な生理学的システムの上に成り立っている健康な器官の働きは、正常な機能を停止するときにやっと科学者の注意を惹くことはすでに述べた。残念なことに、私たちの心理はそのようなものを見逃してしまう傾向がある。私たちは、日常生活における生理学的システムの重要性を、機能不全による破滅的な結果を観察することではじめて理解する。

梅毒に関連した重篤《じゅうとく》な脊髄の病変がある。この病気は、筋‐関節感覚を伝える脊髄伝導路系の病理学的変化をもたらす。ふつう私たちは目を閉じても身体のあちこちの位置や動きが分かるが、この病気（脊髄癆《ろう》）が進行すると、それが分からなくなってしまう。次のような簡単な実験をしてみよう。目を閉じて、誰かに自分の腕を別の位置に動かしてもらうか、あるいは指を少し上げ下げしてもらう。あなたはいつでも、腕や指がどのような状態にあるのか正確に言えるだろう。さらに、とりわけ重要なのは、目を開いて腕や指を見ると、イメージしたかたちと寸分違わないことだ。たまに腕や脚が「痺《しび》れた」ときには、感覚が回復する以前（ちくちくした痛みを感じる前）に同じ実験をしてみるとよい。「痺れた」手足がどこにあるのか分からず、目を開けたとき、予想していたのとまったく違う場所にあることにひどく驚くはずだ。

脊髄癆の患者は、似てはいるが、ずっと深刻な状態を経験している。患者に目隠しをしてもらい、腕を持ち上げて、そのままの位置に腕を保つよう頼んでみる。腕は疲れて、一、二分後にはゆっくりと不随意的に下がってくる。患者は腕がまだ頭上高くあると思い込んでいるので、目隠しを外すとたいへん驚く。

このような患者を実際に見たことがなければ、彼らの随意運動がことごとく乱れる様子を想像するのは難しいだろう。脊髄癆の患者はまったく歩けなくなるか、たとえ歩けたとしても渾身の力を振り絞り、松葉杖の助けを借り、目を見開いてやっとのろのろと歩くことができる。視覚は、失われた筋‐関節感覚をあるていど肩代わりし、以前に議論した「感覚器」の役割を担うことができる。しかし、視覚と筋‐関節感覚とでは特性が違うため、視覚は非常に貧困な仕事しかできない。書く能力は完全に失われる。何かをしようとすると必ず手が震える。患者が制御し落ち着かせようとすればするほど震えは大きくなる。脊髄癆が医者に教えてくれるのは、動作を制御するという問題の複雑さと、私たちがもつ身体の冗長な自由度を制御するしくみがないとき、どのようなことが起こるか、ということだ。ここで、脊髄癆患者には麻痺の形跡すらないことをつけくわえておこう。患者の筋力は正常であり、目を開けて見ていればどの関節でも基本的な動作が可能だ。受動的な動き（関節の可動域）も能動的な動き（筋の仕事）も健常人となんら変わりはないが、運動器の制御能力は壊滅的な打撃を受けている。御者が傷ついて御者台から転げ落ちると、四頭の馬は制御者を失い、恐怖におののく乗客を乗せた馬車を引っ張ってとんでもない方向へ突っ走るのである。

身体が健康であるときには、感覚器はこのような問題に対して明らかに十分な補償をしてくれる。

一方、膨大な数の冗長な自由度は明らかにかなりの利益をもたらしてくれる。人間の手によって作られた道具の例を考えてみよう。多くの場合、より柔軟な道具はそれだけ使いこなすのが難しいが、柔軟であることは疑いなく有利であり、よい結果をもたらしてくれる。経験豊富な職人はいつでも、簡単に使えはするものの同時に制約の多い道具よりも、より自由度の大きい道具、すなわち横木や支柱の少ない道具のほうを好むだろう。

スポーツの分野で例を挙げるなら、二輪車がそれにあたる。二輪車は三輪車よりも制御しづらいが、いったん乗りこなせるようになってしまえば、おそらく再び三輪車に乗りたいとは思わないだろう。二輪車のほうが好まれるのは、軽いからではなく、乗り方を身につけてしまえば柔軟性と操作性がずっと高くなり、さらに、奇妙に聞こえるかもしれないが、三輪車よりも安定しているからなのである。スケートも同じだ。広い刃のついた小さな子供用の軽いスケート靴は、やはり柔軟性や操作性に劣る。鋭い刃先をもつノルウェーのスケート靴は、慣れるのに時間がかかるがそのぶん思いのままに操れる。

楽器でいえば、バラライカのような比較的単純な弦楽器にはフレットがついており、初心者の音程がはずれないようにしていることは興味深い。同じ弦楽器でも、より洗練されているバイオリンにはフレットがない。名演奏家は、フレットつきのバイオリンなど決して使おうとはしないだろう。達人は余計な「松葉杖」など必要ないのである。というのは、自分の**聴覚**、つまり冗長な自由度を克服する基本的で信頼できる方法を常に示してくれる感覚器に全幅の信頼をおいているからである。

ここまでみてきたように、自然は同じ道筋をたどる。つまり運動器からフレットや支柱を外し、自由度を惜しみなく分け与える、という方向に進むのである。自然は間違ったことをしない。運動制御の場合とて例外ではない。

筋の弾性による問題

本章の冒頭で、「私たちが子供のころから慣れ親しんでいる運動器の制御をこんなに複雑にしている要因は何なのだろうか？」という疑問を提出した。ここまでで、この疑問に対する十分に満足な答えにかなり近づいてきた。しかしここで、身体の運動制御における新しい問題を生み出すもう一つの複雑な要素（第三の複雑さ）について述べておかねばならない。この複雑さは、**筋の弾性特性**によって生じる。

次の章では、人間の**エンジン**にあたる横紋筋の基本的な特徴について議論し、その特性について詳細に考えていく。ここではひとまず、このエッセイの主要な論題の分析に必要な部分に関係するこれらの特性に少し触れておこう。

運動器についている筋は、おそらく身体の他のどの器官よりも**組織**〈tissue〉の名がふさわしい。実際のところ、筋組織は、他の組織と同様に細い線維（筋線維）から成り立つ。しかし、これらの線維はお互いに絡み合っておらず、（心筋を除いて）よく梳《と》かした髪のように並行して走っている。骨格筋線維は女性の髪にも及ばないほどきわめて細く、ゴムのように伸び縮みする。それぞれの線維は筋につながる神経の影響をうけて**収縮**し、（二〇～三〇%ほど）短くなる。同時に硬さも増し、伸長に対する抵抗が大きくなる。筋線維も、ゴムのチューブと同じようにさまざまな種類があり太さや硬さなど多種多様だが、そのような違いはたいして重要ではない。すべての骨格筋はこのような何百もの筋線維から成り立っており、それぞれの線維は**基本的なエンジン**となる。たとえば、上腕二頭筋のような大きなひとまとまりの筋は、並列シリンダーを備えた多弁式の機械と考えることができる。身体による随意運動や作業活動を行う唯一の手段となるのが、弾性を備え収縮するこの特別な線維なのだ。これらは、身体の可動部を縦横無尽に連絡し、全体として何百本何千本にも達する。

機械や圧搾機を動かすエンジンであれば、その構造自体がとやかく言われることは少ない。必要なスピードや力を提供するならば、その構造が異なっていようが、エネルギー供給源が石油であろうが、ガソリンや、電気や、蒸気であろうが問題はない。しかし筋の場合は別だ。身体に広く行き渡るエンジンとして筋線維固有の特性を無視することはできない。エンジンとして横紋筋を使うときの主要な問題は、それが骨を**引っ張る**（筋線維は柔らかいため押すことはできない）ということにある。しかも引く力は**不安定で、正確ではなく、そのうえ弾性をもつ**ということだ。

筋線維が仕事をする方向はたった一つだけ、すなわち押すことはなく引くだけという事実はそれほど不幸なことではない（図2-10）。再び工業技術の例を挙げると、自動車エンジンにおいて、それぞれのシリンダーもまた一方向にしか働かないということに気づく。つまり、押すことはできるが、引くことはできない。機械においては、最小限二つのシリンダーを、隣り合わせに並べることによってこの不利を克服できる。一つが押すとき、もう一つは受動的にもとの場所に戻るのである。人間の関節も似たような仕掛けになっている。**拮抗筋**《きっこうきん》と呼ばれる、それぞれ逆方向に作用する一対の筋により、そ

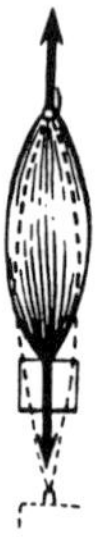

図 2-10　筋の発揮する力の方向

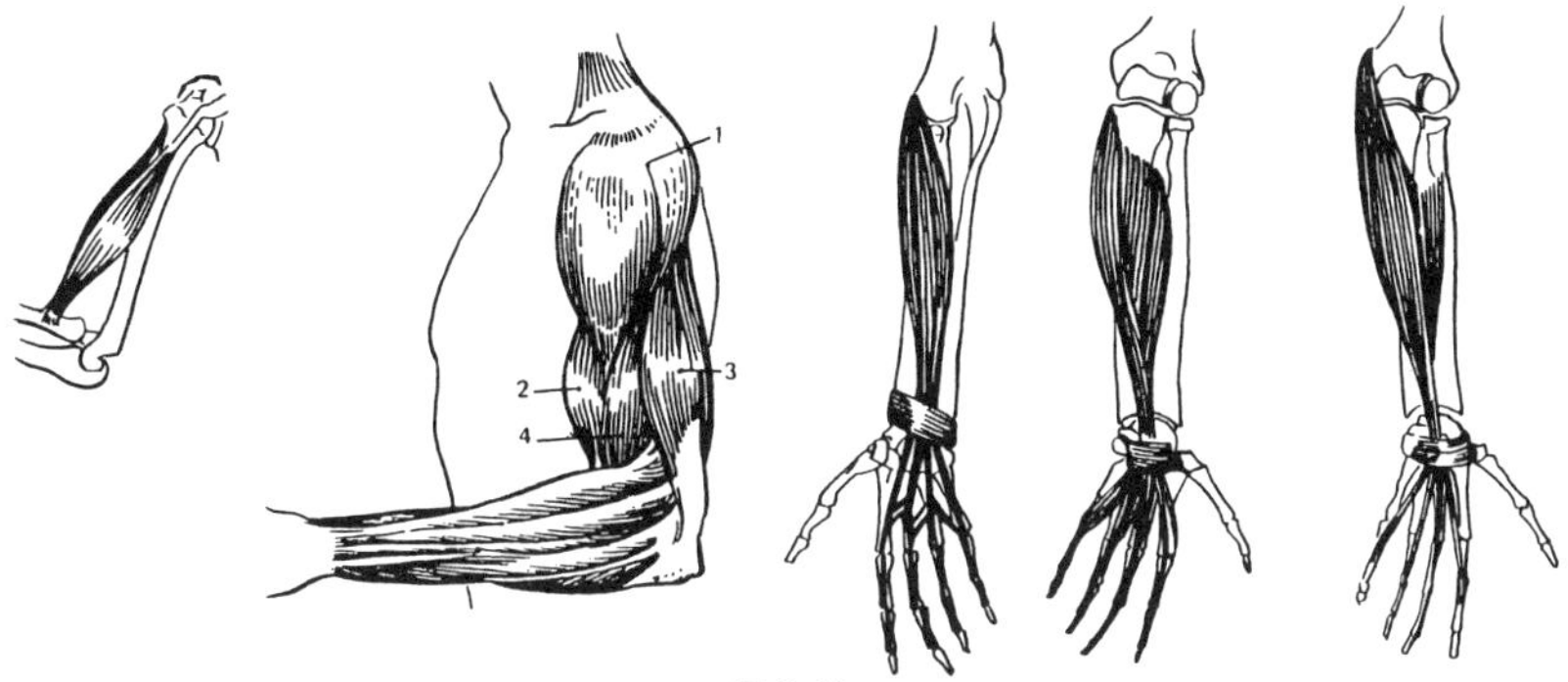

図 2-11

A　B　C

左一二つの頭部をもつ二頭筋

中一左肩の筋群
1一三角筋
2一上腕二頭筋
3一上腕三頭筋
4一腕橈骨筋

右一指を制御する筋群
A一総指伸筋
B一深層筋
C一表層筋

れぞれの方向への動き（さきほどこれを自由度と呼ぶことに決めた）が制御されている。たとえば、肘関節の屈筋と伸筋、指の屈筋と伸筋などがその例である（図2-11）。筋の一つがその方向に骨を引っ張るとき、他方の筋は受動的に伸張し、これによってどちらの方向にも関節を動かすことができるのである。このしくみは、筋力による**弾性抵抗**があるため、より複雑になる。

　たとえばこんな想像をしてみよう。自動車のエンジン内のシリンダーが、硬い金属シャフトではなく、らせんばねのような弾性要素によって可動部に接続しているとしよう。すると、クランクシャフトの動きは、シリンダー内の動きに厳密にしたがうのではなく、他のさまざまな要因に依存するようになる。車が坂を下るとき、弾性ばねは実質的に圧縮されることなく、すばやく容易にクランクシャフトを回転させる。車が坂を登るときには、シリンダーが動いてもクランクシャフトは動かないかもしれない。すべての力が弾性コネクターを圧縮するのに使われてしまうかもしれないからだ。たとえシャフトのエンジン側が一定のリズムで動いていても、なめらかなアスファルトあるいはまとわりつく泥や、向かい風あるいは追い風などが車輪からクランクシャフトに伝わり、否応《いやおう》なくシャフト末端の動きを制約する。女性の読者ならば詳しいであろうミシンの水平シャフトについて考えてみよう。こ

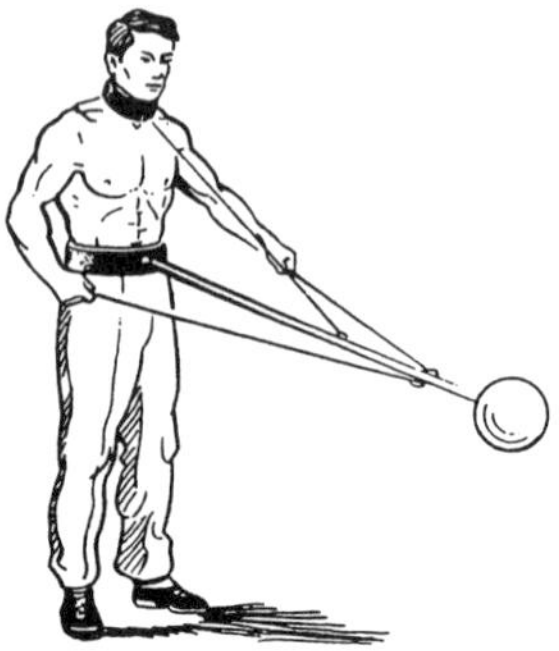

図2-12　重いボールを２本のゴムひもで制御する動作．重力の影響を除くために，レバーは伸び縮みしないひもで首に結びつけられている．

のシャフトはホイールと左端のボックスをつなぎ、回転運動を針の上下運動へと変換する。ここで、このシャフトがゴム製の伸び縮みする棒になったらどうなるだろうか。服が薄くて柔らかいうちは、その違いには気づかないだろう。しかし、ひとたびお針子《はりこ》［雇われて針仕事をする女性］が二つの分厚い織物を一緒に縫おうとすると、針はつっかえ、動きを止めてしまう。お針子は違いに気づかずに器具を回してしまうだろうが、しばらくして織物が縫われないままミシンから出てきてしまったことに気づいて織物を取りのぞく。すると、不意にシャフトはきつく巻いたぜんまいが解けるように勝手に回転しはじめ、ホイールが回っていないにもかかわらず針は上下する。傷ついた指の治療と馬鹿げた設計のミシンに文句をいうのは彼女にまかせて、読者ができるごく簡単な実験へと目を移そう。図２－12のように、端におもりをつけたシャフトをベルトにとりつけよう。そのおもりに二本の長いゴムひもをつける。ゴムひもの片端を手にとり、おもりを正確に動かしてみよう。たとえば、空中に四角形を描いたり、自分のイニシャルを描いてみればいい。すぐにその課題がどんなに難しいか、おもりの動きがどれだけ不正確か、それがいかにでたらめな動きをするかが分かる。では次に、目を閉じておもりを見ずにどこまでうまく制御できるか他の人に見てもらおう。きっとあなたは惨憺たる結果にがっかりするだろう。前に論じた脊髄癆患者の動きとたいして変わりないからだ。

　これまで強調してきたように、弾性要素が存在するときの運動制御は非常に複雑である。というのは、結果がエンジンの動きだけでなく、その他多くの制御できない要因に左右されるからである。エンジンがまったく同じ力を一〇回繰り返して発揮したとしても、一〇回ともまったく異なる運動が引き起こされることすらある。このようなシステムの制御は、**感覚器が継続的にシステムを監視してはじめて**可能になる。その場合でも、制御にはかなりの巧みさが要求される。ここでも再び、自然が冗長な自由度を克服して多くの自由度を共存させたときに用いたのと同じ原理、つまり感覚信号にもとづく運動制御の原理が、私たちを救う原理となるのである。

第三の複雑さ、つまり筋の弾性は、先に挙げた二つの複雑さと本質的にかなり似ている。力が同一でも試行が異なれば運動も異なってしまうという事実は、身体が強制運転によって運動しているわけではないこと、すなわち**冗長な自由度**をもっていることを示している。しかしながらこの場合、冗長な自由度は身体の動きからではなく、それに働いている力の特異性によって生じている。この自由度のことを、前者と区別するために**ダイナミック**な自由度と呼ぼう（ダイナミクスは力の科学である）。その問題が理論的に解決されれば、一〇〇以上ある**キネマティック**な自由度（キネマティクスは動きの科学）を克服することも、あるいはそれに約五〇のダイナミックな自由度を加えたものを克服することも大差ないことは明らかであろう。

運動の協応とは何か？

そろそろ本章の主要な結論をまとめてもよいころだ。身体の運動器の制御は一筋縄ではいかない複雑な問題であり、最も単純化したときにさえ現代の最先端の技術をもってしても解決しえないことが確認できた。こうした複雑さの本質にもとづいて、運動の協応を徹底的に定義してみよう。**協応とは、運動器官の冗長な自由度を克服すること、すなわち運動器官を制御可能なシステムへと転換することだ。**先ほど述べたように、自由度にはキネマティックな自由度もあればダイナミックな自由度もある。

ここまでくれば、骨格筋という運動器の制御を可能にするために自然が用いている大原則を定義するのは難しいことではない。それは現代の技術がまねをしてさまざまなところで成功している原理、すなわち感覚器官を用いた運動制御の原理である。ここでもう一つ技術に関する例を挙げておこう。この例は、この原理にぴったりの名前を示してくれる。では、**正確な大砲の撃ちかた**について議論してみよう。

飛んでいる砲弾は数多くの冗長な自由度を備えた物体であり、この点では人体の器官に似ている。空中の運動は、強制されたものとはほど遠い。その飛行は、空気の密度や、風や、上昇気流や、避けがたい重心位置の変動などにより影響を受ける。このような要因により、軌道計算にあたってどんなに計算精度を高くしても、一発目で目標を正確に捉えられる保証などない。そこで、別の方法を用いることになる。

どこか砲台から離れた場所に、砲台の兵員と無線連絡をとる観察者を配置する。観察者は、最初の弾の爆発位置が目標に対してどちらの方向にどのくらい離れていたかを砲台の兵員に知らせる。この情報を聞くと士官はすぐさま狙いを変えて、第二の発射を命じる。続いて観察者からの第二の報告（普通は一回目よりも良くなっている）が届き、新たな調整が行われる。第二の調整の後、狙いはふつう十分正確になり、本当の砲撃がはじまる。

生理学的な運動の調節も、砲撃と同じように感覚器からの情報にもとづいて行われる。このやりかたには、**感覚調整の原理**という名前がぴったりだ。この場合には、砲台の観察者の役割は身体のあちこちにある感覚器が果たす。

感覚調整の原理からは興味深い結論が引き出される。随意動作の**実行**は、一から十まで身体の運動システムに任されていると通常一般には思われている。つまり、運動を担当するのは、直接動作を引き起こす筋や、運動インパルスを脳や脊髄から筋へ伝達する運動神経や、運動インパルスの指令を発する脳の運動中枢だと思われている。しかし実際には、運動を実行しているあいだ、身体の**感覚系**は運動系に負けず劣らず忙しい。調整のための信号が継続的に感覚神経を通って脳に伝達されるからだ。この信号は、触覚や、視覚や、筋‐関節感覚や、前庭感覚（内耳から平衡感覚に関する信号が伝えられる）などあらゆる感覚を含んでおり、運動がはじまったか、計画にそって実行されているか、調整が必要かどうかを脳に伝える。運動をしているあいだ、収縮している筋はいくつかの感覚機構を興奮させ、運動に関する感覚は即座に脳へと送られる。**脳から**筋へ向かうそれぞれの運動インパルスの発火は、感覚器から**脳へ**と伝わるインパルスの発火を直接引き起こす。これにより、入力された感覚信号は適切な動作調整のための信号に変換される。すなわち、感覚信号は新しい運動インパルスを生じさせ、この調整されたインパルスが新たに加わり、**脳**から適切な筋へとすばやく伝わるのである。この、閉じた**循環的な**プロセスは、生理学の用語で**反射ループ**と名づけられていれる。ループのどこかが損傷しても運動は全体的に乱れてしまう。このことは、神経系の病気に関する豊富な資料により実証されているとおりだ。

読者にいくつかの手短な実験をしてもらい、運動の感覚調整がどのように行われ、どのような結果を導くかを納得してもらおう。ペンをとり、紙に〝m〟という文字を一列すばやく書いて欲しい。最初は目を開いて、次に目を閉じてやってみよう。たいした違いは見あたらないだろう。次に単語を書いてみよう。たとえば“coordination”などいかがだろうか。今度もうまく書けるだろうか。違いは目に見えるようになる。今度は、ブロック体で同じ文字を書いて欲しい。やはり、はじめは目を開いて、次に目を閉じる。最後に、二つの小さな円を並べて描き、その中に十字を描いてみよう。課題は、意図的に並べられている。後にくるほど、視覚的な調整ができなくなったときにパフォーマンスの正確さが大きく損なわれる。最後の課題は、もしあなたが抜群に運動を得意としており目を閉じて書く練習を積んだのではない限り、まったくできないだろう。この簡単な実験結果を分析してみると、最初の課題は、筋‐関節感覚器の制御のもとですべて実行され、視覚制御を必要としないことが分かる。あとの課題は視覚制御の分担がより大きくなり、これがなくなると動作の精度が低下する。

冷たい手で正確な動きをすることも難しい。たとえば、針に糸を通したり、結び目をほどくなどの作業をしてみれば分かるだろう。ここで問題になるのは、筋そのものではない。というのは、指の動きを制御する筋の多くが肘に近い前腕にあって、袖の下に隠れているからである。握力計で筋力を測定してみればすぐ分かることだが、冷たい手でも暖かい手でも握力計を握る強さは変わらない。運動が乱れるのは、手と指の筋‐関節感覚と触覚の感受性が弱まるからなのだ。

毎朝ネクタイを結ぶ人ならご承知のことと思うが、いつも鏡なしにネクタイを結んでいる場合、鏡を見ながらネクタイを結ぼうとすると非常に煩わしく感じる。なぜなら、練習を積んだ動作は筋‐関節感覚により調整されているのだが、そこに強くしかもつじつまの合わない視覚制御が干渉すると、練習を積んだスキルを崩壊させてしまうからである。この実験はさきほどの実験とは逆だ。さきほどは**視覚調整のスイッチを切る**と動作が不正確になったが、今回は**視覚調整のスイッチを入れる**と協応が乱れた。後の章で紹介するが、練習を積んだ運動スキルが視覚制御のもとで壊れてしまうのはよくあることだ。

筋‐関節感覚とその補助

筋‐関節感覚は、ほとんどの運動を制御する上で肝心要《かなめ》の感覚だ。この種の感覚をもつ器官はさまざまあるが、生理学的にはそれらを総称して**自己受容器系**と呼ぶ（自己受容感覚とは「それ自体の感覚」という意味で、自分の身体についての感覚をいう）。自己受容器の感覚終末は筋線維や、腱や、関節包にまんべんなく分散している。これらの末端（**受容器**と呼ばれる）は、身体各部の位置や、関節角度や、筋力などの情報を脳へと伝える。

自己受容器系を統括しているのは、空間内での頭の位置や動作を感じる器官である**前庭器官**、つまり側頭骨の奥深く（左右の内耳の中）にある耳の迷路である。この系からの信号はみな、空間での身体の位置および身体各部の位置と動作に関する情報を余すところなく脳へ伝える。自己受容感覚は感覚調整を行う上で第一バイオリンの役割を担うことになる。したがってこの系が不調になると、（脊髄癆患者にみられるように）、重大でどうにもならない運動協応の崩壊を招くことは必至である。

前に挙げた例は、自己受容器系が感覚調整を制御する唯一の系ではないことを示す。どのタイプの感覚でも（おそらくは、口の中にひっそりと暮らしている味覚でさえ）、自己受容器と同じ役割を果たしうる。中枢神経系は、単に都合のよいほうの感覚を用いて決定を下すだけだ。ある感覚器官が、そのときの動作に最も適した感覚調整のレパートリーをもっているとすれば、その器官が動員されて調整が行われる。このように、すべての種類の感覚はしばしば、（程度の差こそあれ）**広い機能的な意味において自己受容器**の役割を果たす。

視覚は人間の最も重要な感覚器である。視覚はきわめて多様な動作の制御に参加する。たとえば、多くの正確な手の動作や、労働にかかわる動作や、狙いを定めて投げる動作（たとえば的あて、射撃、サッカー、テニス）などだ。

聴覚は、人間の場合には自己受容感覚として動員されることはあまりないが、音楽家、建具屋、技術者、組立工などでは他の感覚とともに聴覚が用いられる（もちろん、ここでは命令を聞いて実行するという意味で聴覚が用いられると言っているわけではない）。多くの動物、たとえば肉食動物、野ウサギ、フクロウ、コウモリなどにおいて、聴覚は主要な協応の役割を担っている。多くの野生動物や狩猟犬では、嗅覚についても同じことがいえる。

触覚は、視覚や自己受容感覚と密接に協力し合って、ほとんどの正確な身体動作や、労働に関わる数多くの動作の際に用いられる。これら三種類の感覚は、そもそも個々の役割を分離することもかなわないほど不可分であって、複雑な動作を調整する際にどれがいちばん重要であるか一概には決められない。周知のとおり、外科医、彫刻家、仕立屋、砥ぎ師などにとっては鋭敏な触覚がきわめて重要だ。盲人にとって、触覚と自己受容感覚は行いうるすべての運動を制御するのに欠くべからざる役目を担っている。

さまざまな運動課題を解決したりさまざまな構造の運動を行ったりする際には、さまざまな感覚の組み合わせが役立つことになるが、以後の各章ではこのさまざまな組み合わせのあいだにある違いについて議論する。これらの組み合わせは、動作を生理学的に分類し体系化する鍵を提供してくれる。ただしその前にまず、動物と人間において動作がどのような経緯で出現し発達したのか読者にお伝えしておく必要がある。

次の章は、**動作の歴史**に捧げることにしよう。

第III章　動作の起源について

大いなる生物の競争

自然現象を理解するには、まずその生い立ちについて深く考えることが必要だ。なぜなら、まず第一に森羅万象あらゆる出来事は原因と結果の連鎖であるし、最も重要なこととして、万物は常に変化し続け発達と死を繰り返しているからだ。世界のあらゆる事実はみなそこに至るまでの歴史を背負っているので、由来抜きに論じることはできない。人間についても同じことがいえる。最低の人間であろうが最も素晴しい人間であろうが変わりはない。偉大なる詩人の作品を理解するには、彼の人生の物語を知る必要がある。泥棒に対して公平な判決を下すためには、彼の不幸な生い立ちを分析しなければならない。

　万物は生きており変化する。ほんの二〇〇年前には、宇宙自体が永劫不変なものと見なされていた。しかし実際のところ宇宙は生命で満ちあふれており、私たちのまさに目の前で変化している。天文学の歴史はまだ浅いが、この間に私たちは若くて巨大な赤い星々が誕生し、成長し、輝きを増していくのを目のあたりにしてきた。天文観測所の写真板には、二〇〇億歳にもなる年老いた恒星——赤色《せきしょく》矮星《わいせい》——が、製鉄所で熱された灼熱の鉄塊が冷えて縮んでいくように小さくなっていく様子が写されている。生ある自然はさらに変化に満ちており、こうした変化は、私たちがさまざまな出来事の隠された意味を理解する手助けをしてくれる。なぜなら、私たちはそうした変化の近くにおり、自分をそうした変化の一部であると感じているからである。現代生物学の偉大なる創始者たちが築き上げた業績のおかげで、私たちは自然界における絶え間ない変化を推進させる主要な力の一つについて知っている。このような変化は絶え間ない発達と前進を表しており、さらにこの発達は厳しく情け容赦ない**生存競争**という条件のもとで起きる。生ある自然の歴史とは、はじまって以来ずっと、生き残ろうとする種の間のいわば競争であった。この競争では、弱者と敗北者はすべて情け容赦なく放り出される。偶然にも運良く自らを強化し支持するような自然の発見や「発明」を得たものがこの世界規模の競争で勝利を収め、その結果世界を構成する一員として生き残る。私たちはこれから、自然界での発明、たとえば細長い体型や横紋筋や錐体路を用いた脳システムなどの発明をみていく。さらに、こうした生物学的な新製品の所有者が、その都度どのようにして時代遅れの身体構造をもった動物を征服し動物王国の支配者となっていったかをみていく（図3-1）。動作の領域では、このような「技術革命」が、ある綱《クラス》の動物が華々しく発展する上でいかに重要であったか、またこういった技術革新によって、動物たちがどのようにしてより高度な運動の適応性や、より優れた協応性や、より高度な機知や、すばやさや、動きの正確さを、言い換えれば、運動の巧みさを身につけていったのか示すことができるだろう。

動物の生命の歴史についての洞察を得るためには、二つの基本的な情報源が有効である。一つめは有史以前の生物に関する実際の証拠、つまり地層を発掘している際に見つかる化石である。これは最も直接的で信頼できる情報源なのだが、残念なことに大昔に死んでしまった有機体の器官は、その多くがほんの短期間のうちに跡形もなくなってしまった。そのため、遠く離れた私たちの時代にはほとんど残されていない。そうなると私たちは、古生物の器官については推測するしかなくなってしまうのだろうか。いや、まだ二つめの情報源が残っている。それについてこれから考えていこう。

これはずいぶん昔から知られていることだが、高度に発達した動物は、何世紀か経つあいだにより高度な多様性を示すようになる。高等哺乳類は地球上の動物を構成する下位綱《クラス》の中では最も若いが、出現してからほんの数百万年のあいだに劇的な変化を成し遂げてきた。数百万年というのは地球の長い歴史の枠組からみるとほんの短い期間だが、この間に、小型で蹄をもったちょうどイヌくらいの大きさの原始ウマはどんどん変化し続け、私たちの友だちであり仲間である現在のウマになったのである。イヌの変貌ぶりはもっと速かった。人間に関していえば、ほんの数万年前、氷河期の時代に暮らしていた人間は、脳の容量といい顔つきや手足の形といい、現代に生きる人間

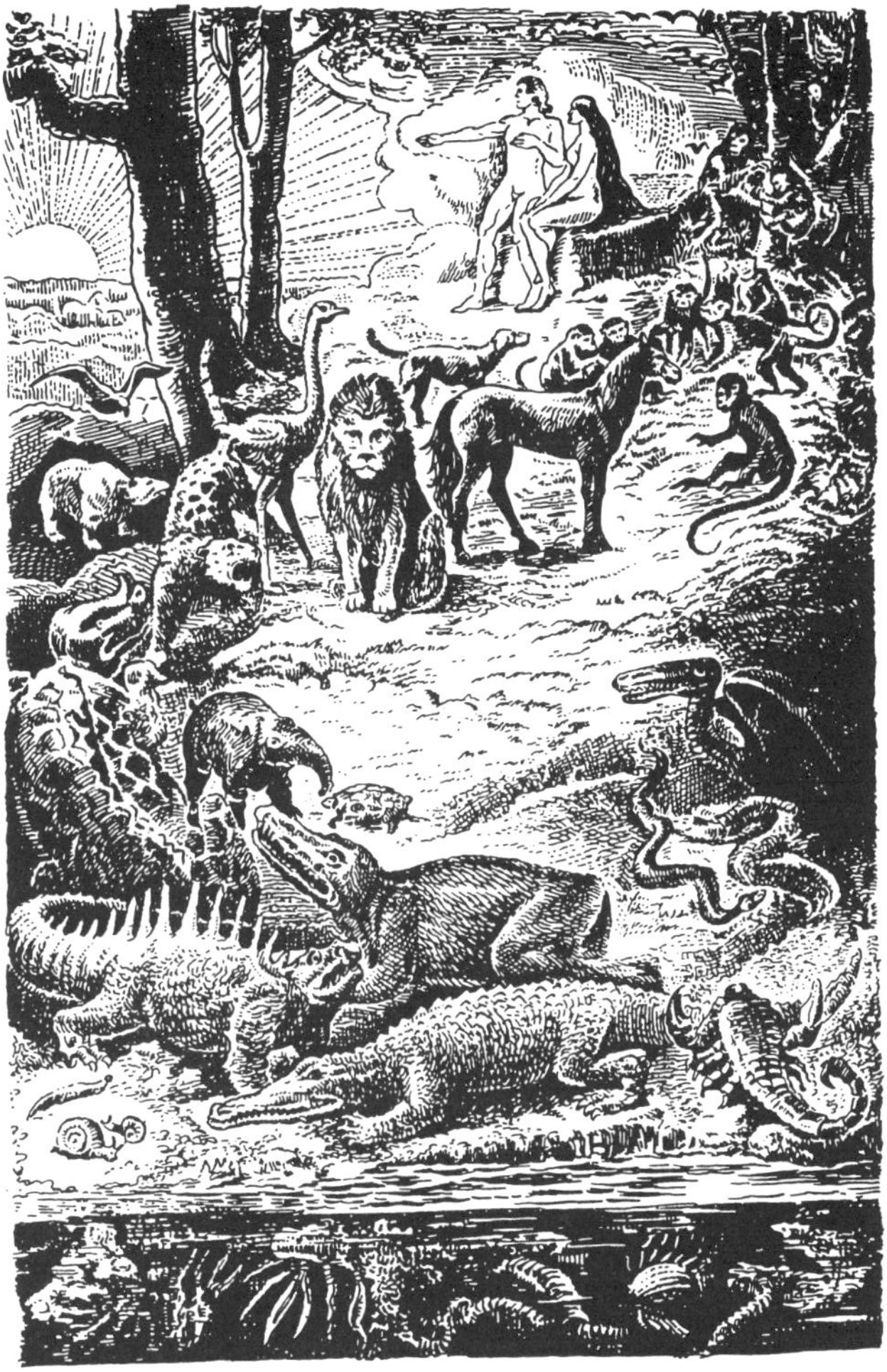

図 3-1　生物の進化

とはまったく別人だ。一方、単純な生き物は、何億年にもわたってほとんど変わらずにいる。現存する軟体動物（イカやタコ）や甲殻類などは、地球が今よりずっと若かりしころに生きていた化石と大差ない。こうした事実によって、私たちは実際の歴史を動物の**比較解剖学**と**比較生理学**がもたらしてくれる素材で置き換えることができる。実際のところ、両方の情報源からのデータを比較することができれば、それらのデータはいかなる場合でも正確に対応し、互いに支持し合うはずだ。それではいよいよ、これら二つの比較科学が**地球上における動作の起源と発展**について明らかにしてくれることをみていこう。まずはこのテーマに一条の光をあてる二つのちょっとした情報からはじめよう。

尺度と配役

はじめに尺度を工夫しよう（図3-2）。科学者たちの推定によると、地球の年齢は約二〇億歳で、地球上に最も単純なかたちの生命が誕生してからは、この約半分つまり約一〇億年が経っている［現在の定説では、地球ができてから四五・五億年、最初の生命の誕生は四〇億年前（岩波新書『生命と地球の歴史』より）］。このような大きな数字を出されても私たちにはピンとこないので、別のアプローチを試してみよう。

実用的な地球の図面や地図を作るために、地図作成者はふつう地球の実サイズよりも小さく、一〇分の一、五〇分

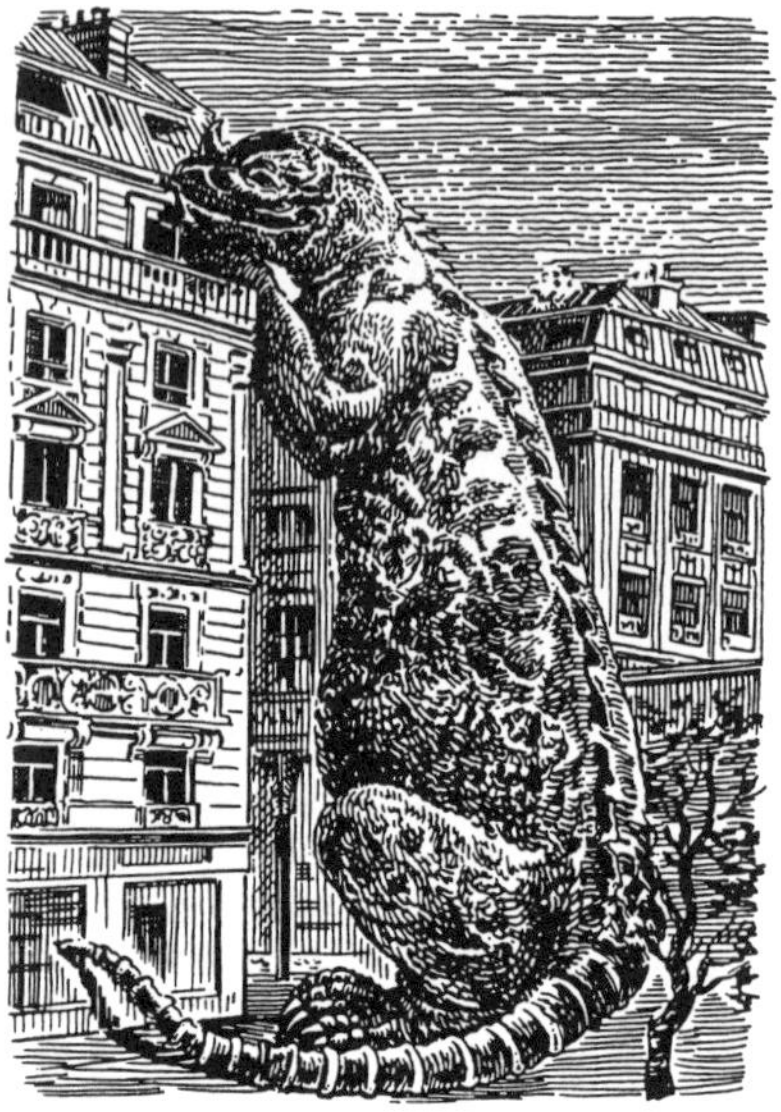

図3-2　尺度の例

の一、一〇〇万分の一という縮尺で地図を描く。**地球の歴史も同じように縮めてみよう。縮尺は五〇〇〇万分の一だ。**一〇〇年がほぼ一分に相当する。このとき人間の一生は四〇〜四十五秒の長さである。この縮尺でいえば、地球は今四〇「歳」を迎えたばかり。かなりの皺《しわ》（巨大な山の隆起）や白髪（北極と南極の雪）がある。おそらく四〇歳にしては皺や白髪がずいぶんと目立つほうだろうが、地球のこれまでが決して楽ではなかったことを考えると無理もない。地理的な激変、海や山の変動、火山活動など、辛いことばかりだった。母なる地球が最初の生命を身ごもったのは二〇歳だった。出産にはちょうどよい年ごろだ。

　さてここで、哺乳類に最も近い親戚である脊椎動物を地球の歴史年表に書き込むとしよう。すると、脊椎動物の最も古い代表である**古代魚**は一〇「年」ほど前に出現したことになる。一〇年前といえば、地球上に生命が誕生してから現在に至るまでのほぼ中間地点である。二〜四「年」前には、まだ地球は爬虫類つまり巨大なトカゲに支配されていた。これらについてはまた後に述べる。

　最古の**哺乳類**はほんの二、三「年」ほど前に現れた。つまり母なる地球は、高齢出産で哺乳類を産んだことになる。それまで、働き盛りの一〇年間は、無脊椎動物や、蠕虫《ぜんちゅう》や、軟体動物を育てるのに費やされた。最も高等な哺乳類や、肉食動物や、高度に発達した蹄のある動物や、その他の哺乳類は、生まれてからたった数カ「月」しか経っていない。約二「週」前、最初のサルが現れた。ヒトと呼べる最古の人類に至っては、生後わずか一「週」にすぎない。地球上の生命の長い歴史に比べたら、こうした時間間隔はほんのわずかだ。「昨日《きのう》」や「一昨日《おととい》」（十五万年前〜三〇万年前）、地球の天気はひどかった。すっかり冷え込んで、広大な地域が氷に覆われた。科学者たちは、これを氷河期と呼んでいる。その当時、つまり一、二「日」前に現れた最初の人類は、洞穴に住み、石の斧で戦い、偶然見つかった火を洞穴の中に注意深く保存した。エジプトおよびアッシリアの碑文や、ピラミッドや、中国の初代王朝のような最古の歴史的記録は、一「時間」ちょっと前にやっと出現した。西暦に入ってからはまだたったの二〇「分」程度しか経っていないし、（中世の暗黒時代の後の）ルネッサンスやアメリカ大陸の発見は四、

表 3-1　動物界の綱《クラス》

綱（クラス）	説明／例	注記
1．原生動物	単細胞の微生物	
2．腔腸動物	サンゴチュウ，カイメン，ゴロトゥーリア，ウミユリ	2番めの綱にいる動物の多くは，植物のように生活し，一カ所にとどまったまま一生を過ごす．これらの消化腔は袋状になっており，一カ所の開口部を摂食にも排泄にも使う．3番めの綱では，すでに完全な消化管がみられる．
3．棘皮動物	ヒトデ	
4．蠕虫	蠕虫一般，ヒル，サナダムシ	4番めと5番めの綱に分類される動物は，細長い体をもち，それぞれの端は頭（口）と尻尾の先になっている．体は分節化されており，この特徴は特に蠕虫で顕著である．骨はなく，体のなかで硬い部分といえば，移動可能な家，すなわち貝殻だけである．移動速度の遅さはご存じのとおり．
5．軟体動物	カタツムリ，イカ，カキ	
6．節足動物	昆虫，ザリガニ，クモ，ムカデ	これら最後の2綱は，その他の綱の動物とは大きく異なる．これらの動物は，分節化した，動かすことのできる骨格と体肢をもち，すばやく強い動きが可能である．（ごくわずかの軟体動物を例外として）これらの動物だけが中枢神経系——脳——をもつ．
7．脊椎動物	魚，カエル，トカゲ，鳥類，哺乳類	

五「分」前の話だ。私たちの精神は四〇「年」の地球の歴史や物事の意味を、わずか最後の五「分」ばかりのうちに見抜こうとしてきたが、こんなに短い時間のうちにできることなどたかが知れていると考えたほうがよいだろう。

動作の発達を理解するのに役立つ二つめの事実は、動物の分類表だ。科学者たちは、動物界を最も古くて単純な有機体から最も高度に発達した動物までいくつかの大きな綱《クラス》に分類した。こうした分類を表3-1に列挙した（図3-3〜3-7）。詳細については後ほど触れる。

生命と興奮性の出現

尺度と分類法が揃ったところで、動物王国における**動作の歴史**に目を向けてみよう。考古学者が現存しない大昔の建築物や都市の設計図を描いたり、そのモデルを造ったりするように、限りなく遠い過去を**再現**してみよう。ペルーの古い寺院やバビロンの墓を再現したものは、現存する資料に多少なりとも脚色が加わってはいるとはいえ、もっともらしさと説得力はその欠点を補って余りある。私たちは、動作の歴史を再現することにかけては考古学者よりもずっと自信がある。

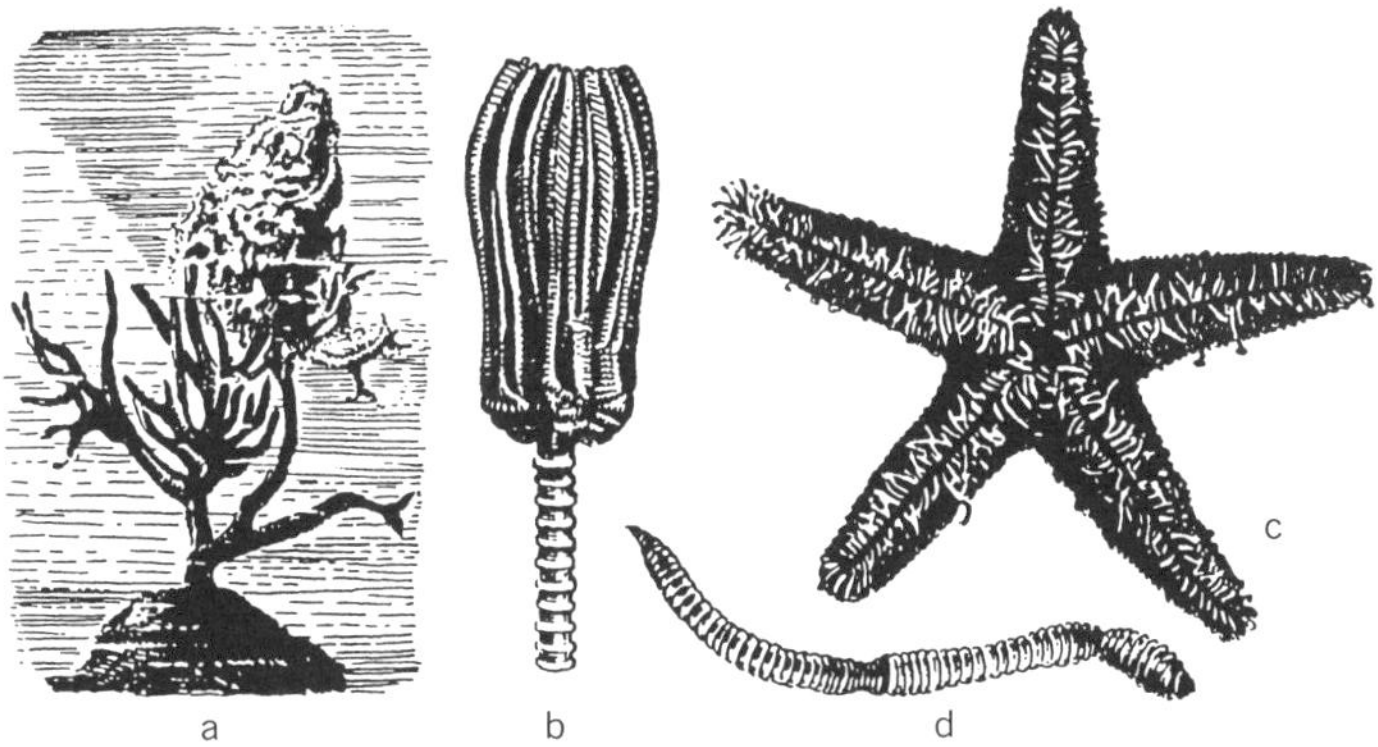

図3-3　a—カイメン，b—ウミユリ（三畳紀），c—ヒトデ，d—環形動物

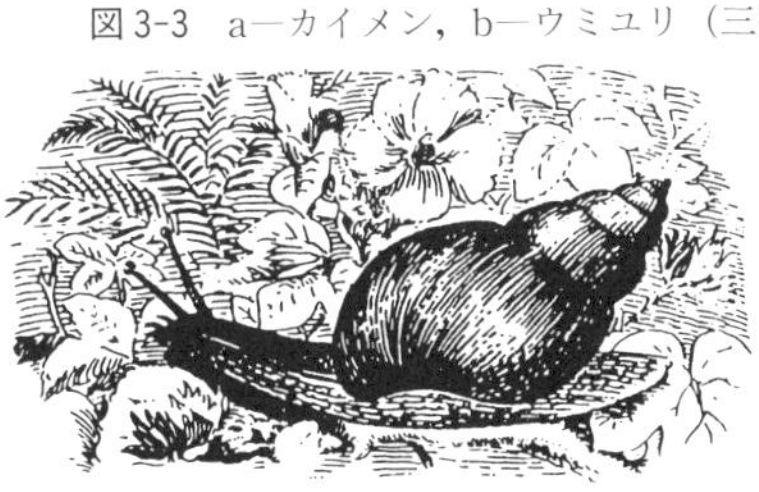
図3-4　カタツムリ

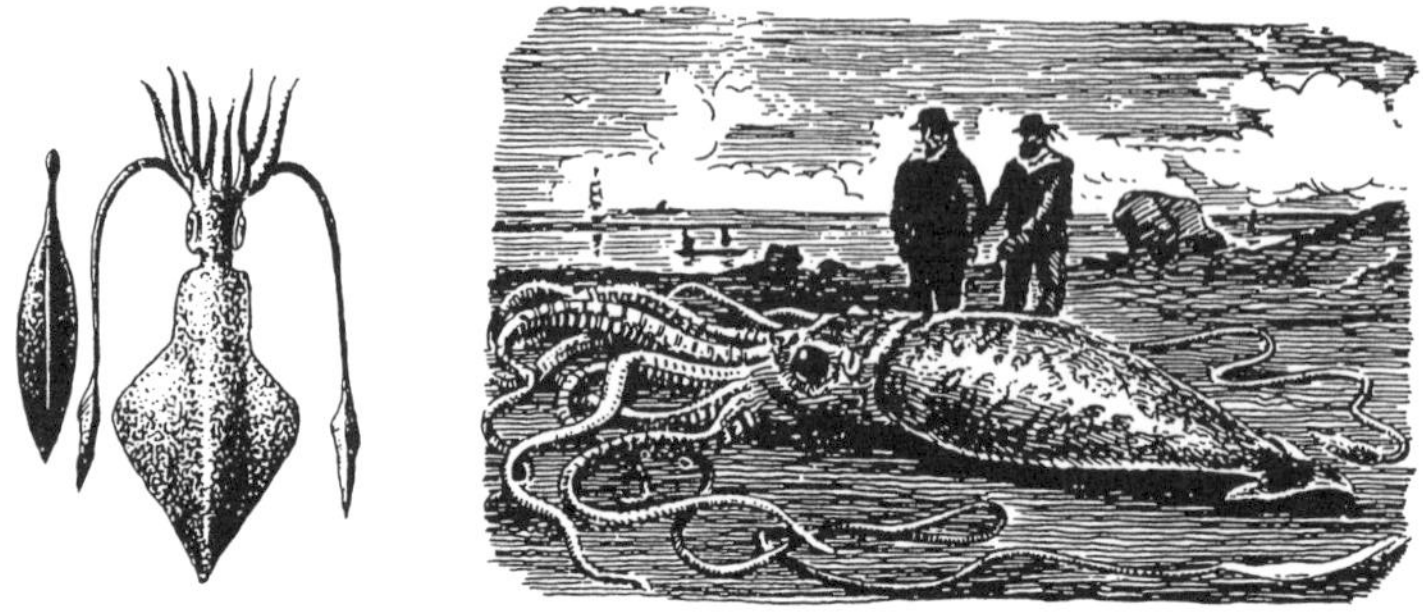

図 3-5　左―イカ．右―巨大イカ．

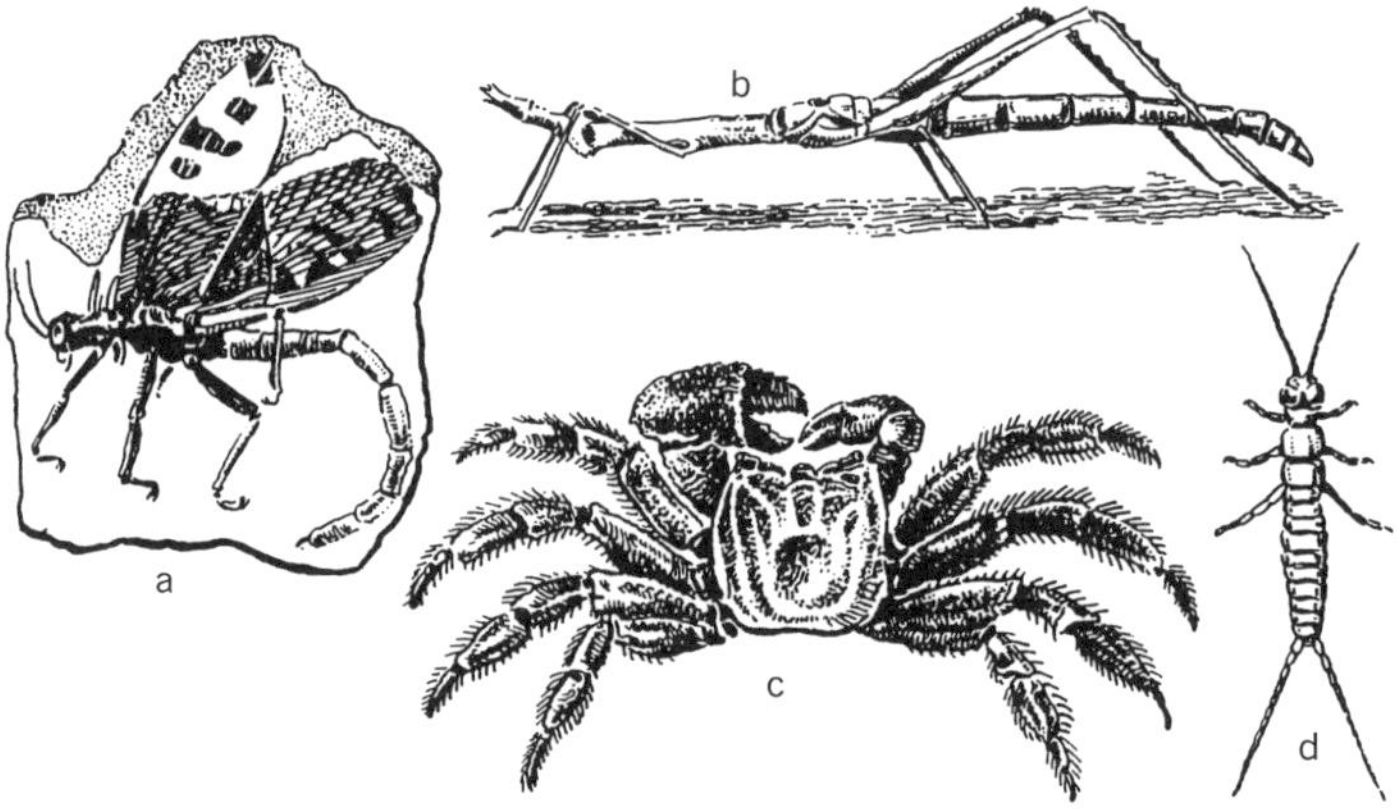

図 3-6　a―石炭期の昆虫の化石，b―ナナフシ（学名 *Proscopia scabra*），c―スナガニ，d―微小な昆虫（ナガコムシ）

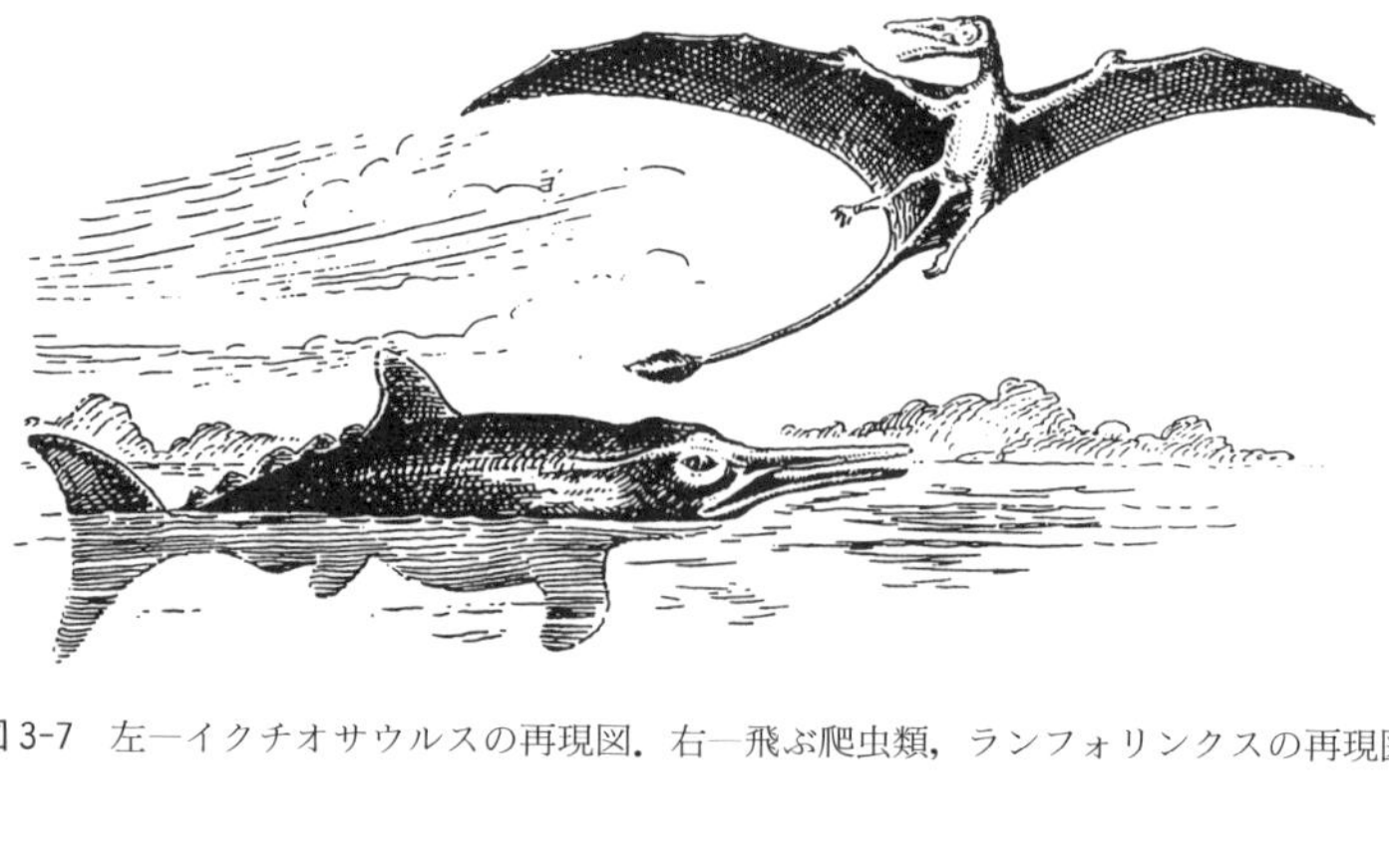

図 3-7　左―イクチオサウルスの再現図．右―飛ぶ爬虫類，ランフォリンクスの再現図．

私たちのやろうとしている再現は確固たる事実に根差しているからだ。

さてそれでは、ずっとずっと果てしなく時を遡るとしよう。そのころ地球は徐々に冷えつつあり、雲と暖かい海水のスープに覆われはじめていた。さまざまな分子のかけらが海水の中をゆらゆらと漂っており、あらん限りの組み合わせで互いにぶつかったり、くっついたり、また離れたりしていた。それはまるで若い地球が自らの化学反応を試しているかのようであった。それより昔、地球が熱く燃えていたときには、熱いオーブンの内部と同じようにどんな化学的結合も不可能だったのである。

この比較的涼しくなった地球上の大海原のどこかで、おそらくこのようなことは空前にして絶後かもしれないが、切れ切れの分子が衝突し、今までに形成されたどんな分子ともまったく異なる長い鎖状の分子が創られた。このような分子が出現する確率は、たとえばよく切ってあるトランプのカードのすべてが同じ順序で続けて一〇〇回並ぶのと同じくらいに低い。けれども、ありうるすべての組み合わせを発生させるだけの時間と空間は十分に確保されていた。[1] 地球の歴史上はじめての、この素晴しい分子は他のいかなる分子よりも安定しているようにみえた。この分子は、部分同士の特定の関係や特定のタイプの結びつきが不意に壊れてしまっても自己の安定を維持できるだけではなく、あらゆる面において自己とまったく同じである**新しい分子**を出現させることもできたのだ。そのような分子が存在することによって、水素、炭素、酸素、窒素を含む化合物は一時的にこの親分子に結合せざるを得なくなり、その段階を経て、まったく同じ分子が形成される。当時だれかがその分子を見たらきっと「分子複製機」とでも呼んでいただろう。このプロセスを通じて、はじめての**生命分子**の出現とともに、自己保存や増殖といった概

1　生きているタンパク質分子や生きている細胞は非常に複雑な構造をしている。このため、たった一回の幸運な偶然でこのような構造が出現してしまうと考えるべきではない。ここで議論しているようなタンパク質分子の鎖の出現は、最終的に生命体にまで発展する長い事象連鎖のうちの一エピソードにすぎない。実際には窒素、イオウ、リン、鉄を含む有機体のコロイド（コアセルベート）が出現し、次第に複雑化していき、細胞原形質の原基を生成する、といった幾重もの段階がある。

念が地球上に出現した。地球の海水の中にたとえ偶然であれ、いったん出現したからには、その生きた分子はもう消滅できなくなってしまった。

長い長い年月の間、まだ経験の浅かった地球は、最も単純な単細胞生物（滴虫《てきちゅう》、繊毛虫《せんもうちゅう》、根足虫《こんそくちゅう》）の発展に時間を費やした。これらの生物は、たった一つの細胞で自分の鞭毛《べんもう》や偽足を動かしながら生命を維持していた。食事も、運動も、自己保存も、増殖も、すべて単体でこなしていた。数百万年ほど経つと――先程の縮尺でいくと三、四年のあいだに――多細胞の有機体が出現した。

何千もの生きた細胞が構成する身体では、細胞はみな同じというわけにはいかない。というのも、細胞は身体内部にもあれば身体表面にもあるからだ。ここに私たちは**細胞の専門化**を目撃することになる。つまり、身体の表面にある細胞は**興奮性**と**感受性**にかかわる仕事を引き受け、また別の、身体内部にある細胞は形を変えたり、**収縮**したり、**原始的な運動**を行うことをおぼえた。前者を**受容性**身体要素、後者を**収縮性**身体要素と呼ぶことにしよう。

有史以前の暖かい海水中にいた生物の代表例が、表3-1の二番目と三番目の綱《クラス》に示されている。それら動物とも植物ともつかぬ生き物は、眠りから覚めて伸びをするのにも似た、のろのろとした動きしかしなかった。おそらく、最初の動作というのは、細胞の筋そのものから発した自然発生的なもので、その動作自体はどこかに移動しようとして行われたわけではなかった。ただ、生存競争においては、動く有機体のほうがまったく動かない有機体より有利だったために運動が発達したというだけのことなのだろう。

生理学的プロセスは各細胞レベルにおける特定の化学的プロセスと関係している。体表面にある受容性の細胞は興奮性を増し、感覚器としての仕事を請け負うことになった。同時に外的な興奮要因、たとえば機械的な衝撃や、寒さや、熱などの作用に反応して、細胞の代謝産物である化学物質を分泌するようになった。ふとした拍子に、こうした物質が体液を伝って収縮性をもつ筋細胞の近くまでやってきた。このとき偶然にも、**受容性物質**によって筋細胞が興奮しうる動物が現れた。この動物は、生物学的にみて決定的といえるほどきわめて有利であった。つまり、他の有機体は自然発生的な動きしかできず、それも動きそのものにほとんど意味はなく、ときには有害ですらあったのに対して、新しい有機体のほうは外からの刺激に**反応**することができたのである（たとえば、餌となりそうなものにまっすぐ近づいていったり、危険なものから遠ざかることができた）。**反応性**という、地球上のこの新しい現象は、はじめのうちは選択的ではなく無差別かつ曖昧で、生理学用語でいえば拡散的であった。今日でも、下等な有機体の中にはこのような**拡散的な興奮性**や反応性を示すものがいる。そのような有機体は触れられるまでは動かない。何かが触れると、全身で不規則な運動をはじめる。その動きは、興奮性が増すとよりはっきりしたものになる。

このようにして筋を興奮させる天然の化学物質、つまり受容的な体表面と筋の原始的な**媒介物質**がはじめて出現した。これらの物質は今でも、読者の皆さんや私自身を含めた最も高等な有機体が動作を行う上でとても重要な役割を果たしている。私たちが随意的に筋を動かすたびに、神経終末からほんのわずか放出される物質［アセチルコリン］があるのだが、この物質は、もともとは五億年前に生まれたものだ。

世代を重ねるにつれて、こうした化学的媒介物を運搬する特別なチャンネルが徐々に発達していった。しかしながら、こうしたチャンネルが整備されて「通信水路」が完成し、宛先の異なる特定の筋群それぞれに媒介物質を配送できるようになるのを待たずに、もう一つの大きな事件が起きた。その事件は、生物学的にみて「通信水路」の完成よりもはるかにずっと重要だった。

神経系の創成

化学反応には電気的な**反射**がつきものだ。すなわち化学反応は電位の変化を伴う。化学親和力（物質間の反応性を決定する力）の本質が電気力だということは周知の事実である（たとえばあるアルカリと酸が結合する親和力や、リンと酸素が結合する親和力など）。この親和性は、プラスとマイナスの電荷が互いに引き合うという有名な物理法則に基づいている。媒介物質による興奮という現象は、このような電気的原理なしにはありえない。受容性要素の興奮、筋細胞への媒介作用、そしてこうした筋細胞の反射的な収縮は、もともと小さな、ほとんど判別不可能な電荷の変化を伴っていた。この大きさはちょうど、ニュージーランドのあたりからの信号が（モスクワの）ラジオアンテナに入ってきたときに起こる電気的変化と同じくらいだ。

ここで**生体電気現象**について話をはじめる前に、その大きさがどれくらいかイメージしやすくするために、適切な尺度を導入しておこう（図3-8）。しかし今回は**時間の尺度のときとは反対**だ。研究者が実験室でこうした電気的信号を扱うときと同じように、パワーのある増幅器を使って大きな**増幅**をする必要がある。

はじめに尺度を設定しよう。一ボルトを六五メートル（モスクワでいちばん高いモスクワホテルとほぼ同じ高さ）とする。懐中電灯の電池の電圧は、この縮尺でいうとパリでいちばん高いエッフェル塔と同じ高さである。電線の電圧はふつう一二〇ボルトだが、これは世界一高い山エベレストに匹敵する。

この尺度でいくと、私たちの骨格筋が活動している際の電位差は**数センチメートル**に相当する。先ほど話題にした下等な動物の筋や人間の脳の神経細胞における電位の振幅に至っては、本書の活字の数文字分程度しかない。私たちの神経を流れる生体電流と懐中電灯の電圧の違いは、鳥肌のぶつぶつ一粒とエッフェル塔くらいの違いがあるのだ。このような比較で、これらの事象がどのくらいの尺度なのかご想像頂けただろうか。

一見したところ二次的な要素に思えるが、生体電気現象は実は重大な意味をもっている。そのことについて説明するために、偉大なる普遍的な選択の法則、つまり最適な有機体が**自然選択**されるという法則がどのように働いたかについてもう一度明確にしておこう。この法則にはこの先の議論で何度もお目にかかることになるので、ちょうど数学でいくつもの項の中から共通因数を括弧の外に括《くく》り出すように、いっそのことここで括弧の外に出してしまおう。後の議論では、もうくどくど説明しない。

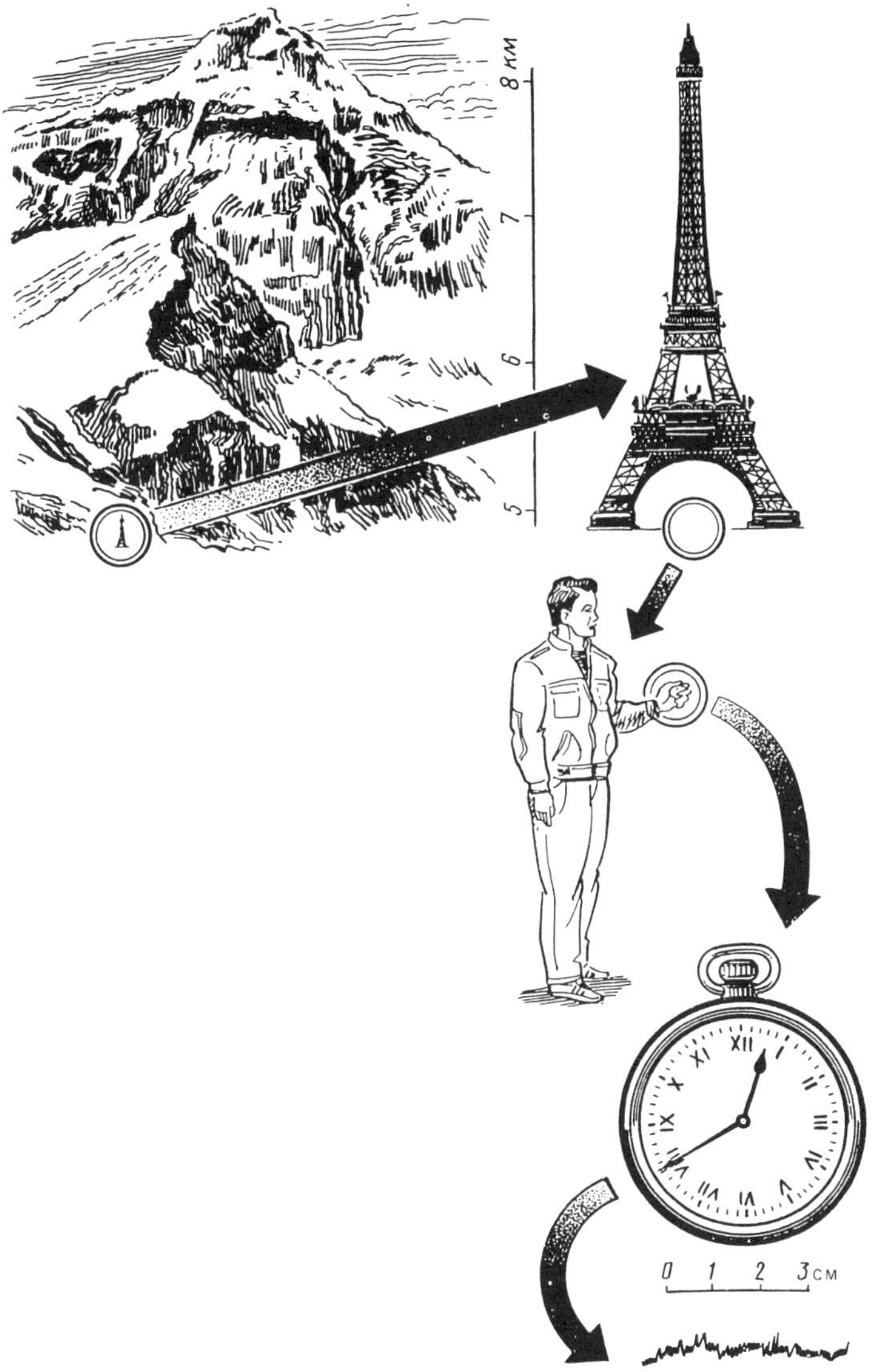

図3-8　神経と筋における実際の電圧を示す尺度の比較図．65m＝1ボルトとする．この尺度では，エベレスト山が120ボルトに相当する．エッフェル塔が懐中電灯の電池，時計の下のグラフが人間の神経線維の伝達インパルスの電圧変化に相当する．

あるとき、偶然に生まれつきの変化が生じて、その結果次のようなことが起きた。この変化はある範囲内でいくつかの種に起こったのだが、いくつかの筋細胞が、媒介物の化学作用によって直接興奮するだけではなく、いつもその媒介物に付随するごく微細な電気的振動によっても興奮するようになった。電気的に興奮する筋をもった種のほうが、もっと鈍感な種に比べると、生存競争において明らかにかなり有利だ。なぜなら、まず第一に、電気的な波動（インパルス）は非常に速く伝播するので、溶液が細胞間にゆっくりと染み込む速度などとは比べものにならない。このため、電気的インパルスの持ち主は、よりすばやく反応ができる。次に、電気的なインパルスは特定の筋群に向けて伝達されるという性質をもっているが、媒介物質を含む溶液は有機体の全身に浸透してしまう。それゆえ、この自然の発明、つまり興奮性のインパルスを運搬するという電気的な（電信の）方法が主導権を求めて精力的に奮闘をはじめたことは、驚くにあたらない。なんらかの理由でこの能力をもてなかった種はすぐに死んでしまい、残された子孫も、とてもではないが他のもっと高度な有機体と競い合うことなどできなかった。電気的な興奮性は、はじめ主役である化学的プロセスを支える脇役にすぎなかったが、後に堂々と主役をはるようになった。この変貌ぶりは、含蓄の深い有名なアンデルセン童話に似ている。教授とその影についての話だ。この童話のあらすじは、教授の影が足元からペロリと剝がれ去り、宮廷で手っ取り早く成功を手に入れ、一年後に戻ってきて、あまりぱっとしていなかった教授に、影自身が手に入れた仕事を引き継ぐようすすめた、というものだ。

生体の電気インパルスは当初、全身くまなく拡散していくものであった。徐々にこうした**生体電流**をより**伝導しやすい**線維が分離（生物学の用語でいうと**分化**）していった。このような線維すなわち**原線維**は、細胞から長く伸びた分枝であった。あらゆる有機体では、組織はみな細胞とこのような分枝から形成される。組織が発達し、栄養を摂取し、生存するためには、組織要素のいわば貯蔵庫に栄養を与えてサポートする細胞が欠かせない。一方でインパルス（もうこれらを**神経インパルス**と呼んでもよいころだ）の運搬を引き受けることになった線維は、有機体内にネットワークを張り巡らせた。その内部には同時に生命活動を維持するための細胞も分散していた。このような、専門化していない細胞をばらばらに配置しただけの地味なネットワークは、将来自分自身が**中枢神経系**として身体内部で絶対的に優勢な地位を占めることになるなどとは想像だにできなかっただろう。この控えめな伝達および案内係は、しばらくのあいだ受容細胞から筋細胞へと伝言を伝えるという、たいして重要でない機能を実行していた。このときには、背中のリュックサックに元帥の指揮棒［地位の象徴］が紛れていようとは知る由もなかったのである。栄養専門の細胞や中継器や原始的な神経ネットワークが専門化したのは、言い換えれば細胞が一箇所に集まって**神経結節**あるいは**神経節**と呼ばれているような**集合体**を形成したのは、ずっと後になってからのことである。

体の口側は、いかにして頭側になったか

さてここからは、動作と運動器官の発達史における新たな革命、新たな弁証法的飛躍へと進んでいく。この飛躍の原因はきわめて地味で、あまり重要でなさそうだが、そのようなことは自然界ではよくあることだ。一見たいして重要でなさそうな原因がきわめて重大な結末をもたらすことは珍しくない。このような予測不可能性のため、科学がどんなに発達し洗練されても、将来起こる出来事を完璧に予測することなどできない。ごくまれに予測可能なこともあるが、あくまで例外である（たとえば天文学における日蝕の予測）。直径二五ミリメートルのビリヤード玉を一メートル間隔で三つ直線上に置いてみよう（図3-9）。そしていちばん端の玉がまっすぐ次の玉にぶつかり、その玉が同じようにまた次の玉にぶつかるように玉を突いてみよう。仮に最初の玉が直線から一〇〇〇分の一つまり〇・三六度ずれたとする。計算してみると、このとき次の玉は自動的に五〇分の一、つまり**角度で一度以上**ずれることがわかる。さらにその次の玉は直線から二五度つまり**直角の四分**

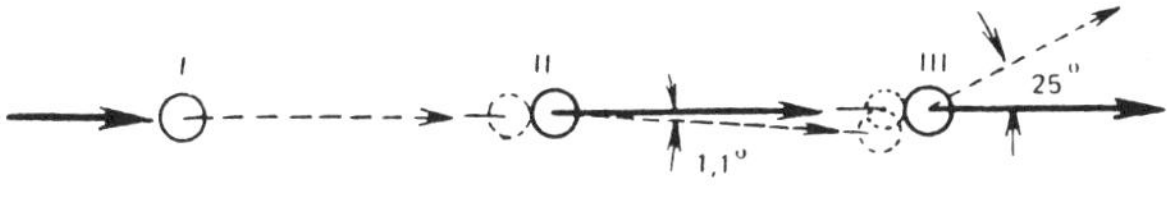

図3-9　ビリヤードのボールの衝突に伴う誤差の蓄積（角度のずれ）

の一以上ずれる。似たような事件が、かつて動作の進化の過程でも起きた。たいしたことのなさそうな出来事の結果が雪崩のように重なって大きな変化を引き起こしたのである。

その一見重要でなさそうな出来事というのは、地球上に細長いソーセージのような動物が出現したことである。以前述べた二つの綱《クラス》（表3-1の綱《クラス》2と綱《クラス》3）に属する動物は左右対称で球状の体型をしており、体のほぼ真ん中に口がついている。腔腸《こうちょう》動物のようにもっと単純な動物は、それほど体型がはっきりしていない。腔腸動物の体型はちょうど入り口が一つしかない袋のようになっているため、食べることも老廃物を排泄することも同じ口から行うしかない。より発達した棘皮《きょくひ》動物は、消化管をもち、放射状の体型をしており、細長い相称形の付属肢を五本備えている。

その後、細長い動物（後の蠕虫《ぜんちゅう》と軟体動物）が発達した。これらの動物では、消化管が体を貫き、その前端と後端に口と肛門が開くようになった。重要だったのは口のある側である。どう考えても**活動的**なのは口の側であろう。口側は食べ物を探す。真っ先に餌食や危険に出会うのも口側である。体はふつう**頭のほうから先に**動く。

口のある側で体表面の感受性が増加したのも道理であろう（どのようにして偶然の好ましい変化が自然選択によって残されたかについては、もう繰り返しこと細かく議論しない）。這い回っているとき何かの対象にぶつかった場合には、その対象の特徴をすばやく判別することがいちばん必要とされているのは何より体の前側である。原始的な感覚（触、温度、味、化学物質に対する感覚）がより鋭敏化したものを、直接触れて感じ取るという共通の意味を込めて、**接触感受性**と呼ぶ。接触感受性に加えて、口のある前側は新たにより精緻な感覚器官すなわち**受容器**を生みだした。こうした新しい受容器に適切な名前を与えるとしたら、共通する専門的な接頭辞“tele”をつけて**遠隔受容器**〈telereceptors〉という名がふさわしい。この用語や、**電話器**〈telephone〉、**電信**〈telegraph〉、**テレビ**〈television〉、**遠隔操縦**〈telemechanics〉のような単語に共通する接頭辞がすべてを物語っている。つまり、これらは**遠くにあるものを感じる受容器**なのである。それぞれの原始的な接触受容器は変化し、高度な技術にもとづく遠距離受容器を生み出していった。たとえば化学物質の接触受容器である味覚器官は、化学物質の遠隔受容器つまり**嗅覚**器官に変容した。体の前端にあった接触感受性をもつ器官が洗練された結果、環境内の低振幅で高周波の振動を感じる器官となり、やがて空気や水の振動に他ならない音を聴く**聴覚**器官となった。そして最後に、温度に対する接触感受性がまず熱放射に対する感受性へと変化し、その後これが太陽スペクトルのもっともパワフルな部分の放射エネルギー、つまり光エネルギーに対する感受性になった。こうして**視覚**が誕生した。

有機体とその動作の発達にとって遠隔受容器がどれほど重要な役割を果たしてきたのか、その重要性はとても一言では言い尽くせない。まずはじめに、遠隔受容器のおかげで、動物は世界の中で**格段に広い範囲**まで知覚が及ぶようになった。接触受容器ではせいぜい動物のまわり数センチメートル程度の範囲までしか知覚できないが、遠隔受容器ではこの範囲が数百メートルにまで及ぶ。接触受容器しかもたない動物、つまり目も見えず、耳も聞こえず、鼻も利かない動物は、偶然ばったり衝突してはじめて餌に気づく。また、すぐそこに危険が迫っていても分からない。一〇〇メートル先の餌や危険を察知できる種が有利なのはいうまでもないことだ。

ただしこのことが重大な結果をもたらすかどうかはまた別の話だ。ある動物が直接触覚に訴えるような刺激だけしか存在しない世界に住むことを強いられたら、その動物に必要なのはほんの限られた範囲の運動だけだ。体のどこかに痛いものが触れるのを感じたときには、その部分の筋を収縮させて傷ついた部分を動かすまでだ。餌があっても口もとまで近づかないと分からないが、口もとにある餌はほんの少し姿勢を変えれば捕まえられる。第4綱《クラス》に属する細長い環状動物は、いくつもの体節が連なって体幹を構成する。これはミミズやヒルを見ればよく分かる。その体節の一つになんらかの刺激が加えられると、ミミズやヒルは、刺激を受けた部分だけを、あるいはせいぜいその周辺の体節だけを動かす。

同じ綱《クラス》ですでに遠隔受容器をもつ動物がいたらどうなるだろうか。数十メートル先の餌や危険を察知したときには、**体のどの部分から測ってもそこまでの距離はほとんど変わらない。そうなると、体の一部分を動かしても仕方**

がない。**体全体**を動かして、欲しいものに近づいたり危険から逃げたりすることが必要になる。結局のところ、遠距離受容器によって知覚することで、体を部分的に動かすことではなく、空間内で体全体を動かすことが必要になる。科学用語では、この動作を**移動運動**《ロコモーション》と呼ぶ（人間の移動運動は、歩行、走行、水泳、這行《しゃこう》［両手両足を地面につけて這う動作］、さらには道具を使った動き、たとえばスキーやスケートなどを含む）。

新しい動作によって**神経系**にどのような必要が生じたのか理解することは容易だ。原始的な体節の動作は、純粋に部分的な反応、せいぜい二、三の体節を動かすことによって十分に制御できていたが、空間内で体全体を行きたい方向に移動させるためには、全身の筋を統合させなければならない。このため、全身の筋の調和や統合した合唱を請け負う中枢が必要となる。このような中枢は、自然に前端、体の艦橋《ブリッジ》に陣取ることになる。そこには遠隔受容器が集中し、最も広い視界を提供しているからだ。この中枢は、すべての筋を一定の目標にそって一定のリズムで収縮させ、**統合**する。それと同時に、動作の先導もする。つまり、いつ、どのような動作を行い、その過程でどのような変化を導入するかを決める際の主導権を握っているのである。

遠隔受容器によってもたらされたもう一つの質的な飛躍も見逃すことはできない。欲しいもの、あるいは脅威になるものがずっと遠くにあっても発見できるということは、一連の動作を計画する**時間**が与えられているということである。**遠く離れて**発見できるということは、**事前**に発見できるということである。このような条件のもとでは、動物は隠れたり、待ち伏せしている敵を見つけたり、待ち伏せを企んだりすることができ、攻撃や防御の複雑な戦略を多少なりとも発達させることができる。さらに、このことは（再び自然選択のしくみによって）、**原始的な記憶**の発達につながる。記憶力によって、有機体は計画した活動の系列を思い出すことができ、その順序を混同せずに済む。さらに**原始的な知能**が発達し、活動の系列を発展させることができるようになる。最終的には**原始的な巧みさ**が発達し、問題を効果的に解決する方法を見つけ出せるようになる。これら三つの能力はみな、それなりによく機能している脳あってこそのものだ。

このように出来事に必然の論理で、まず体の口側が前端となり、そこに高度な遠隔受容器が装備されて頭となり、ついには口側が体の主要な端となった。口が遠隔受容器を創り、遠隔受容器が脳を創る、ということが起こったのだ。

防御？　それとも攻撃？

いよいよ、運動の発達史の中できわめて重要な役割を果たした出来事に近づいてきた。

すでに見てきたように、動物の発達がはじまって間もないころ、地球上にはまだ知性が誕生していなかった。当時、進化の主導的立場は動作が占めていた。動作を行うために遠隔受容器が発達し、その働きが洗練され、さらに原始的な脳が生まれた。私たちがここで議論しようとしている動物の運動能力の顕著な変化や発達によって、動物の体の器官やシステムのすべてが大きな影響を被《こうむ》った。動物の未来全体は、かなりの程度まで、そのときに起きた革命的な変化によって決まったとすらいえるかもしれない。

動物間の生存競争は次第に過酷な状況になっていった。時計の短針のようなゆっくりとした動きしかできないような、のろまで軟らかい体をしたゼリーのような有機体には、とても生き残る目はなかった。

生存競争で生き残るためには、革新が必要となった。

軍事技術にも同じことがいえるのだが、自然界でも、鎧《よろい》で身を固める受け身の防御から、攻撃方法を工夫する能動的な努力へと方略が移り変わっていった。

はじめは、第一の戦略である防御のほうが優勢であるかのようにみえた。高度に発達していた軟体動物は、全身を保護するような殻を発達させはじめた。しかし殻はそれほど役に立たなかったし、それほど長くはもたなかったようである。というのは、進化の次の段階では攻撃側がはっきりと有利になっていくからである。

このきっかけとなる出来事についてこれから議論していこう。この出来事は（これが最後の前置きになるが）、動物の運動器官にまったく新しい装置を取りつけるための大きな弁証法的飛躍であった。古い運動器官から新しい運動器官へと飛躍する前後には深い溝があって、飛躍の間をつなぐような中間的な形態はまったく存在しないのだが、だからといってもちろんこの飛躍は短期間で起きたわけではない。進化の歩みはいつでも遅々たるものだ。少なくとも私たち人間の目から見る限りはそうだ。この新しい器官が支配権を獲得するまでに少なくとも一〇〇〇年以上かかったのは間違いない（進化における弁証法的飛躍は常に質的な飛躍だが、必ずしも瞬時に起こる必要はない）。

しかしながら、長い時間がかかってはいるものの、この新しい器官は段階を踏んで徐々に精緻化していったのではない。すでに強調したように、新旧を橋渡しする中間的な器官は存在していない。ということは、この期間に半ば偶然的な変化が二、三の動物のなかで発生し、その変化が長い長い世紀を経て何百万もの動物に共通のものとなったといえる。

横紋筋を使いこなす

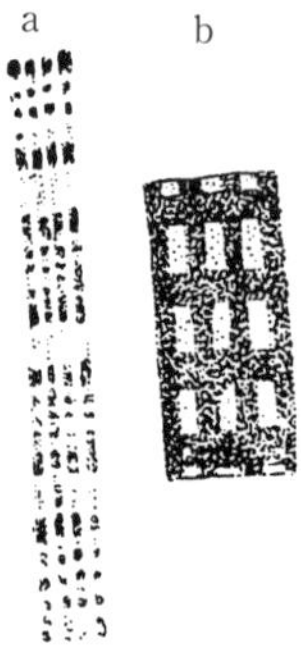

図3-10　高解像度顕微鏡下の横紋筋線維の要素
a—伸張時，b—収縮時

その後に続く進化を左右する決定的な出来事になったのは、**横紋筋**の出現である。より正確にいえば横紋筋線維の出現であり、さらに正確にいうと顕微鏡サイズの小さな円板の出現ということになる。この円板は赤血球と同じ大きさで、実に直径が一〇〇分の一ミリメートル以下である。それぞれの筋線維は、膨大な数のプレートがビーズのように重なり合ってできている。私たちの骨格筋一つ一つは、このような筋線維が何千本も平行に束ねられているものだ（図3-10）。この円盤は**異方性円板**と呼ばれる。以下、筋の**異方性要素**と記そう。

横紋筋（名前の由来はほどなく明らかになる）は、**速さと力の問題**を完璧に解決した。これらが原始的な軟体動物に欠けていた特徴であることは一目瞭然であろう。この新しいタイプの筋は電光石火の早業で収縮できる。たとえば蝿や蚊の翅が毎秒数百回も羽ばたくことを考えてみればよい。また横紋筋が収縮すると大きな力をやすやすと発揮する。その力は、単位重量あたりにして古い筋細胞（平滑筋）が発揮できる力の数千倍にも上る。

横紋筋が進化の中で単なる偶然によって出現したというのは、十分ありうる話だ。この仮説が説得力をもつ主たる理由はこうだ。つまり、すでに述べたように横紋筋が徐々に、系統的に完成していく過程を示す中間的な器官が存在しないのである。唯一の例外は脊椎動物がもつ横紋状の心筋であり、これは骨格筋より古い。しかし心筋と骨格筋には些細な違いしかなく、さらに重要なことには、骨格筋に特有の基本的で決定的な新しい原理はすべて心筋にも備わっている。このため、心筋を中間的器官として位置づけることはできない。どうやら横紋筋線維は生物学的にみてきわめて有利だったため、実際には重大な欠点と不便があるにもかかわらず、ほどなく圧倒的に数多くの種へと広まっていったようだ。欠点と不便については、これから見ていこう。

長らく待ち望まれていた力強くすばやいエンジンの出現により、有機体は活動的で生産的な適応行動が可能になった。のろまでひ弱な平滑筋細胞は、その持ち主のやわでしまりのない体とうまく共存していた。しかし新たに、すばやく力強い筋収縮が出現すると状況は一変した。このような筋をミミズやクラゲの体に入れることは、ソーセージの皮に砲弾を詰め込むようなものだ。そこで緊急に必要となったのが硬くて丈夫なレバー「梃子《てこ》」システムである。このシステムによって、新しい筋は高度な動きと、元気よく力強い収縮に適した力の作用点を得ることができた。

これらの硬いレバーシステムが進化によってできていく過程はとても特殊なものだったので、この過程についてはちょっとした寓話を引き合いに出して説明しよう。願わくは、進化の原則についてすべて語った後に出すこの寓話が誤解を生じさせず、むしろ分かりやすく生き生きした説明になっていることを期待したい。

生命は横紋筋に、ベストサポート競争を言い渡した。一等は引き分けで、二つのプロジェクトが獲得した。両プロジェクトとも一見したところ巧妙で適切な方法で問題を解決していたが、両者のアプローチはまったく性質の異なるものであった。最初のプロジェクトは「節足動物」という見出しで提出され、二番目は「脊椎動物」と呼ばれた。どちらのプロジェクトにおいても横紋筋は予め与えられており、その横紋筋は可動部となる関節をもつしっかりとした骨組みに付着していた。両者ともほぼ競技のルールにはしたがっていた。

節足動物プロジェクトには、ムカデ類、クモ類、甲殻類、およびすべての昆虫類が参加した。そのプロジェクトのアイデアとは、騎士が纏《まと》う鎧のようながっしりとした中空の**殻**を利用するというものであった（図3-11、3-12）。筋は、蝶番のついた殻の**内側**にあって、いっぽうの節からもういっぽうへとまたがって付いており、内側から作用して殻を動かす仕組みになっていた。殻は全身を覆い尽くして（たとえばザリガニ）鎧の役目を果たしつつも、同時にレバーとして機能するよう巧妙に工夫されていた。さらに、この殻でできた外骨格は筋の力を借りることなく**安定性の問題**を解決した。このことは、

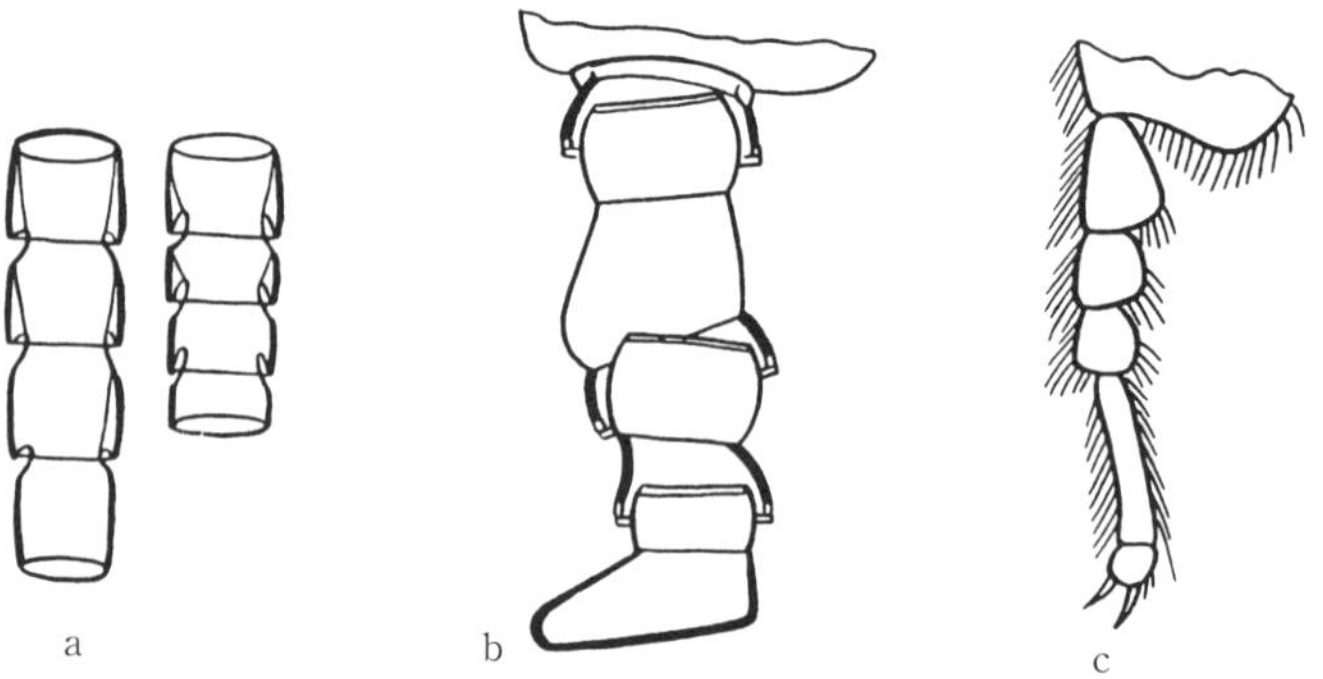

図3-11　a―節足動物にみられる外骨格の連続する分節（左―伸張した状態．右―収縮した状態），b―潜水服の脚部の模式図，c―ハチの脚の一部（拡大図）

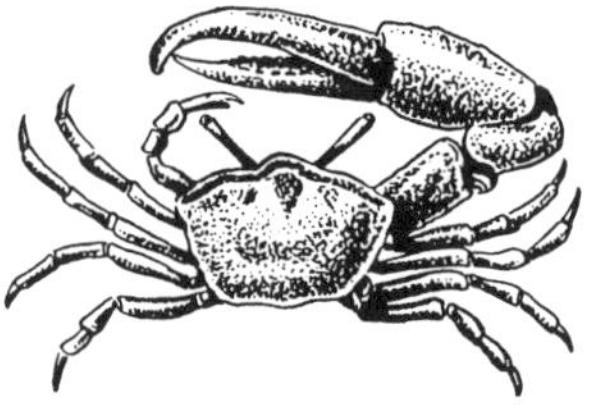

図3-12　シオマネキ
（学名 *Gelasimus*）

簡単な実験をしてみればすぐ分かる。エーテルかベンゼンに浸した脱脂綿を甲殻類か昆虫の頭のところに置いてみよう。すると麻酔がかかる。ことによると死んでしまうかもしれないが、いずれにせよこれらの動物は安定を保ち続け、姿勢はずっと変わらない。対照的なのは脊椎動物が麻酔をかけられたときだ。麻酔がかかったり死んでしまったりした脊椎動物は地面に崩れ落ちてしまう。節足動物の筋は、このように、姿勢の維持など筋の二次的な義務からは完全に解放されていて、横紋筋の本業である**能動的収縮**のほうに専念していた。この目的は筋の微細な構造にも反映されており、そのため節足動物の筋は脊椎動物の筋よりもずっと単純である。

いっぽう脊椎動物プロジェクトは、**脊椎動物の骨格筋器官**を使って節足動物とは違った方法、ほとんど正反対のやり方で問題を解決した。硬い部品である**骨**は一本一本つながっていて、**体幹や各体肢の真ん中に配置されている**。筋は骨の**外側**に、動く必要のあるすべての方向に付着している。ある方向に関節が動かせない場合（たとえば人間の肘関節は側方には動かせない）、筋組織では伸長しやすく柔軟性がありすぎるので、もっと丈夫な腱《けん》や靭帯《じんたい》にとって代わられる。いずれにせよ、関節はみな弾力性のある棒《ロッド》、つまり**筋や靭帯であらゆる側から支えられている**。このような支持システムは、船にそびえ立つマストや無線送信機の

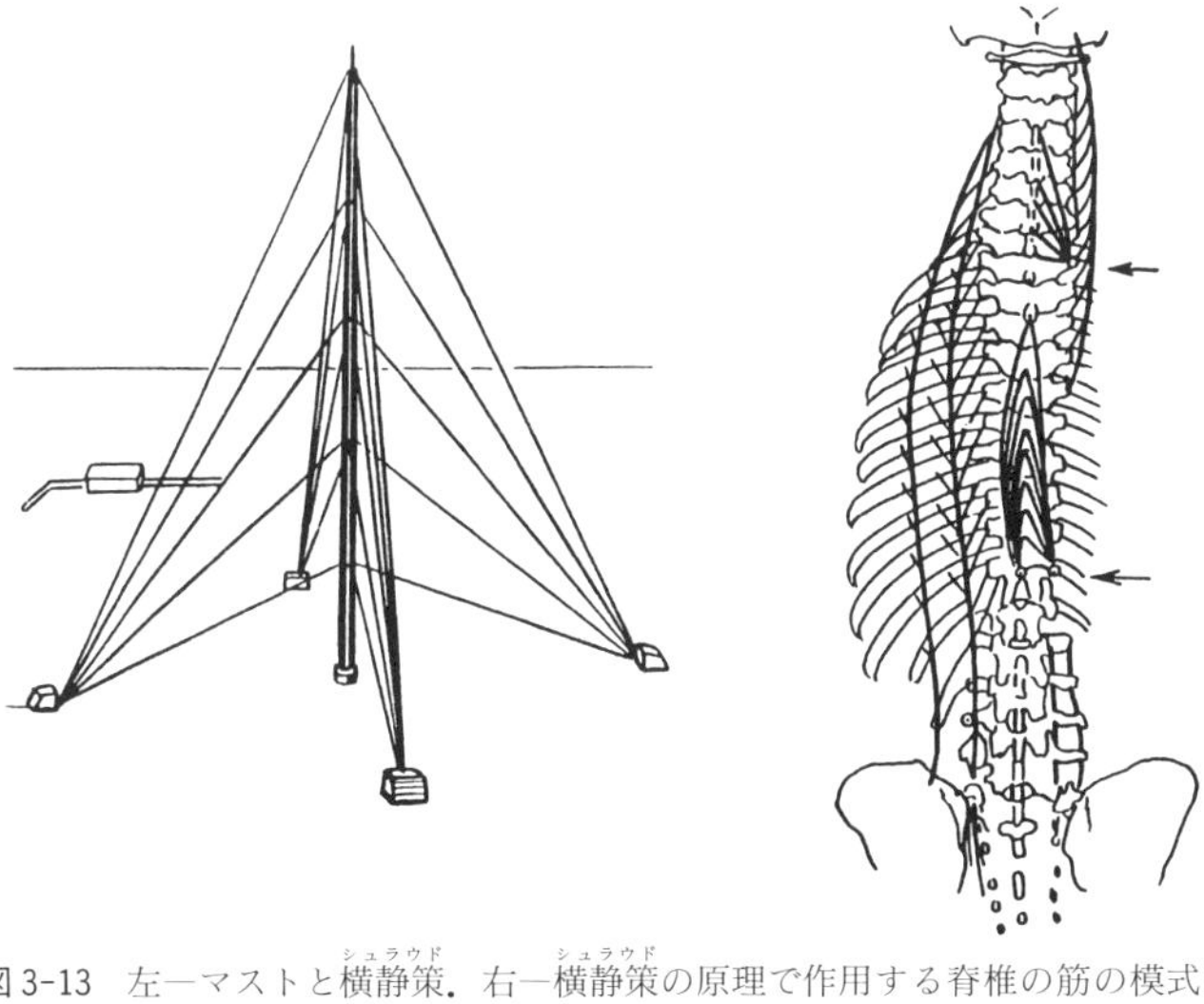

図3-13　左―マストと横静索《シュラウド》．右―横静索《シュラウド》の原理で作用する脊椎の筋の模式図．（矢印で示された筋線維は実際には各椎骨レベルにあるが，ここでは２つの椎骨でのみ示す）．

アンテナを支えるシステムに似ている（図3-13）。一見このような方法は、昆虫の採用した方法よりも不便でわかりにくそうに思える。それにこの方法だと、筋は本業であるエンジンの働きに加えて**支持の仕事**（**静的《スタティック》な仕事**ともいう）も要求される。しかしそのいっぽうで、受動的にも能動的にもはっきりと**柔軟性**が増す。ごつごつした鎧をもつザリガニと、先祖の軟体動物のように柔軟な魚やヘビとを比べてみるとよい。厳しい生存競争にはじめて乗り込んでいった脊椎動物は、手足をもたない**魚**であったことを思い出そう。手足はあとから発達した。出現当初の脊椎動物は、実質的に複数の骨からなる頭蓋骨《とうがいこつ》と柔軟な胸廓《きょうかく》を備えた脊椎だけで構成されていたのだ。その脊椎は、柔軟に結合し合う多くの分節から構成されているので、さまざまな方向へ自由に曲げることができた。

横紋筋の弱点

横紋筋の原理は、生物学的に待望の原理であったにもかかわらず、いきなり、ほとんど偶然に受け入れられたと先ほど結論づけた。この結論を支持する事実はもう一つある。というのは、自然界はたまたまこの原理に出くわすや否やすぐさま飛びついて、何も調整したり付け加えたりせずに、動く骨格を装備するため直ちにこれを用いたかのようであるからだ。要するに横紋筋は、生理学的に詳しく分析してみるとそれほど便利なわけではなく、多くの面においてその機能を果たすにはかなり不適切な代物なのだ。おそらく横紋筋の原理がきわめて魅力的だったために、自然ははじめ明白な弱点に目をつぶってこの原理を盲信したのだろう。後にその弱点が目立つようになってから、自然界はようやく、一部の重要な「技術仕様」と新しい筋の構造や機能の相性が悪いことに気づいたのだった。（次の段落で再び喩《たと》えを使うことをどうか許して欲しい。これらは最も重要な事実を強調するのに役立つのだから。）横紋筋は、進化の手によって出現したものだ。そうである以上、いくつかの重要な点で目的に合致しない部分があると分かったからには、自然は横紋筋をうまく使えるようにするために急いで妥協策を講じる必要があった。

このときにはもう、代わりのエンジンになるようなものは見当たらなかったからである。

横紋筋はまずはじめに、その収縮様式、より正確にいうならその微小な活動分子つまり**異方性要素**が生物学的要求に応えるのにまったく適していなかった。この収縮様式は、今日の敏感な記録器の作動のように、**荒っぽく鋭い収縮**であり、あまりに急で爆発的なので付着している骨を壊す恐れが大きい。このような、まったく都合の悪い急な収縮への対応策として、異方性要素のあいだに似たような微小分子である弾性をもつ腱のような組織（**等方性要素**と呼ばれる）を挟み込むという方法を用いた。顕微鏡で見てみると、筋線維は三コペイカ銅貨と二〇コペイカ銀貨を交互に積み重ねてできた柱のように見える（図3-14）。このとき、異方性要素と等方性要素はそれぞれ三コペイカ、二〇コペイカ硬貨に対応する。等方性要素は、異方性要素の荒々しい攣縮《れんしゅく》に対して**緩衝《かんしょう》材**すなわち**衝撃吸収材**の役割を果たす。等方性要素は、攣縮中には伸張し、それから徐々になめらかに短縮して筋が自らの機能を果たすのを補助する。これら異方性要素と等方性要素は色も透明度も異なり、両者が交互に並んでいる様子はさながら筋に横縞が刻んであるかのごとく見えるので横紋筋という名前がついた次第である。

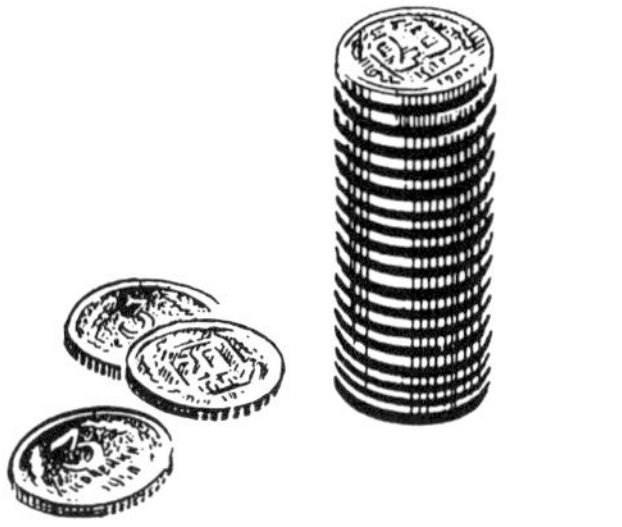

図3-14　銅貨と銀貨を交互に並べた円柱．酸で処理しボーマン円盤に分離した筋線維を顕微鏡で観察すると，このような模様が見える．

次なる横紋筋の弱点として、異方性要素は**長時間収縮し続けることが絶対にできない**という点があげられる。そのうえ収縮時間も調節できない。

異方性要素にできることといえば、非常にすばやく、爆発的に収縮して力を発揮することだけだ。人間の筋では、この爆発的な収縮はほんの一〇〇〇分の一秒程度しか持続しない。さらに都合の悪いことには、いったん収縮すると異方性要素は疲労困憊《こんぱい》してしまい——あるいは生理学者にもまだ分かっていない別のことが起こっているのかもしれない——収縮後に回復して再び仕事に取りかかる準備を整えるためには、収縮時間の二、三倍の時間を要する。爆発的な興奮の直後には、いくら強い刺激を加えて興奮させようとしても異方性要素は決して興奮しない。このようなことは、古き良き日の従順な平滑筋細胞には決して起こらなかった。

　このような異方性要素の不便さを何とかするために、もう一つの妥協策が必要となった。神経系は、横紋筋にマシンガンなみの速さ（一秒間に五〇～二〇〇回）で続けざまに発射される**連続した**興奮性刺激を送ることを学習した。異方性要素が爆発的に収縮する時間は二つの連続するインパルスどうしの間の時間間隔より短いが、このときには等方性要素が一回の収縮時間を引き延ばす役目を果たしてくれる。異方性要素の収縮をなめらかにしてくれる要因は他にもある。要素間の隙間を埋めるゼリー状の半液状物質（**筋形質**という）のもつ**粘性**、腱や靭帯の**弾性**、そして運動器官自体の慣性などがそれだ。

　先ほど説明した高頻度の連続した興奮（**強縮**《きょうしゅく》という）は、横紋筋線維をより長い時間繰り返し収縮させたり、百分の二秒以上収縮を持続させるための唯一の方法である。強縮性の連続的な興奮は交流電流にたとえることができる。交流電流は間歇《かんけつ》的な性質をもっており、ドアのブザーを鳴らしたり、もっと重要な機器を動かしたりすることができる。骨格筋が実際にブザーのような音で唸《うな》るのを聞くこともできる。友だちに二頭筋の力こぶをつくってもらって、そこに耳をあててみれば分かる。あるいは自分の歯を食いしばってみると、側頭部の筋が唸りはじめる。こうした唸りそれ自体は、大して深刻な弱点とはならないだろう。大きな問題となるのは、横紋筋が収縮する間にそこから**化学的エネルギーが一気に放出され**、外部に対して機械的な仕事をしようがしまいがこのエネルギーはもう**横紋筋には戻らない**ことである。

　筋が、ある重りを持ち上げることなく、ある高さに**保持する**という仕事をする場合でも、**強縮**つまり毎秒何百回もの収縮によって行うしかない。収縮ごとに放出されるエネルギーの量は、重りをすばやく持ち上げる時に放出されるエネルギー量と変わらない。このように動きのないときには、機械的な仕事は何もしていないので、筋が発揮した大きな力は使い道のない熱に変わる。

　しかし問題はそれだけではない。異方性要素は収縮時間だけでなく**収縮力**も調節できないのだ。横紋筋に電気刺激を与える場合、筋線維がその刺激を感じとって収縮をはじめるためには、ある程度大きな電流を流さなければならない。いったんこの閾値《いきち》を超えてしまうと、あとはいくら電流を大きくしようが筋線維の収縮強度は一パーセントたりとも増加せず、もとのままだ。横紋筋が機能するときのこのような法則には、とても分かりやすい名前がついている――「全か無かの法則」。同じような法則が、ライフルの発射にもあてはまる。弾を撃つにはある閾値に足る力で引き金をひかなければならない。しかしながら、引き金をもっと強い力で引いたからといって、弾の威力が増したり、弾がもっと遠くへ飛んだりすることはありえない。

瞬間的な収縮による力の発揮だけが異方性要素の機能する唯一可能な様式であって、この力もまた調節できないとなれば、自然は筋の制御を可能にするためにまた別の妥協案を発明しなければならなくなった。一本一本の運動神経は、その分枝を、一〇本から一〇〇本の筋線維が一まとまりになったグループに送る。このようなグループを**筋単位**と呼ぶ。[2] 体の中にある筋は、大きさに応じて数十から数百の運動単位で構成される。収縮の力は、収縮に関わる運動単位の数を調節するという方法で制御される。神経系はまさに運動単位のスイッチをオンにしたりオフにしたりするという制御方法を用いており、これによって筋力を驚くほどなめらかで繊細に変化させることができるのだ。たとえば、看護婦が怪我人を看護するときのやさしくてきちんとした仕事ぶりや、彫刻家の自信に満ちた寸分の狂いもない手さばきはこのおかげだ。しかしながら、もう一ついっておくべきことがある。それは第V章で議論することだが、中枢神経系はもう一つのもっと微妙で補助的な筋力発揮制御の方法を発達させてきたということである。

それに先立って発達したのは、数多くの補助的な調整機構である。これらは、横紋筋が自らの長所を実際に役立

2　脊髄にあって指令を出す神経細胞とそこから伸びる運動神経線維をまとめて**運動ニューロン**と呼ぶ。運動ニューロンと筋単位の微小な集合体のことを**モトン**という。現代の文献では、**運動単位**という用語が一つの運動ニューロンとその軸索が支配する筋線維の集合体を示す用語として確立している。

つものにすべく獲得したものである。よくよく考えてみると、全体の状況はきわめて不自然だ。ふつう新しい器官は、自然選択や進化の過程で調整され洗練されてやっと完全に環境に適応するようになる。たとえばあの素晴しく壮大な消化腺のシステムは、どのような種類の食物でも完璧に消化してしまう（このシステムは、私たちの偉大なる同胞Ｉ・Ｐ・パブロフによって隅々まで研究された）。別の例をあげるとすれば、血管中の血圧を制御する非常に敏感で優れた装置がある。心臓に近い大動脈および頸動脈の中にある敏感な装置、**血脈洞**《けつみゃくどう》だ。これが発見されたのはごく最近のことだ。この装置は血管の圧のどんな変化にもきわめて敏感に反応する。こうした器官と比べてみると、筋線維は奇妙な例外のようだ。少しも洗練されておらず、生理学的な必要性を満たすのにあまり適していない。調整されたり、洗練されたりした様子がなく、そのかわりに多くの妥協とごまかしで帳尻をあわせながら発達してきたのである。農場主が脱穀機を注文したのに乗用車が届いてしまったようなものだ。私たちのもつ横紋筋は、手づくりの駆動用ロープを取りつけバンパーに木の板をくっつけた乗用車のようなものである。

袋小路の節足動物

すでに述べたように、節足動物と脊椎動物の運動器官を比較してみると、単純さと正確さにかけては節足動物のほうに分がある。脊椎動物が明らかに勝っているのは、体が柔軟に動くという点だけのようだ。実は、もう一つ利点があるのだが、こちらはさほど目立たないので少し説明が必要だろう。この利点は、一見したところ弱点のように思える。その利点とは、姿勢の平衡を保つのに筋を積極的に動員させる必要があるという点だ。これを**身体の静力学**《スタティクス》と呼ぶ。たとえば、昆虫の六本の脚はみな体節の胸部に付属しており、体は殻によって安定する。これにより、安定のためにことさら筋活動を必要としない。人間の身体はといえば、体肢が付属し、このうち二本が支え役となる。しかしこの場合、直立姿勢を保つためには、身体を支える筋を総動員して収縮させ続けなければならない。

これらの筋は、ちょうど船のマストを支える横静策《シュラウド》のようなものだ。このシステムを制御するのは非常に難しいように思えるが、実はこのシステムのおかげで人間（およびその他の脊椎動物）の身体は並外れた適応性と操作性とを兼ね備えるに至ったのである。

軟体動物の利点すべてと、大きな力を伝えるのに適した硬いレバー構造とを結びつける難問を解決できた唯一の原理は、脊椎動物の基本原理であった。このような「軟らかくて硬い」システムを制御するほうがずっと大変なのはもちろんだが、これまでの各章でみてきたように、より自由度が大きく使いこなしがいのある道具はより制約が少なく、かえって持ち主に重宝される。真の名人ならば、決して後悔することなく、運動を単純化するバイオリンのフレットや自転車の補助輪を息子から取り上げてしまうだろう。

脊椎動物のこうした生物学的利点はあまり目立たなかったものの、少なからず動物界の未来に影響を与えた。節足動物と脊椎動物はどちらも巨大な綱《クラス》であり、この惑星の支配権を獲得する機会はどちらにも平等に与えられていたのだが、その後脊椎動物は節足動物にすっかり差をつけてしまった。勝因は体の寸法自体にあるのではない。節足動物は、体の大きさという点では決して脊椎動物に追いつくことはなかったが、問題はそこではない（脊椎動物は、発展史における次の時代で、体の大きさに関するあらゆる記録を樹立してしまった）。重要なのは、節足動物が知的能力一般と知性に強く関連する動作の分野において脊椎動物にはるか遠く絶望的に及ば

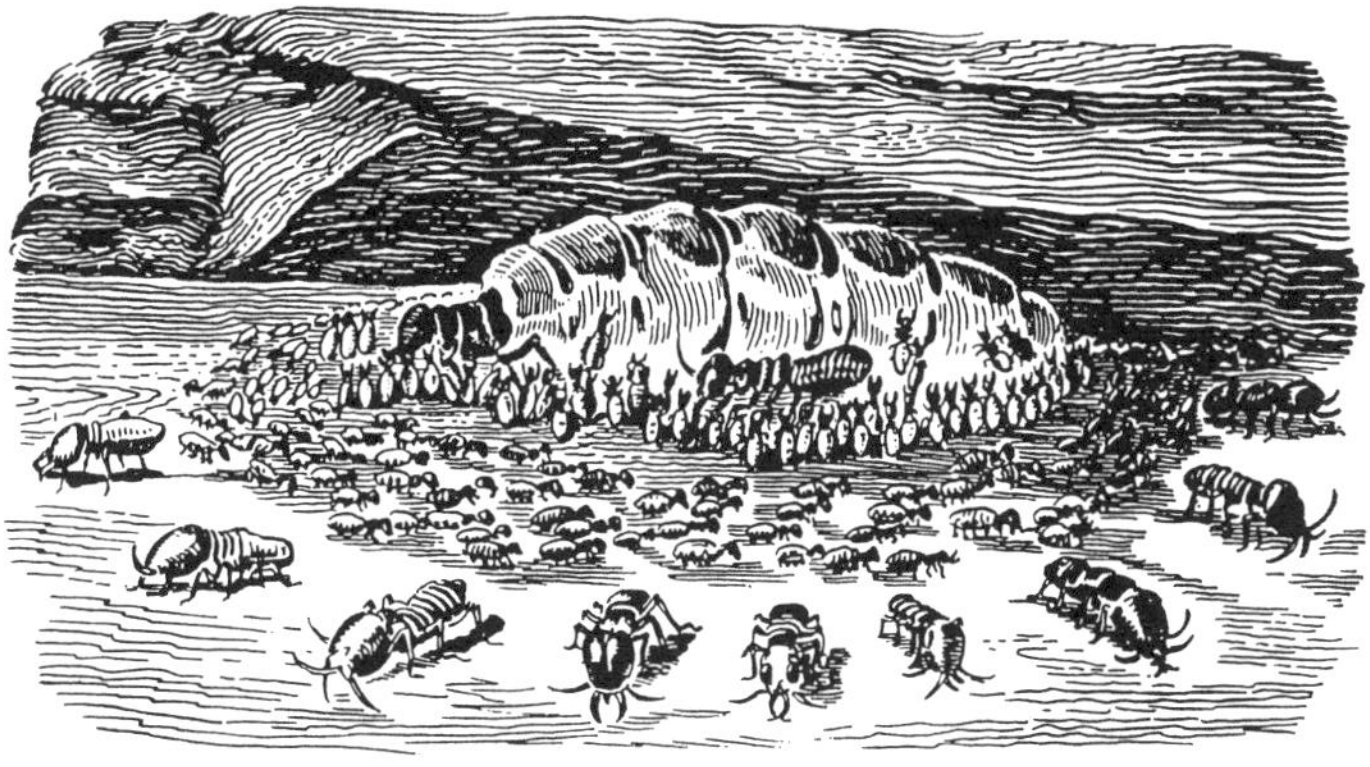

図3-15　召使いに囲まれたシロアリの女王

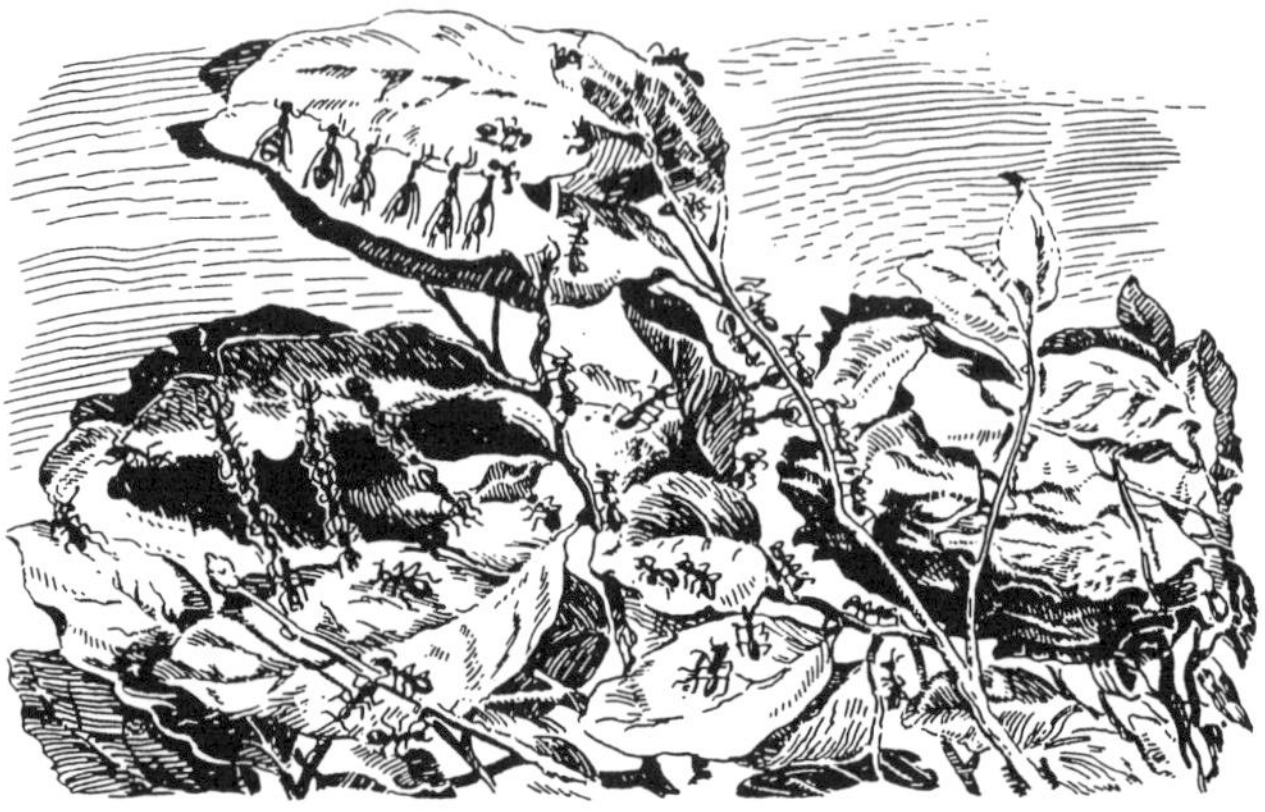

図 3-16　巣を縫うアリ

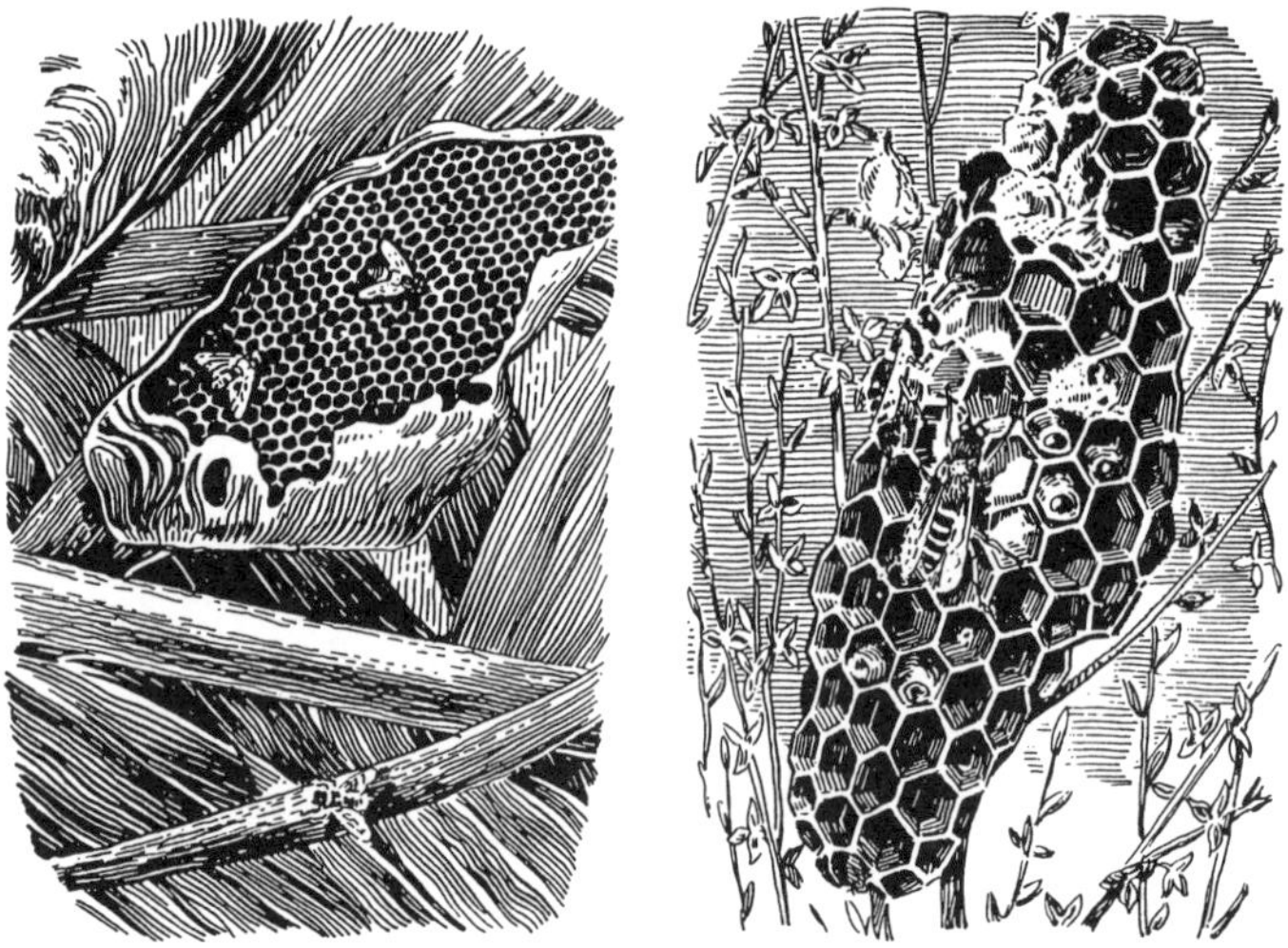

図 3-17　左—野生のスズメバチ（学名 *Polybia*）の巣．右—野生のスズメバチ（学名 *Polistes gallica*）の巣．

なかったことである。昆虫たちの驚くべき知性と思われていたものにまつわる話は、すべて使い古された少数の事例に基づいている。シロアリやミツバチの共同生活から観察される事例だ（図3-15〜3-18）。より詳しく分析してみると、この手の話は純粋な誤解であることがわかる（J・ファーブルやF・レボックら昆虫の専門家や権威の分析による)。こうした昆虫が特定の複雑な本能をもっているのは疑いようがなく、行為の制御はこの本能のなせる業《わざ》である。この本能の性質についてはまったく未知であるが、本能と知性とのあいだにはザリガニの鎧(図3-19)を纏《まと》った殻と、ハクチョウの首やネコの胴体とのあいだにあるような大きな溝がある。ハチは幾何学的に精密な巣を寸分の狂いもなく作り、アリは蟻塚の近くにアリマキの「小屋」を組織したりすることができるが、こういった昆虫をちょっとでも予測の困難な境遇に立たせると完全に混乱してしまい、すっかり協応を乱してしまう。一〇匹のシロアリが一本の藁《わら》をアリ塚に向かってあたかも協力し合っているかのごとく運んでいくのは印象的な光景であり驚くべきことであるが、よくよく観察してみると実際に藁を引いているのはそのうち六匹だけであり、残りの四匹はてんでんばらばらな方向に藁を引っ張っている。つまり、藁は単により力の強い方向に引っ張られているだけなのである。カブトムシを仰向《あおむ》けにしたり、ハエの翅を毟《むし》って藁の先に乗せたり、蟻塚への主要な通り道に細い水

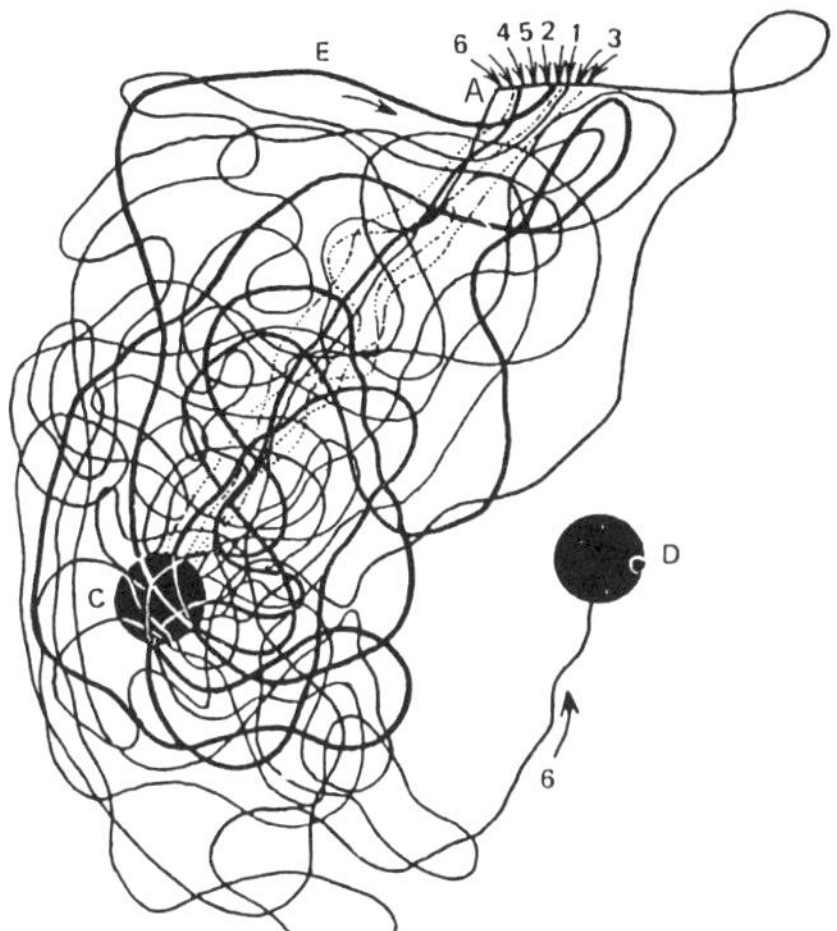

図3-18　スタート地点(A)から餌のある地点(C)までの経路を学習した6匹のシロアリが，新たな位置(D)に餌を移動させたときに辿った経路．新たな餌の位置までたどり着けたのは1匹のみであった(レボックの研究に基づく)．

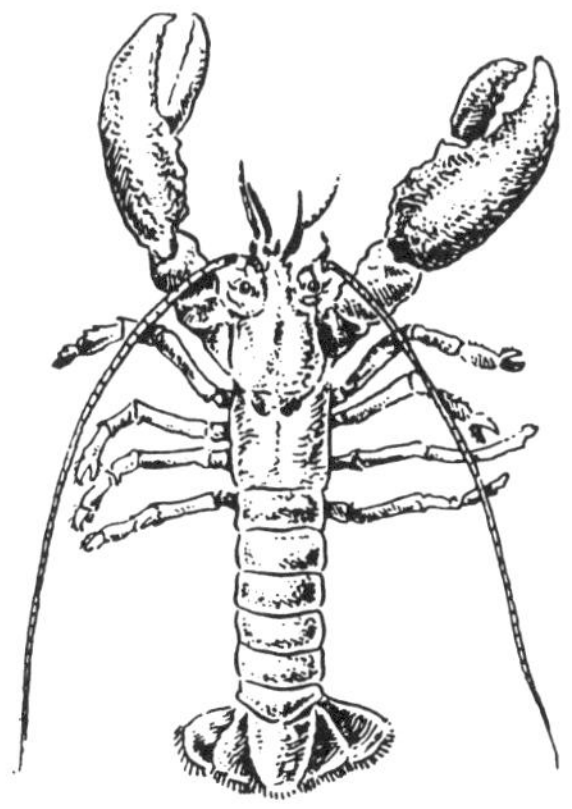

図3-19　ロブスター

路を作り行く手を遮ったりしてみよう。するとこれらの昆虫たちはまず狼狽《うろた》え、混乱する。その次には、無意味で不器用で馬鹿げた行為に走る。第Ⅰ章ですでに述べたように、巧みさの本質をなす**特徴**は、**豊かな資源の利用性**、つまり予期せぬ状況に出くわしたときに問題をすばやくしかも首尾よく解決する能力である。節足動物の行動には、資源を利用する様子はいっさい見られない。確かに昆虫は並外れて**すばやい**かもしれない（ハエ、ノミ、水中のカニ、狩人グモなど）。これは、昆虫の体に備わった横紋筋には粘性の強い筋形質がほとんどないためだ。しかし、敏捷性から巧みさに至る道のりははるか遠い。この結論は、少なくとも、遊びに夢中になった子供の頭が自分のおなかに激突した経験をもつ人なら誰でも引き出すであろう。節足動物が複数のレベルにわたる柔軟性の原理ではなく殻の原理を選んでからは、完全に一貫した道をたどることになった。昆虫は進化の過程で複雑で正確な本能を獲得した。この本能は、自分たちのもつ殻のように不変のものであった。また、進化は昆虫の原始的な日常生活のために、まるで線路のようにどこも似通っていて、単調で、よく適応していて、ずっと変わることのない行動を創りあげた。しかし同時に、個体レベルで適応したり、個々の生活経験を蓄積する道が永久に閉ざされてしまった。昆虫は、本能と引きかえに、知性を進歩させる見込みを永遠に奪われてしまったのである。

脊椎動物の進化

この章を完結させるには運動の「近代」史を要約しなければならない。ここでいう「近代」とは、たった今述べた「横紋筋革命」後の時代のことである。運動器の欠陥により袋小路に迷い込んでしまった節足動物の考察はここまでにして、ここからは脊椎動物だけに集中しよう。**ネオキネティック動物**[3]の最も重要な特徴は、横紋筋、中枢神経系、および脳である。これらの特徴は、すでに高等軟体動物（たとえば、頭足綱《とうそくこう》の動物であるイカやタコなど）にいくぶんかは見られる。しかしながら、これらの特徴を十分に生かすことができたのは脊椎動物だけだった（図

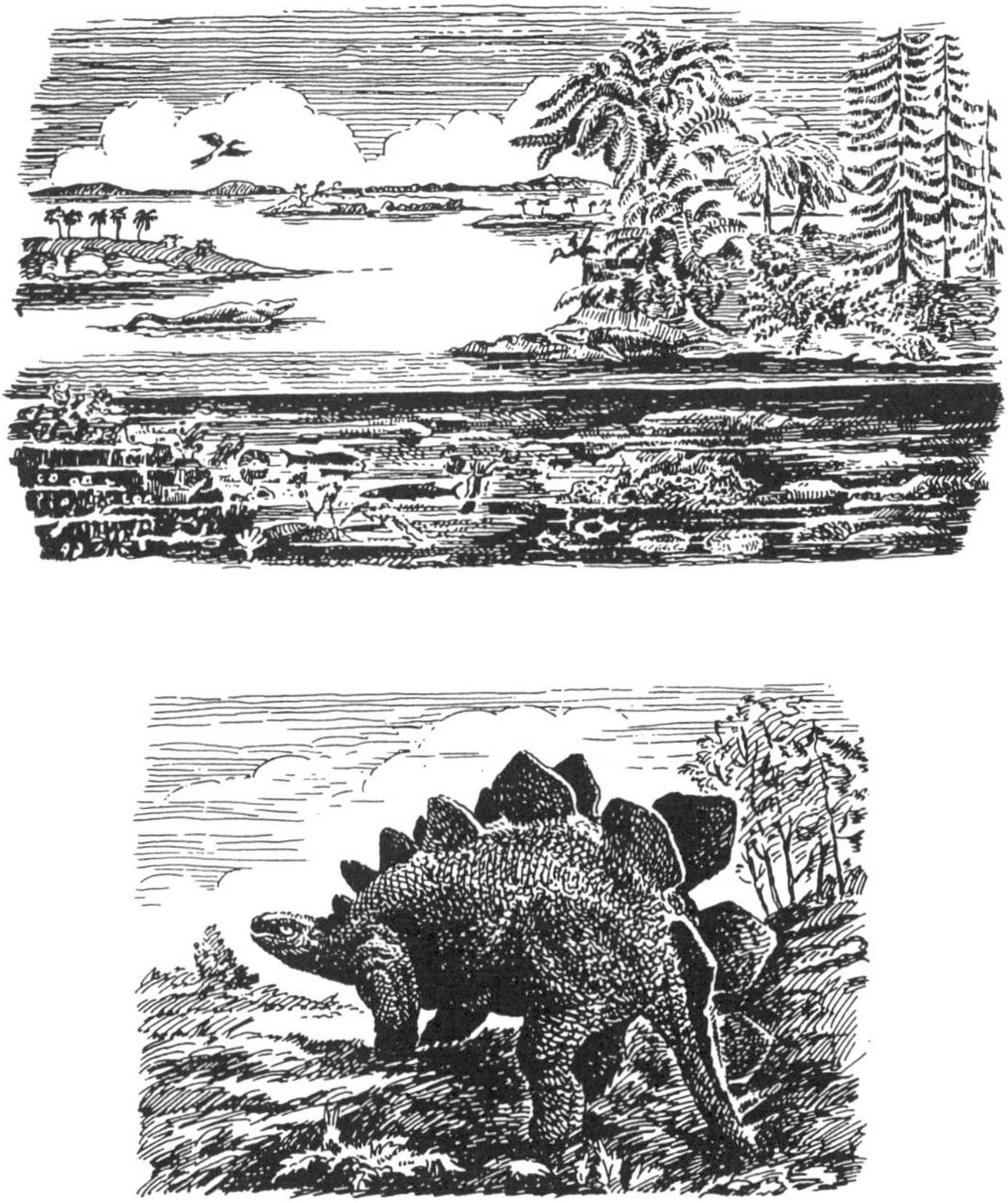

図 3-20　上―ジュラ紀の風景の想像図（イクチオサウルスが水中に，始祖鳥が空中にいる）．下―巨大な恐竜ステゴサウルスの再現図．約1億年前，現在のヨーロッパにあたる地域に住んでいた（体長が7.5m 高さ3.6mで，脳の大きさは人間の握りこぶし大だった）．

3ネオキネティックとは、「新しい運動」を指していう用語である。この用語は、横紋筋、硬い複数リンクの骨格、爆発的な興奮プロセスを含めた新たな運動器全体を指して用いられる。

3-20）。脊椎動物は、ネオキネティックという特徴を、勢いよく、そして止むことなく現在もなお続いている発達のための適切な条件の中に組み入れることができた。この発達については後に詳しく議論するが、この結果、脳、とりわけ脳の最も新しい領野、いわゆる運動皮質ができあがった（図3-21）。これにより、事実上すべての生理学的機能に対する支配権が確立されたのである。脳の進化発達に関する研究は、最近ようやく研究書が書かれはじめた脳科学の分野に新たなるページを加えた。偉大なるロシアの生理学者K・M・バイコフはこの解明に大きく貢献した。脳によって制御されている私たちの身体機能については年を追うごとにますます多くのことが発見されており、代謝、血液の生理化学的プロセスの制御、血液組成、病原菌に対する免疫反応などについて理解が深まっている。それらの神経はみな、まわりの組織から単に分化し、原始的な電気化学的興奮インパルスがその中を突き進むという単純な神経線維とはまったく異なる。

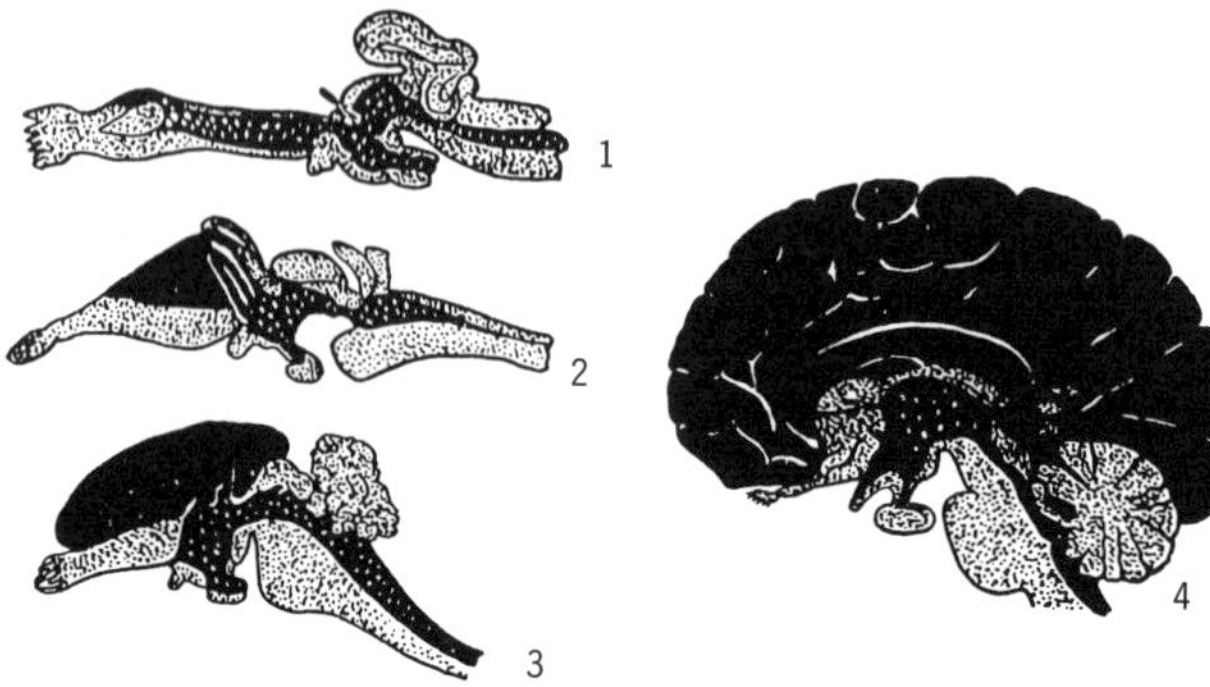

図3-21　下等魚類から人間への脳の進化（縦断面を示す）．1—エイ（学名 *Chimera*），2—トカゲ（学名 *Varanus*），3—ウサギ（学名 *Lepus*），4—ヒト（尺度は異なる）．白点で示された部位は最も原始的な脳部位．黒線の部位は脳の腔（脳室）．黒で塗りつぶされた部位は新しい脳（大脳半球）．

表3-2は脊椎動物の発展を順に示している（図3-22～3-26）。相対的な出現時期について検討するにあたっては、イメージしやすいように再び五〇〇〇万分の一の時間尺度を使おう。

最古の哺乳類は爬虫類王国の末期に現れた。約三「年」前のことである。一「年」前にはすでに、哺乳類が地球を支配していた。そのころには、かなりの数にのぼる哺乳類が存在していた。高等哺乳類（肉食動物、ゾウ、原始

表 3-2　脊椎動物の分類

クラス	説明／例	注記
I．魚　類	a．古代軟骨魚―ヤツメウナギ，サメ，エイ，チョウザメ b．より新しい硬骨魚類―パーチ，アセリナ，カワカマス，トビウオ	古代魚は，本尺度における30「年」代に出現したと思われる．
II．両生類	カエル，イモリ，サンショウウオ	
III．爬虫類	ヘビ，カメ，トカゲ，ワニ	以前は数多く生存していたが，現在では，ほんのわずかの種しかいない．爬虫類はいわゆる最後の冷血脊椎動物である．より正確にいえば，はじめの3種は環境の温度と同じように**体温が変化する**．最初の両生類は約15「年」前に，最初の爬虫類は6～8「年」前に出現した．
IV．鳥　類	a．下等鳥類．卵を孵化させる―キウイ，ペンギン，ダチョウ，ニワトリ，ライチョウ b．高等鳥類．巣で雛を孵す―ツバメ，フクロウ，ワシ	鳥類は，飛行する爬虫類から徐々に発達した．この過程は約5「年」前から始まり，3～4「年」間続いた．
V．哺乳類	a．原始哺乳類，有袋類―カモノハシ，カンガルー，オーストラリアに棲息する多くの有袋類 b．下等哺乳類―食虫性動物，齧歯類 c．高等哺乳類―有蹄類，肉食哺乳類，原猿類 d．霊長類―サル 1．下等―ヒヒ，キヌザル 2．高等―類人猿（人間に近い順に，ゴリラ，オランウータン，チンパンジー） e．ヒトの直接の先祖および現代のヒト	

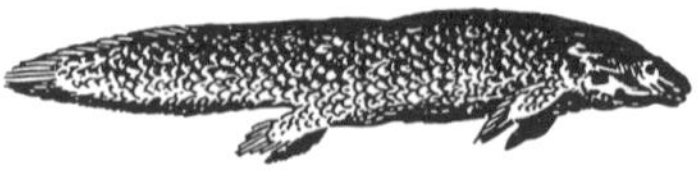

図 3-22　三畳紀の魚．エラと肺を両方もつ．

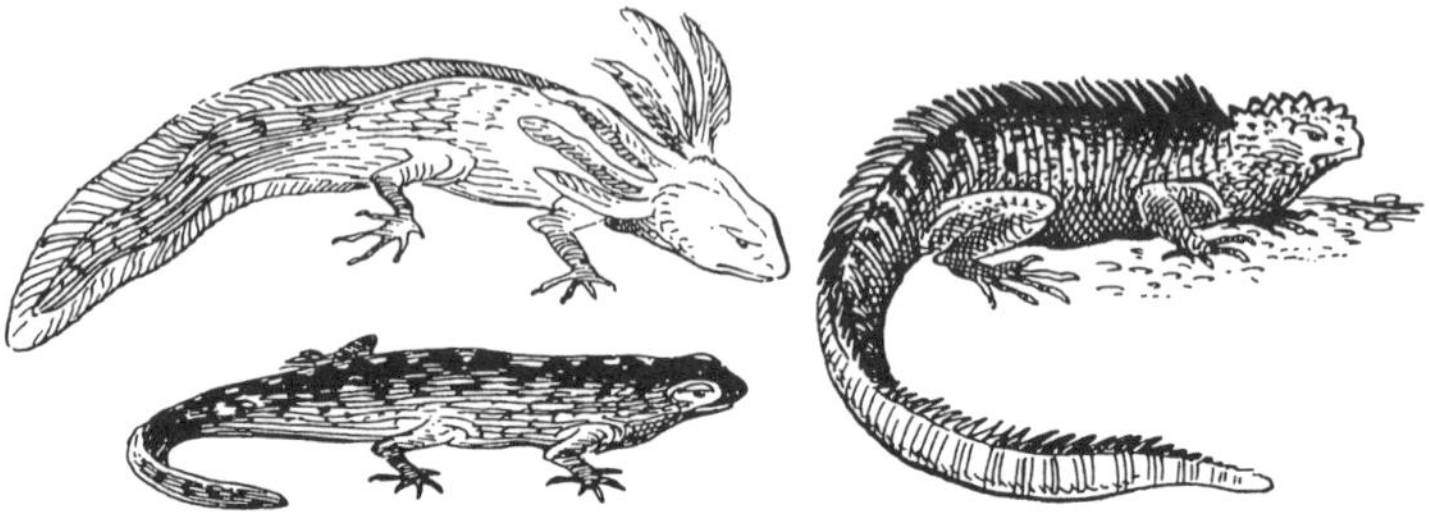

図 3-23　サンショウウオの発達．エラをもつ幼生から肺をもつ成体になる．

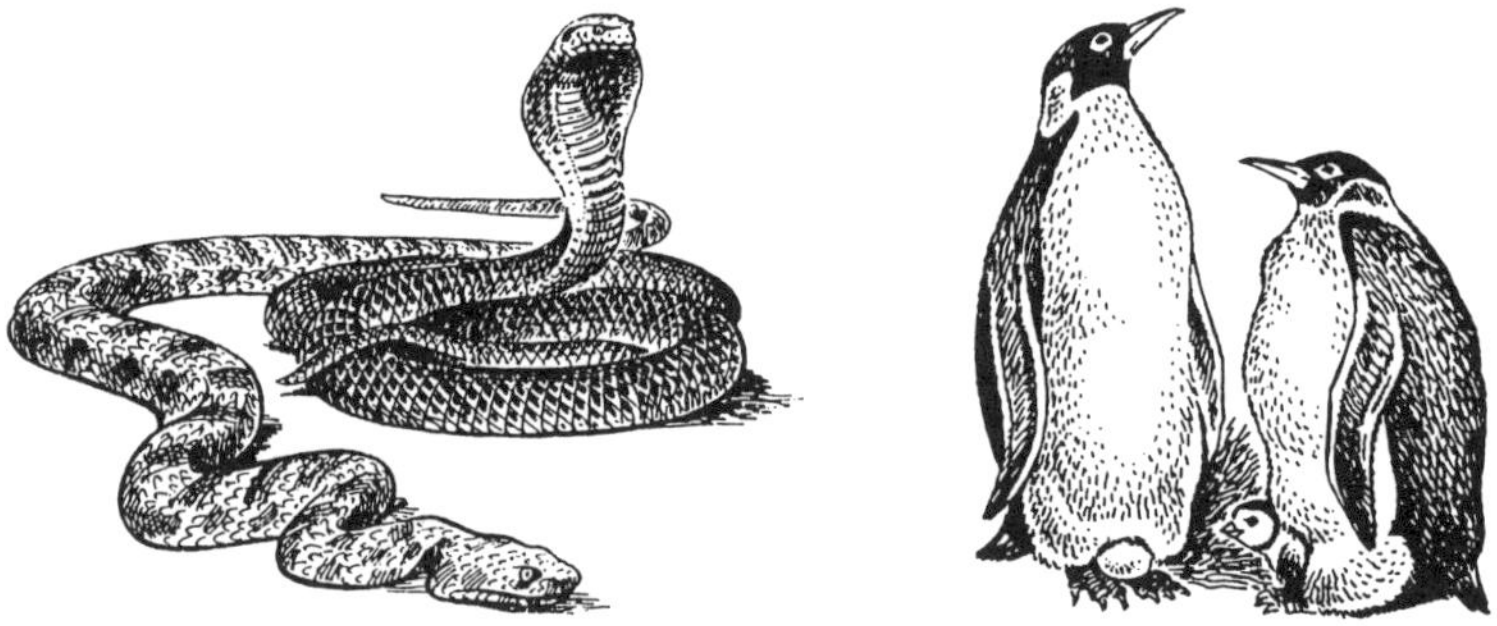

図 3-24　左―ヘビ．右―ペンギン．

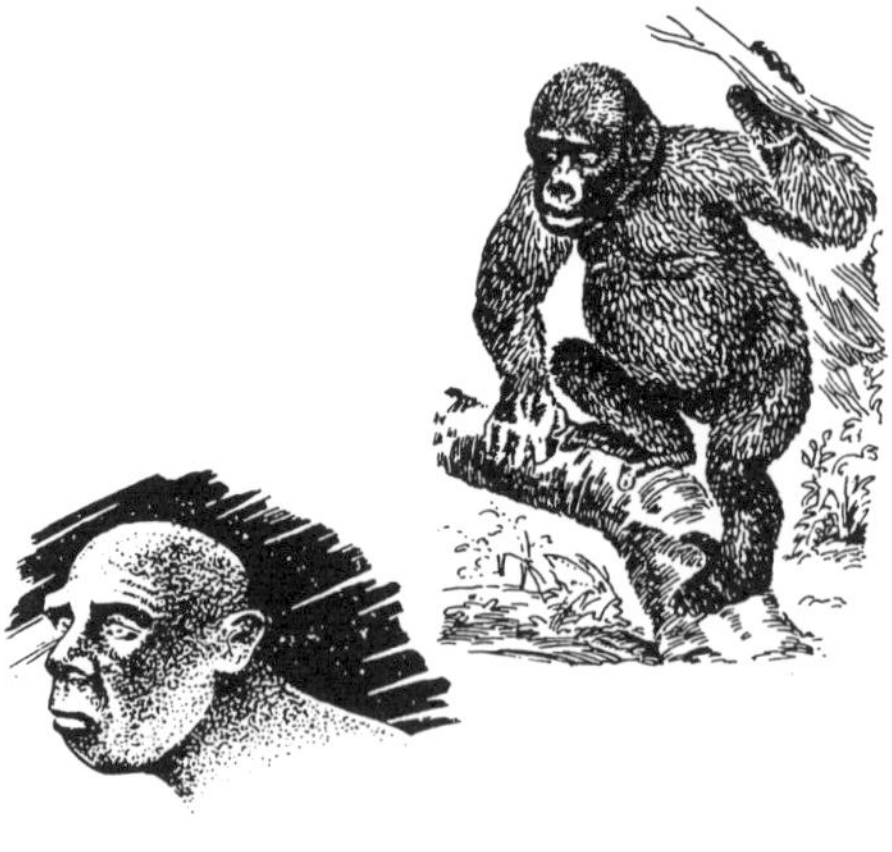

図 3-26　上―若いゴリラ．下―ヒト祖先の頭部再現図（ネアンデルタール人）．

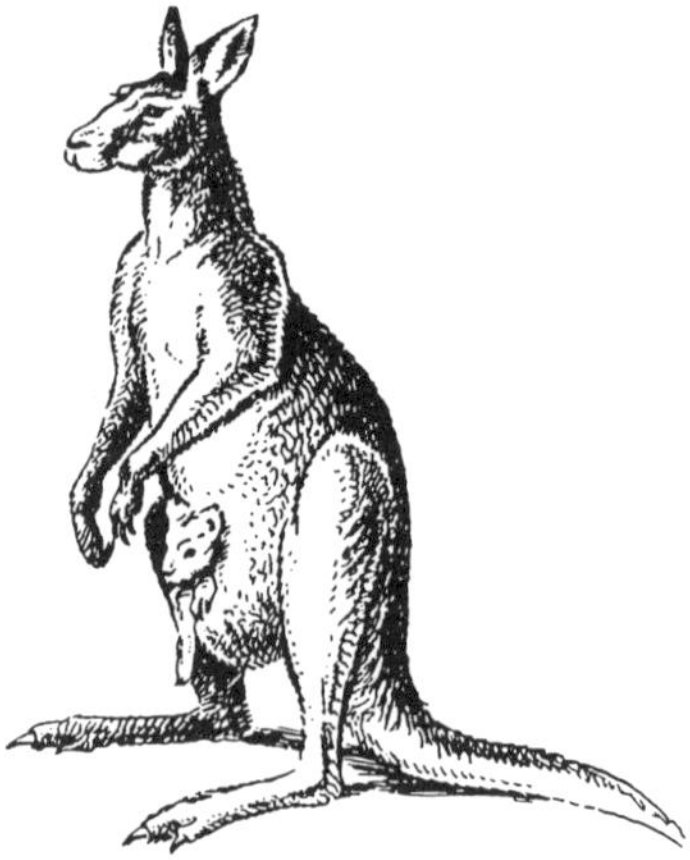

図 3-25　有袋類の代表，カンガルー

的なサルなど）は生後三〜六カ「月」だ。類人猿や、最古の人類の祖先いわゆるピテカントロプスは誕生して二「週」間だし、マンモスの狩人だった氷河期の人間に至っては出現してから一「週」間も経っていない。このような時間間隔を神話にみられる素朴な考えや世界の諸宗教の記述と比べてみよう。たとえば旧約聖書によると、神は本書の時間尺度でいう一「時間」三〇「分」前に天地を創造したことになる。

鳥類と哺乳類はともに、温血脊椎動物というグループを形成している。温血動物というのは、より正確にいえば外界の気温から独立した**一定の体温**をもつ動物のことである。どんな化学反応でも、温度が上がるにつれて反応速度も上昇するので（ここでの議論との関係でとりわけ興味深いのは、神経と筋のプロセスだ）、温血動物では冷血動物よりもずっとすばやくしかも活発に体内のプロセスが進行する。（この事実は、まもなく非常に役立つことになる。）

感覚による調整

すべての動物のなかで、適応と発達の問題に対する最良の解決策を見つけたのは脊椎動物だった。では、脊椎動物の歴史を繙《ひもと》いていくことにしよう。この中には、横紋筋の出現および先ほど**ネオキネティック**と名づけた新しい運動原理の直接の結果として出現し発達した二つの革新が現れる。一つめの革新は**感覚による調整**である（これについては第II章で丁寧に説明した）。原始的な動物は、骨格をもたず、ゆっくり動く平滑筋で動作し、部分的な体節の動作でこと足りていたので、感覚器官からの連続的な制御が必要になる繊細な運動制御システムは必要なかった。実行された動作と、動作の計画とを比べることは感覚による調整機能の本質であるが、これを行うためには、まず前もって運動の計画を立てなければならない。ということは、計画を可能にするための器官をもっていなければならない。動作や行為の複雑な系列を正しい順序で実行できるような脳やなんらかの記憶をもっていなければ、動作を比較することができない。運動が計画どおりに進んでいるかどうかを評価する基準がどこにもないからだ。

最後に、もう一つ注目しておきたいことがある。それは、新しいネオキネティック動物のもつ運動装置はまもなく制御がますます難しくなり、ミミズやカキのような動物が用いていた原始的な方法では制御しきれなくなったという事実である。すでに述べたように、遠距離の感覚器官である遠距離受容器によって、生物は全身の移動運動が可能になった。移動運動には、全身の筋の組織化された協力的な作業、言い換えればシナジーが必要であった。そのような作業はオーケストラのようなものであり、演奏には指揮者たる脳を探す必要があった。この大きなオーケストラの奏者一人一人、つまり各横紋筋は、古い平滑筋に比べてずっと不従順で反抗的な手下だった。すでに論じたことだが、こうした複雑な仕組みが、これらの筋を収縮させ続けたり（強縮）、力の強弱をなめらかに調節したりすることを中枢神経系に押しつけたのである。それまでには、動作のスピードや力の増大、動きの幅や複雑さの増大、中心的な演奏者である筋の気まぐれ、より正確な動作の必要性など、多くの要素のせめぎ合いがあった。前の章で説明した要因（自由度の大きな運動システムの不従順、筋の弾性から生じる問題）も考えに入れれば、進化のこの段階で取り急ぎ感覚による調整が必要になったのは当然のことといえる。

原始的な動物の反射回路に注目してみよう。すると、面白いことが分かる。この回路は（以前に論じたように）、私たちが備える反射回路とは大きく異なる働きをする。たとえば障害物に直面したミミズや、草の葉の端までできたカタツムリのことを考えてみよう。このような困難が生じると、こうした動物たちはあちこちに向かって勢いよく目的のない動きをはじめる。それよりも高度に発達しているネオキネティック動物では、**感覚が動作に先立つ**。つまり、動作は感覚によって方向づけられ制御されるのだ。下等な動物では反対で、**感覚は動作によって提供される**。一見したところ意味なく組織化されていないような動作が感覚を生じさせ、とりあえず出くわしたものを捉えたり捕まえたりするのである。このような能動的に「感じる」しくみは、私たちの身体の中にも今なお生き続けており、最も高度な感覚である視覚と触覚が機能する際に働いている。視覚や触覚では、反射回路機構は複雑で分割できない全体の一部分に組み込まれている。私たちの神経系は、すっかり時代遅れになってお蔵入りしてもよさそうな原始的なしくみをまだ他にも注意深く保存しているのだが、この例については次の章で見ていくとしよう。この未熟で原始的な感覚機構は、はるか昔、感覚による調整が現れるよりずっと前に発達した。それが現在に至って息を吹き返し、洗練され、感覚による調整と融合して私たちの最も高度に発達した感覚器官の機能を提供しているのである。

さらに、高等動物が取り急ぎ感覚による調整を必要としたことは、脳の発達を加速させる新しい強力な要因となった。これからみていくが、このような必要性によって主に**感覚野**（別々の感覚器官からの複雑な感覚が集合する場所）の発達が促された。これによって、動物や人間の動作は方向づけられ、空間内での定位が可能になった。

体肢の発達

二つめの革新は、関節のレバーと横紋筋を備えたネオキネティックシステムが確立した後、自然に現れた。その革新とは、**体肢の発達**である。下等な軟体動物には体肢がなかった。あったとしても、せいぜい**偽足**（「体肢もどき」）であった。たとえば、ヒトデの腕部やカタツムリの「脚」がこれにあたるが、実際のところこれらは体幹下部の一部にすぎない。脊椎動物も正真正銘の体肢を発達させるまでにはかなりの時間を要した。

魚類では体側部のひれが体肢の原型にあたるが、これらは体を推進させる役目を果たさない。泳ぐときに使うのは推進器の役目を果たす尾びれと、うねりの動作で水を掻《か》く背びれと腹びれである。側部のひれは主に深さの舵取りに使われる。また、わずかではあるが方向の舵取りにも使われることもある。このようなひれは、のちに体肢へと変形していくのだが、それは脊椎動物が上陸してからのことであった。進化のある段階で、魚は川や沼や海が混雑しすぎていると感じた。そこで脊椎動物は、地球環境のうち水中だけでなく残りの部分をも征服しようと試みた。

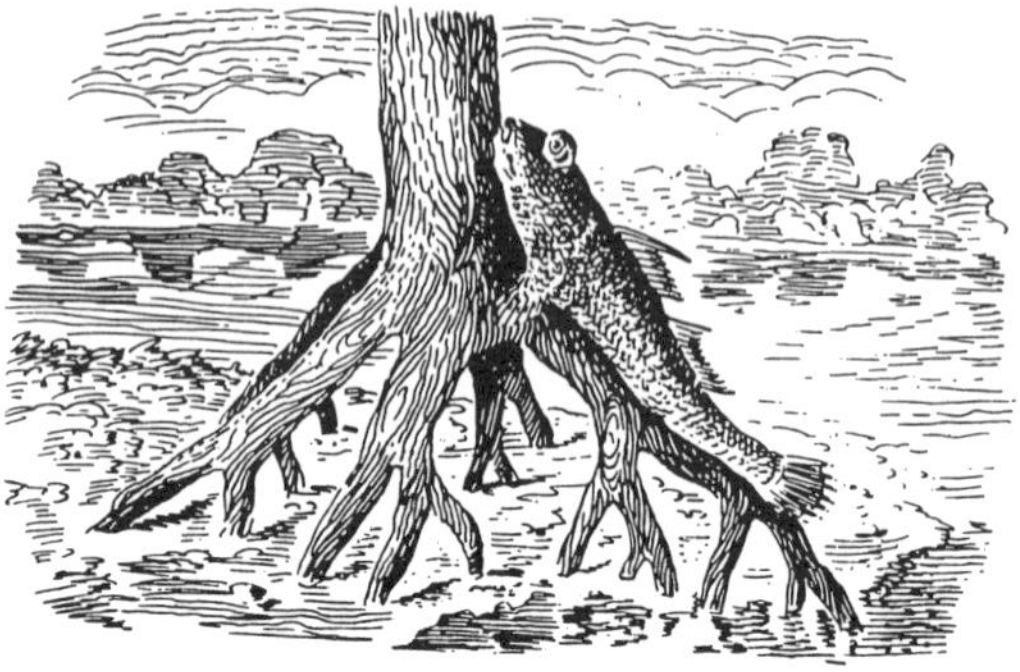

図 3-27　アフリカのキノボリウオ（学名 *Periophthaimus*）

空中（トビウオなど）や地上（キノボリウオや水陸両生の魚）に進出しはじめたのである（図3-27）。

魚類の次に出現した脊椎動物は両生類である。この名は、ギリシア語の「二つの生をもつ」という言葉に由来する。両生類はすでに本物の体肢（脚）をもっており、体肢の骨格は魚のひれと同じ放射状の形、つまり手のような形を継承していた。進化はここでもその伝統にしたがって、急激な革新を避け、あり合わせの材料を使って新しい器官を創り出した（体側のひれから脚、魚の浮袋から肺、というように）。最も身近な両生類であるカエルには、先祖代々水生脊椎動物の上陸の歴史が刷り込まれており、一匹一匹が一生の中でこの上陸劇をみごとに再現する（図3-28）。カエルははじめ魚として生まれる。生まれて間もないおたまじゃくしのころにはひれさえなく、えらで呼吸する。その後、足と尻尾が出現すると同時にえらはなくなる。

体肢の出現はきわめて根本的で重要な革新であった（図3-29〜3-32）。体肢は、体節からなる体の構造をもたらした古来の刺激［水］がなくなると出現し、体幹の構造をつくる古めかしい原則を打ち破って発達した。このような発達の経路を知ると、つぎのような疑問が解決する。はじめに、たとえば体肢の筋の神経支配に関しては分節化の原則があてはまるにもかかわらず、体肢はなぜまったく分節化されて

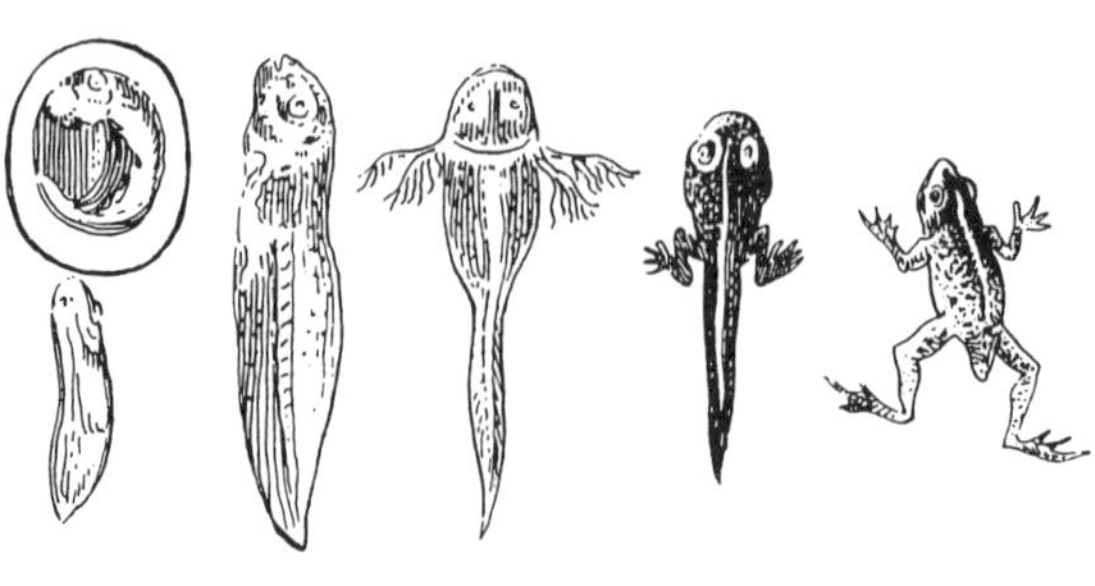

図 3-28　カエルの変態の各段階

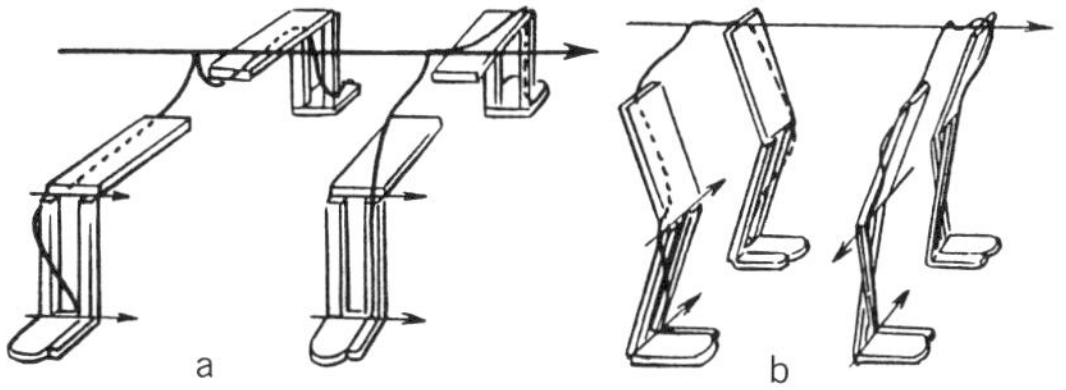

図 3-29　骨格構造の模式図．a—爬虫類，b—哺乳類．(1)爬虫類は，股関節および肩関節における前後方向への可動性がない．このため爬虫類は，歩行時に体幹全体を左右にねじらなければならない．(2)現存する哺乳類の体肢の配置は，爬虫類の体肢を前方に向けることによって出現した．(3)前肢（手）の歩行部位を正確な方向に向けるには，前腕骨の交差も必要になる（永続的回内）．手首と前腕の回転動作（回内，回外）は，人間にとっては典型的な動作だが，四足歩行動物には見られない．

いないのかという点。次に、もう一つの非常に重要な事実に注目しなければならない。脊椎動物が空間移動（移動運動）を行うためにネオキネティックで大規模な運動シナジーが発達し、最終的には移動のために近代化された道具としての体肢が発達したのだが、こうした革新のすべてに対応する特殊な装置を中枢神経系が備えることを導いたという事実である。異なる綱《クラス》に属する動物の脳を解剖し比較してみると、このような一連の革新は、それ以前の他のどの発達段階よりも中枢神経系が真に中枢化するのに貢献したことがわかる。ここに至ってはじめて、脳の名を冠するにふさわしい構造が登場したのである。

脊椎動物の中枢神経系の中で最も古い部分である**脊髄**（および脊髄を頭の内まで伸ばした部分、いわば「頭部の脊髄」である延髄《えんずい》と脳幹《のうかん》）は今でも分節構造をもつ。新しい脳神経細胞は、進化の過程でいうと「魚」の時代に現れ、脚をもつ最初の動物、カエルで完成したが、この時点ですでにまったく**分節化しなくなっていた**。この神経路は、脊髄全体や、とくにすべての体肢を制御する。さらに重要なのは、両生類の運動や移動を制御する最高次の脳構造の活動（これは後の章でレベルBと呼ばれる）はネオキネティックシステムの法則にしたがうということだ。つまり比較的高い電圧で、全か無かの法則に則って、すばやく信号を伝達する。それより古い脳の中

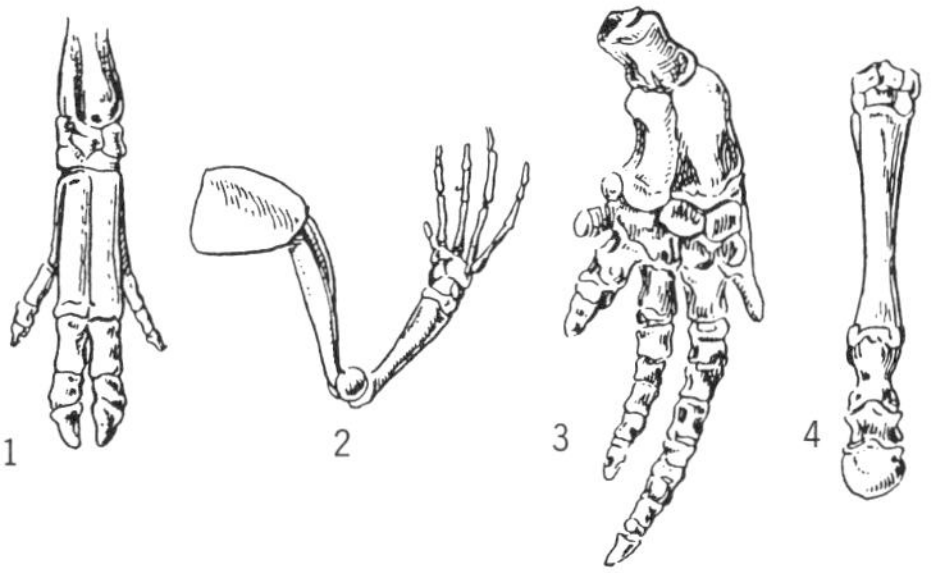

図 3-30　前肢の遠位部の骨格（異なる動物の手）．1—ブタ，2—カエル，3—クジラ（ひれ），4—ウマ

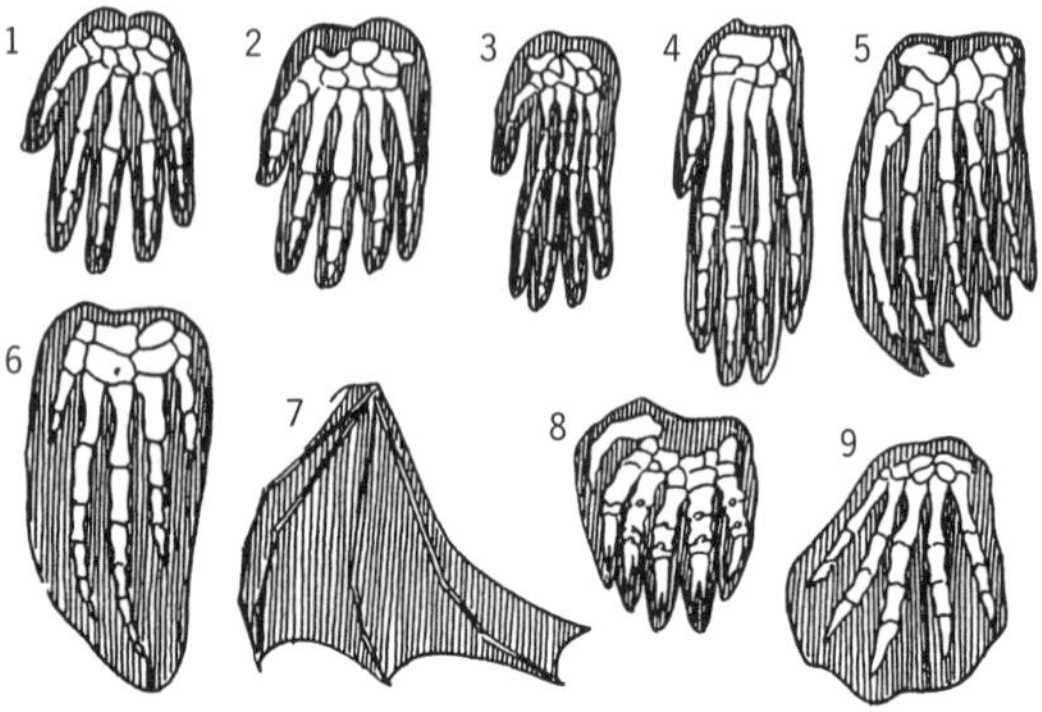

図 3-31　哺乳類の手の骨格．1—ヒト，2—ゴリラ，3—オランウータン，4—イヌ，5—アザラシ，6—イルカ，7—コウモリ，8—ハリネズミ，9—カモノハシ

枢は、両生類では体幹部の運動制御（これをレベルAと分類する）のために残っているが、原始的な運動の法則にしたがって作動する。すなわち、電圧が低く、インパルスの速度が遅く、古い化学的な信号伝達が主要な役割を果たす。人間の脳はカエルの脳と比べると偉大な王の城と粗末な小屋ほどの違いがあるのだが、驚くべきことに、そのような人間の脳でもレベルAとレベルBははっきりと区別されており、それぞれ首および体幹部の制御と手足の制御とを分担している。古くて分節化された体幹部のレベルAは、人間において今でもかなりの程度までそうした原始的な法則にしたがって働いている。レベルの問題については次の二つの章でより詳しく議論する。

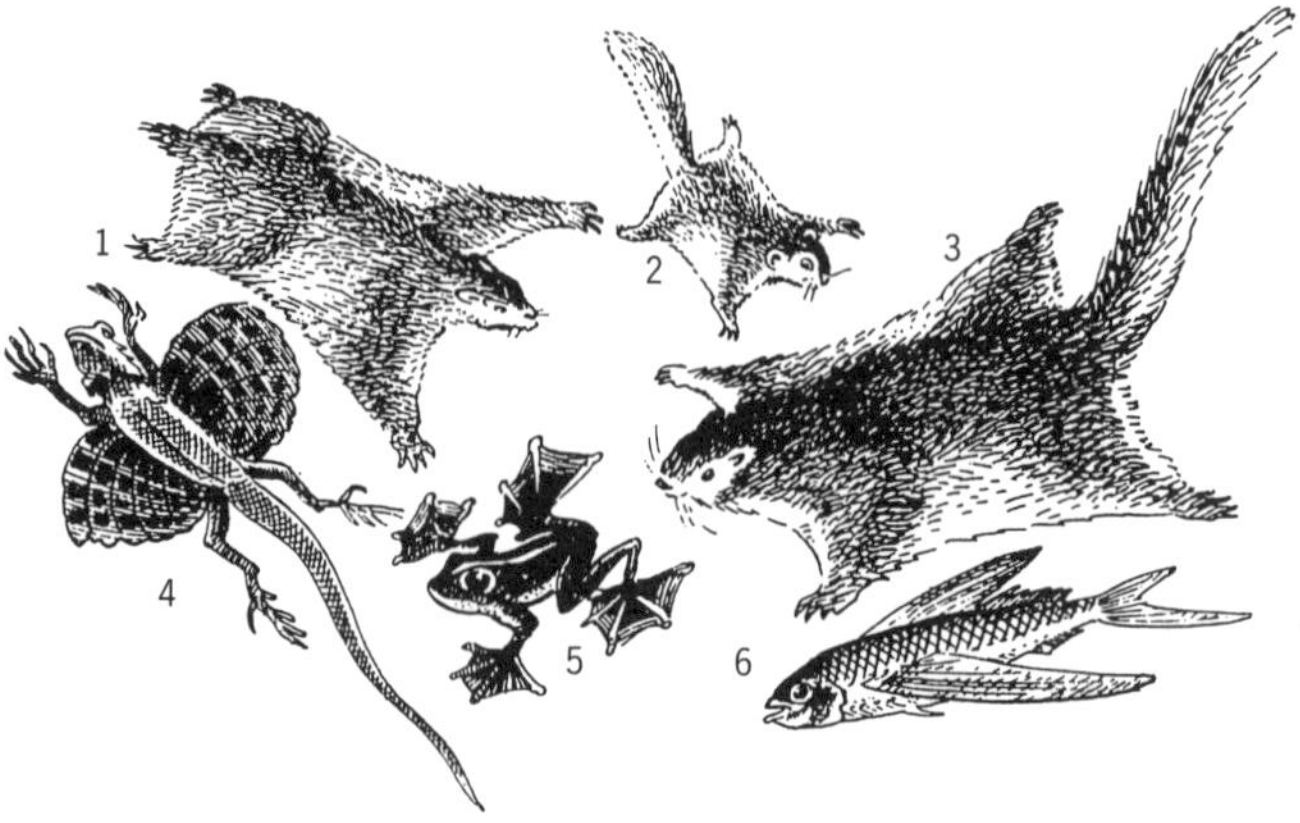

図 3-32　飛行の仕組みをもつ動物

豊かになる動作

脊椎動物の動作はその後も発達し続け、綱《クラス》が移り変わり、進化の年代記を繰るごとに運動器や運動能力が豊富になっていった。ただしこの豊富化

は、理由なしに起きたのでもなければ、動物を完成へと促す生得的で内的な「バネ」によって起きたわけでもない。運動が豊富になった理由は、それまでと同じように、無慈悲で冷酷なまったくの外的な理由――つまり**生存をめぐる競争と闘争**――によるものだ。動物がどんどん繁殖するにつれて、十分な場所と食料を確保するのが難しくなっていった。必要な食糧探しを他の弱い動物にまかせ、自分たちは、必要な栄養を摂取して半ば都合良く分解してくれた他の弱い動物を食べて生活する肉食動物が現れた。弱い動物は、自己防衛の手段として速く走ることのできる足、保護色、鎧で覆われた肌、角、蹄などを発達させた。そのような自衛手段のない動物は、真っ先に肉食動物の餌食になってしまった。肉食動物のしていたことは、彼らには思いも寄らなかっただろうが、結果的に餌となる動物を進化させていたのだ。確かによりよい自衛手段をもつ動物は、思いがけず他の種より長く生き延びて子孫を残す機会に恵まれていた。このとき、最適な自衛手段となったのが、豊かで完全な運動能力だ。かたや餌を捕まえる側にも同じ法則があてはまった。つまり、大きな牙をもっていても、のろまで知恵が足りなければ、自衛手段を発達させた餌を捕まえることができず、飢死のリスクを抱えることになる。

このようにして動作は、力強さ、すばやさ、正確さ、持久性といった点で豊かになっていった。しかしこれらの発達はあくまでも量的なものにすぎなかった。もっと重要なのは動作のもう二つの側面である。これらもまた、少しずつ進歩していったものである。はじめに、動物が解決すべき**運動課題はますます複雑になり**、同時に**ますます多様化した**。魚の動作であれば、すべてを列記してもせいぜい主たる移動手段である泳ぎと、餌を取るための単純ないくつかの動作しかない。最も原始的な魚の一種であるサメは、餌を捕まえるときに決まったことしかしない。餌の下まで泳いでいって、腹部を上に向け（その方が餌を捉えやすい）、顎を開くという一連の動作を行うだけだ。両生類は、泳ぐだけでなく、這ったり跳ねたり鳴いたりする。ヘビになると隠れて待ち伏せもできる。肉食哺乳類に至っては、はるかに複雑で多様な動作を駆使して獲物を仕留めることができる。ここまでくると、キツネの化かし、狩猟犬の鋭い追尾、トラの待ち伏せなど、非常に複雑な捕食行動を見ることができる。次に続く議論では動作のこのような部分、つまり問題の複雑化にまつわる部分を細かく見ていこう。

動作発達の二つめの側面としてあげられるのは、そのときその場で、「リアルタイムのうちに」解決しなければならない、**予期せぬ一回限りの問題がどんどん増えていった**ことである。導入の章で見たように、ここでいよいよ巧みさの出番がやってくる。動物の動きのメニューからは思考も調節も必要ない自動的な動き、いつも同じである標準的な動きが徐々に姿を消していった。移動運動すなわち空間の移動は、このような、いつも同じである標準的な運動の一例であると考える人もいるかもしれないが、そうではない。魚が無限に続く均質な水の中を泳ぐ時には、実際のところ多様な運動を呼び起こすような刺激はあまりない。しかし固い地面での移動は別だ。地面には決まった通路はない。地面という環境には溝や谷がある。沼地の丘や通り抜けられないような藪もある。自由にジョギングできる安全な小径《こみち》もあれば、物音を立てずにあらゆる遠隔受容器を敏感にさせて忍びこまなければならないような敵の潜む森もあるだろう。高度に発達した哺乳類の生活は、魚には絶対にできない複雑な運動に満ちている。生存競争がよりいっそう熾烈になると、その結果予期できないことが身の回りに溢れるようになった。それに対応するには一〇〇分の一秒も無駄にしないで、直ちに決断でき、運動を**正確にしかも巧みに**実現する能力が必要になった。学習されていない動作や運動の数が増え続けていった**背景には**、より複雑な脳の領域、とりわけ**大脳皮質**が同じように**発達しつづけた**という事実がある。

大脳皮質の原型は、高等爬虫類においてすでにはっきりと見られた。しかし大脳皮質が主導的な立場をとり、どんどん発達していったのは哺乳類においてのみであった。大脳皮質は無制限の能力をもつ器官であり、**動物個体の生活経験を蓄積し**、それらを記憶し、その意味を処理し、それをもとにはじめて出会う新たな課題を解決する。

知的活動の領域では、この能力は［知的な］鋭さや、機転や、賢さにあたる。運動の領域では同じ能力を巧みさと呼ぶ。とびぬけた巧みさをもつ人について、私たちが「彼の動作はなんて鋭いんだろう。彼の手はなんて賢いんだろう」と言う背景には、相応の理由があったのだ。

爬虫類王国の全盛

最も下等な脊椎動物である魚類の動作リストは、ほとんど泳ぎによる移動運動である。典型的な魚の動作は、頭のてっぺんから尾びれの先までがなめらかにうねる単調な全身のシナジーである。こうした動作は同じ場所に留まるときでも、あるいは寝ているあいだにさえも決して止まることはない。魚は、私たちから見ればまことに哀れなこれだけの能力で今もなお十分に日々の生活がこと足りてしまう。海がだんだんと狭くなり、そのいっぽうで逆に海の生物が増えていったとき状況は一変した。地上への進出が目下の急務になったのである。

脊椎動物の第二のグループである**両生類**についてはごく簡単に触れておくだけにしよう。要するに両生類は単なる中間的な形態であって、個体の数においても種の数においても地球上で首位に立つことはなかった。非常に長いあいだ地球上に君臨していたのは、次の進化段階にある脊椎動物、**爬虫類**であった。爬虫類は次にくる哺乳類よりも長い期間地球を支配していたことになる（この事実は多くの脊椎動物の進化図を見れば明らかである）。哺乳類は後に爬虫類を支配的地位からすばやく確実に引きずり下ろした（その理由は後ほど見ていく）。大昔には、海や、地上や、天空を席捲《せっけん》したさまざまな種類の爬虫類が数多く存在した。そのうち生き残ったのはたった四種類、すなわちトカゲ、カメ、ヘビ、ワニだけである。今なおこれらの爬虫類は、新参の征服者である哺乳類に対して、冷酷な残忍性と猛毒を最後の武器にして復讐を企んでいるかのようだ。

三畳紀になると爬虫類は急激に発達した。この時代は爬虫類の「初期王朝」［エジプト王朝のたとえ］であり、王国に住む住人のほとんどはまだ水中で暮らしていた（巨大な魚竜イクチオサウルスや白鳥のような首をもつ首長竜プレシオサウルスなどがそうである）（図3-33、3-34）。続くジュラ紀には、爬虫類が陸海空すべてを制していた。大きな歯をもつ翼竜は、おそらく耳障りな鋭い奇声を発しながら大空をわが物顔《ものがお》に飛び回っていた（図3-35、

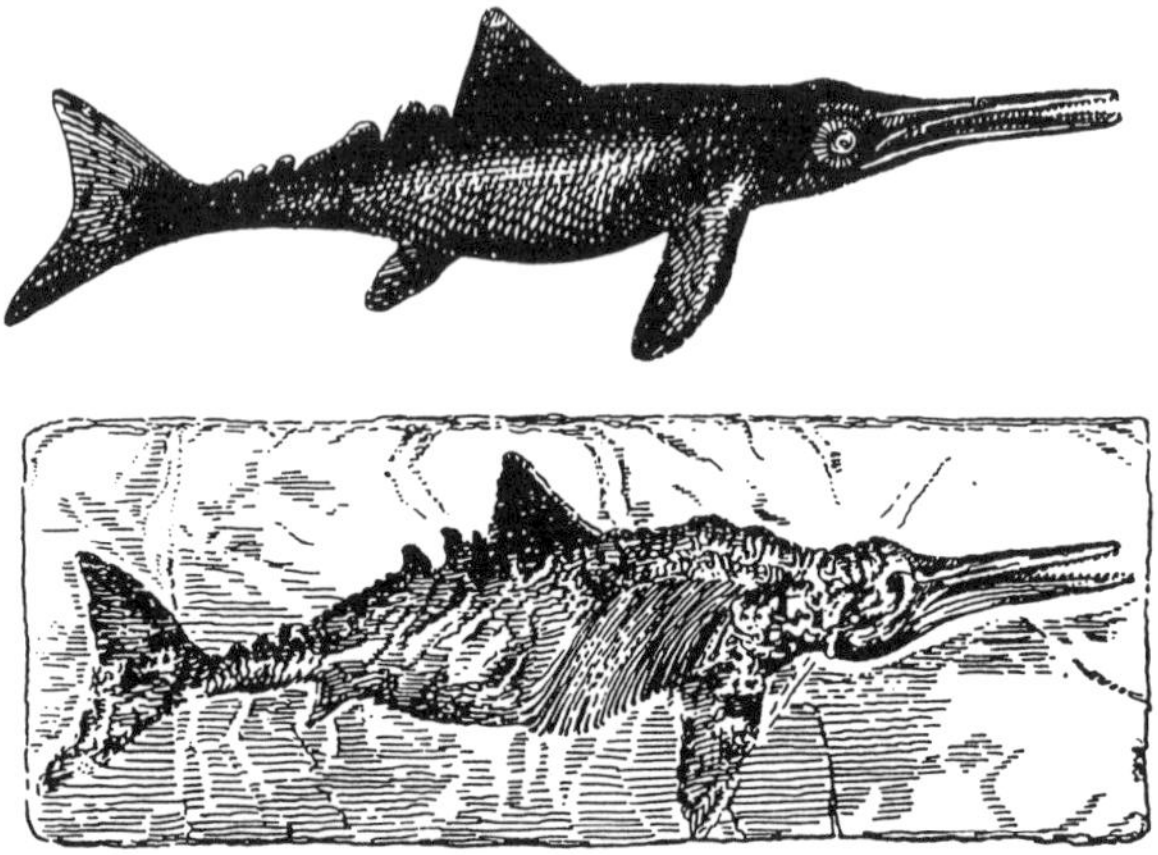

図 3-33　下一皮膚のあるイクチオサウルスの化石．上一イクチオサウルスの再現図．

3-36)。地上ではさまざまな種類の爬虫類が繁栄した。ここで一つ念頭に置いておくべきことがある。それは、爬虫類が地上と空中を制したはじめての生物であったために競争相手が存在せず、闘争のために特別な最新鋭の器官を発達させる必要もなく、労せずして勝利をものにしてしまったという事実である。少しずつ冷えはじめてはいたがまだまだ温暖な地球上において、有り余る食物に囲まれ、脅威となる外敵もいなかった。そんな状況のなか爬虫類は堆肥《たいひ》の表面に育つ巨大キノコのように成長し続け、それ以降の地球上の動物が決して到達することのない大きさにまで達した。

ジュラ紀は爬虫類「中王国」にあたるが、この時期、王国は黄金時代を迎えた。化石の科学である古生物学は、地上に住んでいた爬虫類種の完全な名簿を作成している。これによると、実際に地上を這っていたものはほんの少数にすぎない。爬虫類の中には草食も肉食もいたし、小さいのも大きいのも、食虫性も齧歯《げっし》類風も、ネコ風もゾウ風もいた。何百万年という長い年月にわたって、地球上には、体長が数十メートルにも達し三、四階建てのビルを家具として使えるほど巨大なブロントサウル

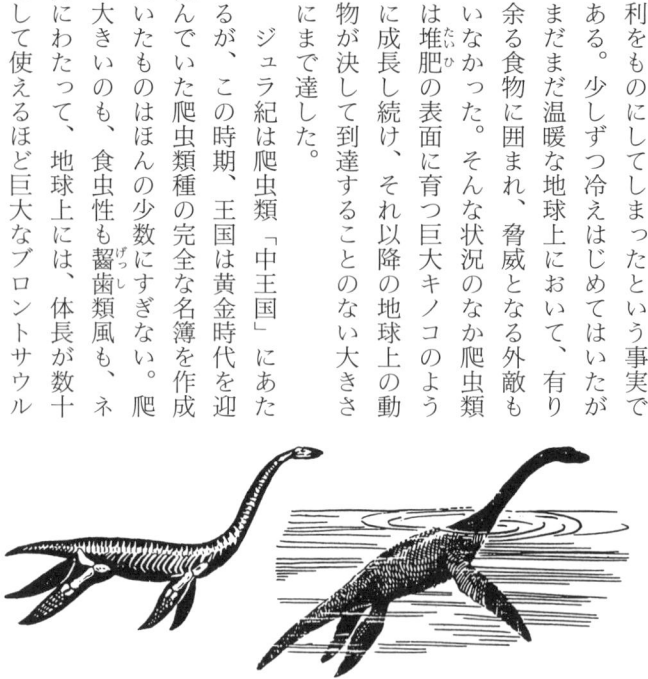

図 3-34　左一プレシオサウルスの体の骨格と全体像．　右一再現図．

スやアトラントサウルスが住んでいた（図3-37、3-38）。古い親戚である両生類に比べると、当時の爬虫類には決定的に有利な点が数多くあった。まず、カエルやイモリの薄い皮膚とは違う頑丈な皮膚を備えていた（図3-39）。脳も一ランク上で、一対の神経核である線条体を備えていた（レベルC1）。それは両生類や魚類のもつレベルBの神経核よりも優れていたため、爬虫類はより高い運動能力を備えることができた。さらには、遠隔情報を得るための感覚器である遠隔受容器が、自分自身のために、特殊な構造をもつ最も原始的な脳構造領野の建築にはじめて着

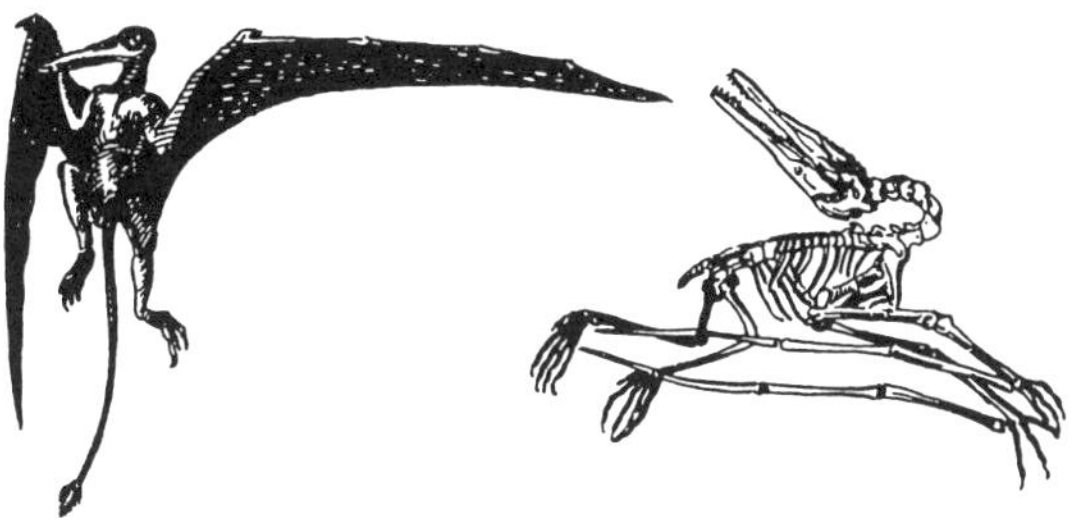

図3-35　左—ランフォリンクスの再現図．右—プテロダクテルの骨格．

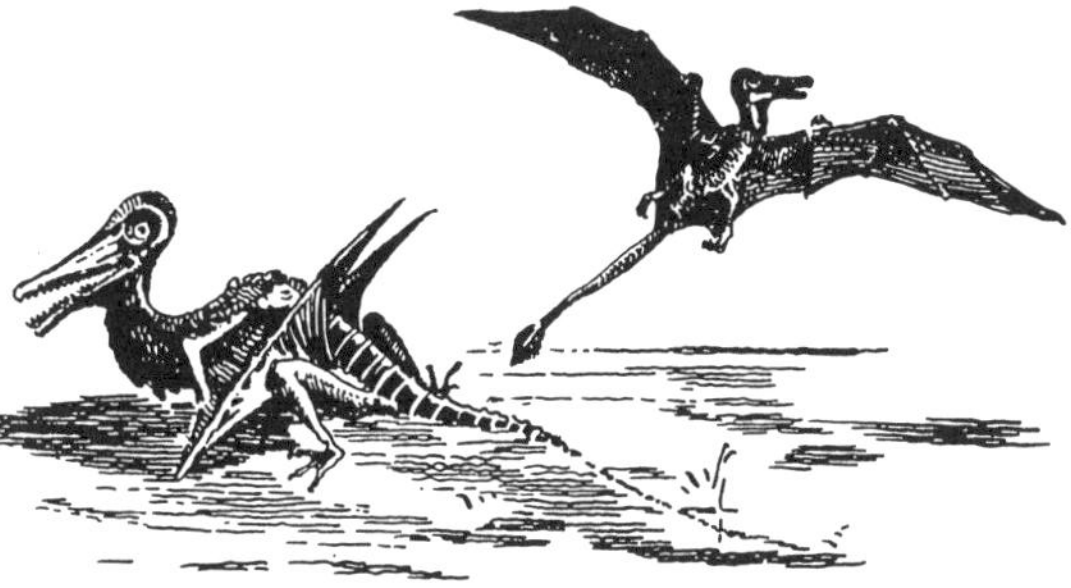

図3-36　ランフォリンクスの這行および飛行の再現図

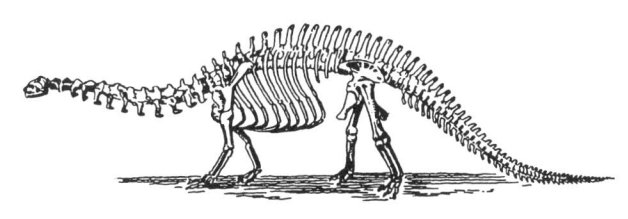

図3-37　巨大ブロントサウルスの骨格

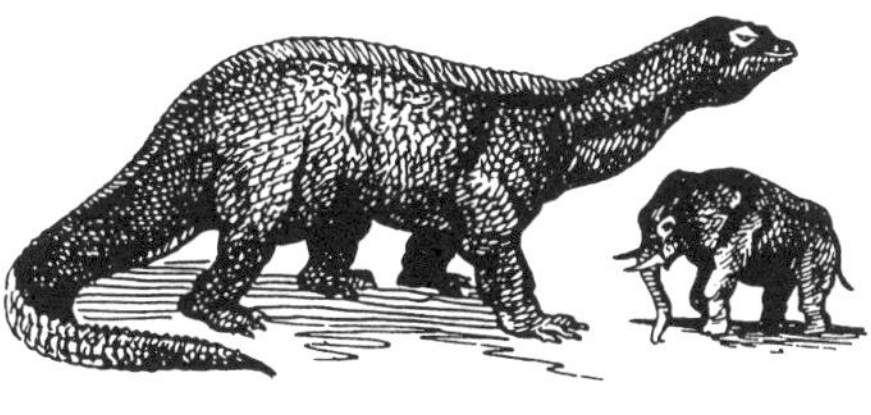

図3-38　巨大ブロントサウルスと現代のゾウの比較再現図

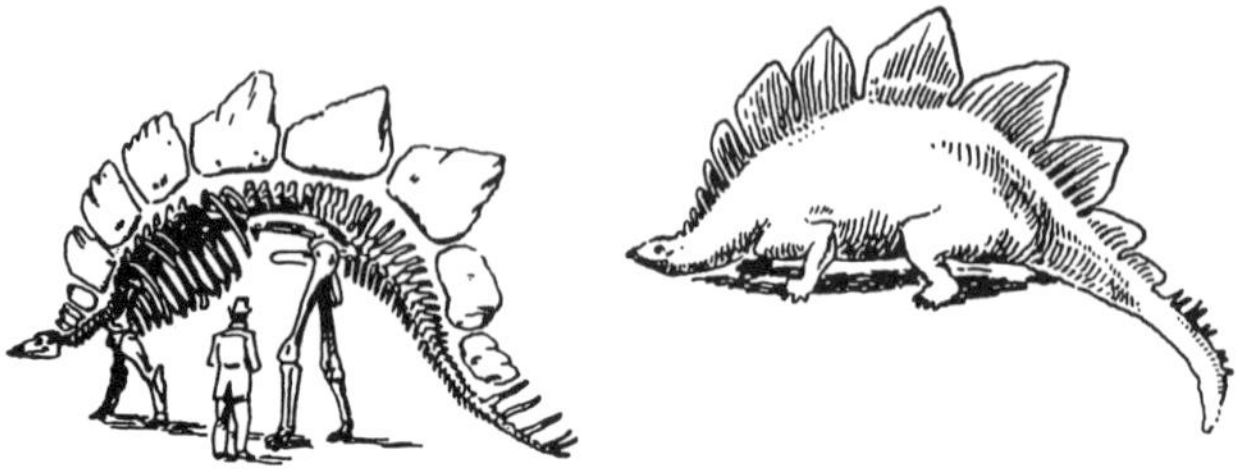

図 3-39　左―ステゴサウルスの骨格．右―ステゴサウルスの再現図．

工した。こうして形成された構造が大脳皮質の原基であるが、今も昔も爬虫類の大脳皮質は竣工に至っていない。脳の地位が高くなり、その重要性が急激に高まったという革命的変化が大脳皮質の出現と一致していたことについては、すでに話した（詳しい議論は後ほど）。大脳皮質の発達は、ずっと前に発達した横紋筋の場合とは違っていた。横紋筋は、すでに見てきたように突然現れた。このためその持ち主は、横紋筋を必要に応じて調整したり変化させたりすることができなかった。むしろ、シンデレラの姉たちが靴に無理やり足をはめこむためにつま先やかかとを切り落とそうとしたように、持ち主自身が従順に自ら調整をして横紋筋の気難しい性格に合わせた。大脳皮質の場合は逆である。その発達の過程では念入りな準備が行われ、中間的な形態を試作したり、できばえを吟味したりした。このような過程のすべてが今日の私たちに分かるのは、大脳皮質の生きた歴史が現代に生きる動物や私たち自身の脳に刻まれているからである。人間の脳には、レベルAやBの原始的な運動神経核も爬虫類の脳も存在する。今では、これらはもっと若くて完成度の高い脳構造によって支配されている。大脳皮質には風変わりで「時代遅れの」小さな領域があり、そこだけは他の大部分とは大きく異なっている。人間の大脳皮質を顕微鏡で観察すると、大きな古い都市をうろうろと歩いているような気分になる。歩いていると突如としてとても風変わりな街並みに出くわす。通りの家々は昔ながらの佇《たたず》まいで、都市の他の場所を探してみても似たような建物は見つからない。これは大脳皮質の最も古い領野である嗅覚野と視覚野の一部を顕微鏡を通して観察しているときに受けるであろうおおよその印象である。これらの領野は、視覚と嗅覚を受けもつ主要な遠隔受容器に直接つながっている。これらは爬虫類の時代に出現したオリジナルな神経核で、最初の大脳皮質にあたるものだが、時が経って周りを人間の大脳皮質の大都市が取り囲むようになった。

爬虫類の運動能力は、魚によって代表される一つ前の段階の能力よりもずっと豊かになった。当時の爬虫類は、種によって走ったり、飛んだり、泳いだり、跳躍することができた。さまざまな種類の移動運動を習得することに加えて、こうした動物たちは動きを抑制し、調節することができた。いつも動き続けている魚とは対照的だ。爬虫類は銅像のように止まってじっとしていられた。腰の強いパン生地のようにじわりじわりと動くこともできたし、必要なときには矢のように疾走したり、正確にすばやく狙った場所までジャンプすることもできた。最後に、爬虫類はみごとな平衡感覚を身につけた。中には巧みだといってもよいほどの動きを見せるものもいた（小さなヘビと、特にトカゲ）。

覇権争い

三畳紀、ジュラ紀に続く白亜紀の幕開け間もないころ、地球はいまだ爬虫類の支配下にあった（図3-40）。しかしこの白亜紀は爬虫類にとって致命的な時代となってしまった。爬虫類が築いた「新王国」の歴史は、空中、海中、そして地上での絶えまない残忍な殺し合いの歴史だった。争いの末、爬虫類は順当に支配者の座から追い落とされ、二度と復位することはなかった。憐れむべきごく少数の生き残りを除いてほ

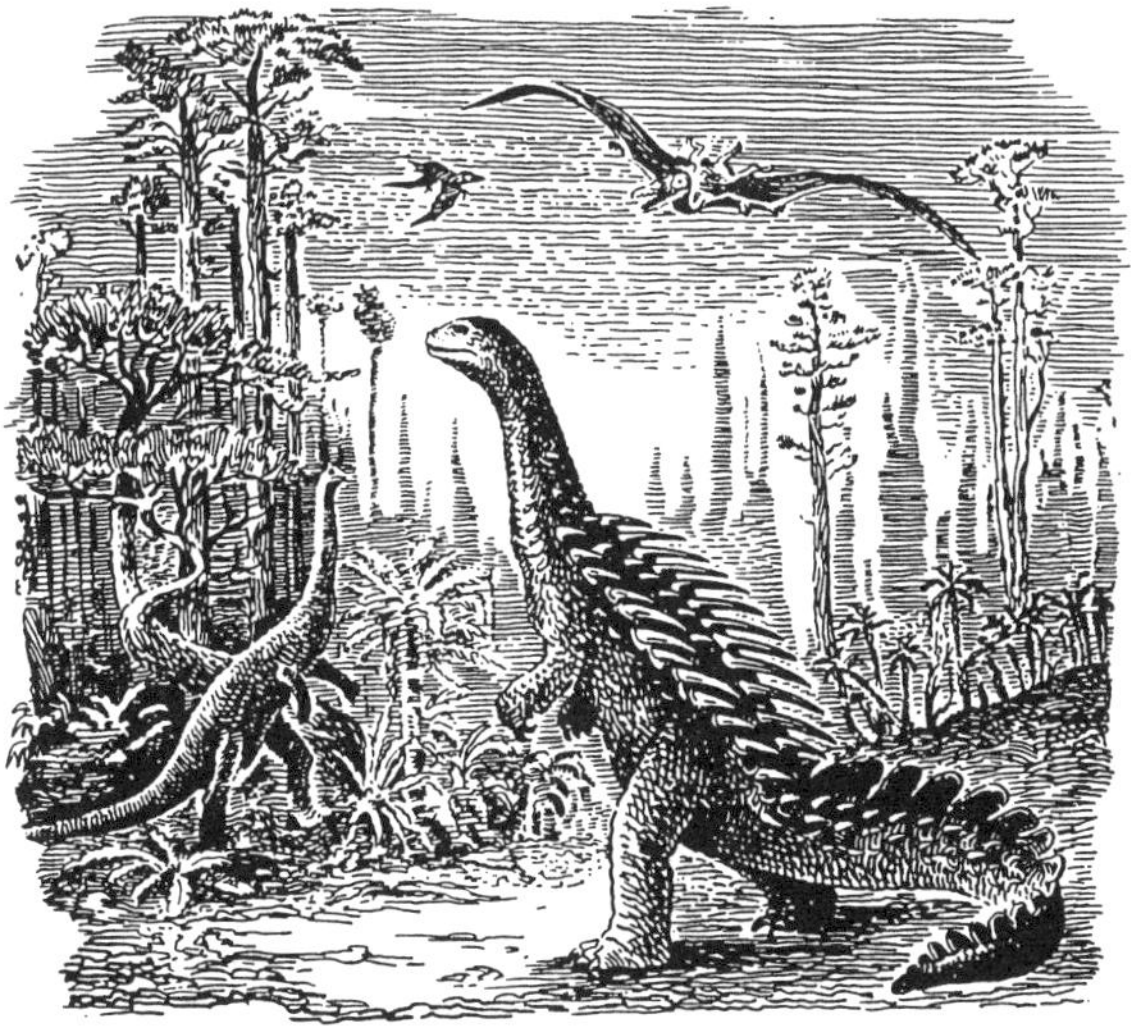

図3-40　ジュラ紀の森にいた爬虫類（イグアノドン，コンプソグナトス，プテロダクテル）

ぼ絶滅してしまい、現代に生きながらえている末裔も徐々に絶滅への道をたどりつつある。空中にいた爬虫類は直接の子孫である鳥類の進出によって行き場を失い、地上では、当時まだ新参者ではあったがはっきりと有利な点を数多く備えた温血脊椎動物の哺乳類に完敗を喫していた（図3-41、3-42）。

爬虫類王国が滅亡したのはなぜだろうか？　理由はいくつかあるが、それらは動作と運動の協応の本質についてより深い洞察を与えてくれるので、私たちにとって非常に興味深いものである。

まずは一つめの理由。ジュラ紀と白亜紀の爬虫類はあまりに大きすぎた。物理学で知られているように、化学反応の速さは温度との相関をもつ。つまり反応は温度が高ければ高いほど速く進む。この法則は神経 - 筋系内での出来事にもあてはまる。電気化学的な興奮信号、つまり神経インパルスの伝達スピードが冷血動物と温血動物で大幅に異なることはよく知られており、正確な測定も行われている。興奮の波はカエルの神経を秒速八～一〇メートルで伝わるのに対して、ネコや人間では秒速一〇〇～一二〇メートルにも達する。さらにこのスピードは、神経の種類（運動神経が最も速い）と体温だけに関係しており体の大きさには関係ないことが分かっている。以上のことから、巨大な爬虫類の神経を伝わる神経インパルスのスピードは、現代のカエルやワニと変わらないと考えて差し支えないだろう。ここで簡単な計算をしてみよう。

体長が三〇メートルにも達する巨大な爬虫類の後ろ脚に何者かが噛

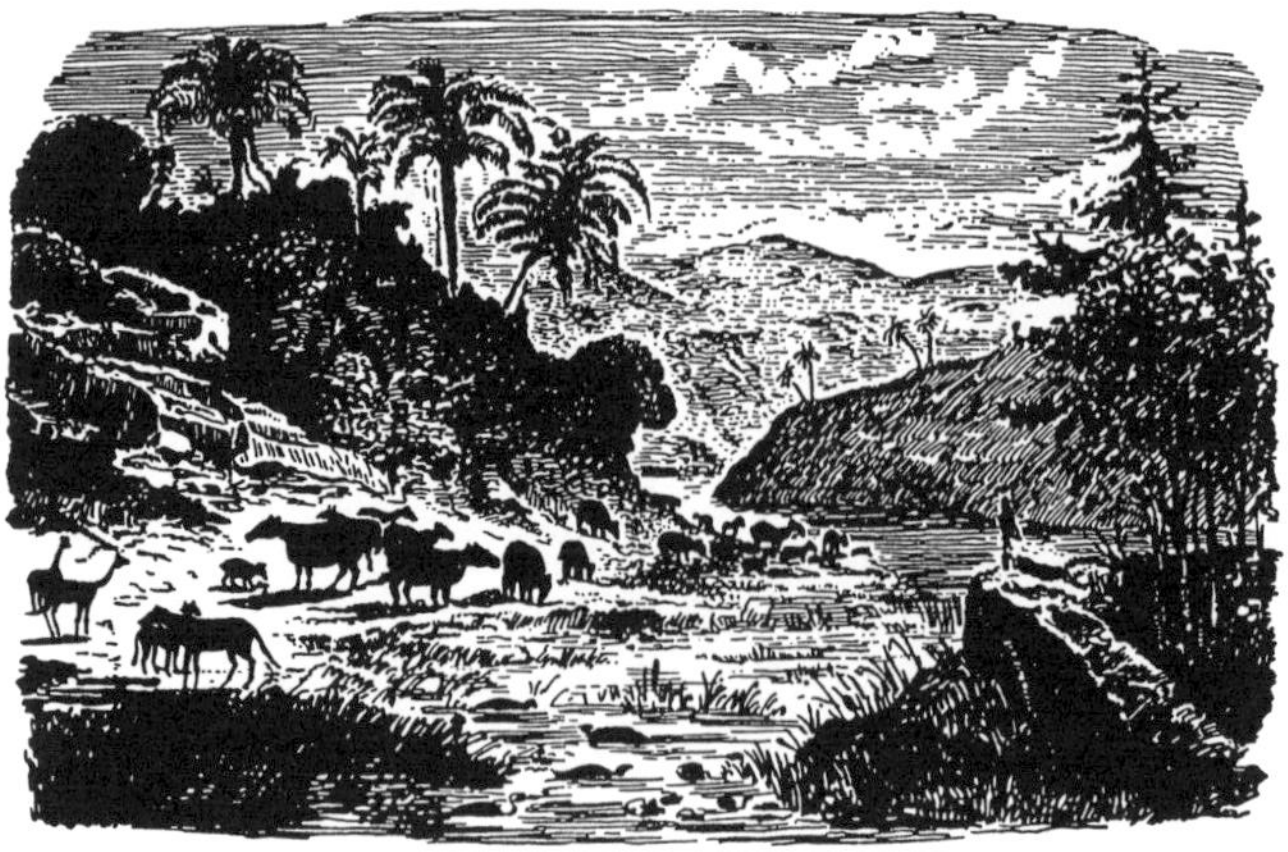

図3-41　哺乳類王国の夜明け

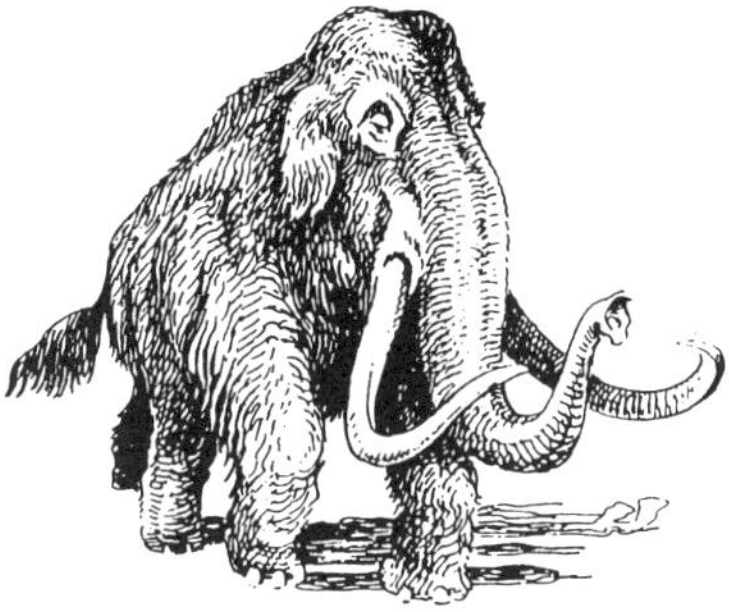

図3-42　マンモスの再現図

みついたとする。噛まれた爬虫類は痛がり、脚を後ろにグイッと蹴って噛んだ奴を蹴飛ばそうとする。このときまず、痛みが感じられるまでには神経インパルスが六メートルの脚、一〇メートルの胴体、一〇メートルの首を伝わらなければならない。全行程は二六メートル、行きで三秒かかる計算だ。運動指令が脳から脚の筋に達するまでの帰りの時間も行きと同じだけかかると仮定しよう。さらには、脳内の反応も少なく見積もって一秒はかかることを考慮しておく必要がある。噛まれてから脚を動かすまで、七秒かかることになる。時計の秒針を眺め、七秒経過するのを辛抱強く待ってみよう。随分と長い時間だ。それに、五フィートもある足の筋が興奮して収縮し、天高くそびえ立つ脚を動かすためにかかる時間も忘れてはならない。

そうすると、たとえば敵がライオンや、当時いた体長が三メートルほどのサーベルタイガー（化石獣）の場合には反応時間が五分の一秒たらずで済むので、そのような温血肉食動物ならば巨大な爬虫類が何かを感じて意思決定をする前に、脚を完全に食いちぎってしまうことができたはずだ。私たち自身がそのような闘いを目撃しているのを想像するとしたら、食われている巨大爬虫類が途切れ途切れにうめき声を漏らすのを、きっとこんなふうに翻訳するだろう。「なんだか…だれかに…かまれて…いる…みたい…だ!」。このような闘争の結果は目に見えている。

ジュラ紀と白亜紀にいた巨大爬虫類の骨の化石を見ると、かれらの長い首のてっぺんについていた頭は、せいぜいネズミの頭ほどの大きさしかなかったことがわかる。大きな体に比べるとあまりに小さな頭も、大部分は顔の骨格と大きな牙をもつ顎で占められており、脳はわずかばかりの狭い空間に閉じこめられていた。動作について脳に相談して返事をもらうのに七秒もかかってしまうような動物は、別に毛むくじゃらの肉食動物に出くわさなくてもまともに生きていけそうにないことは明らかだ。おそらく、爬虫類の運動反応はほとんど脊髄によって制御されて

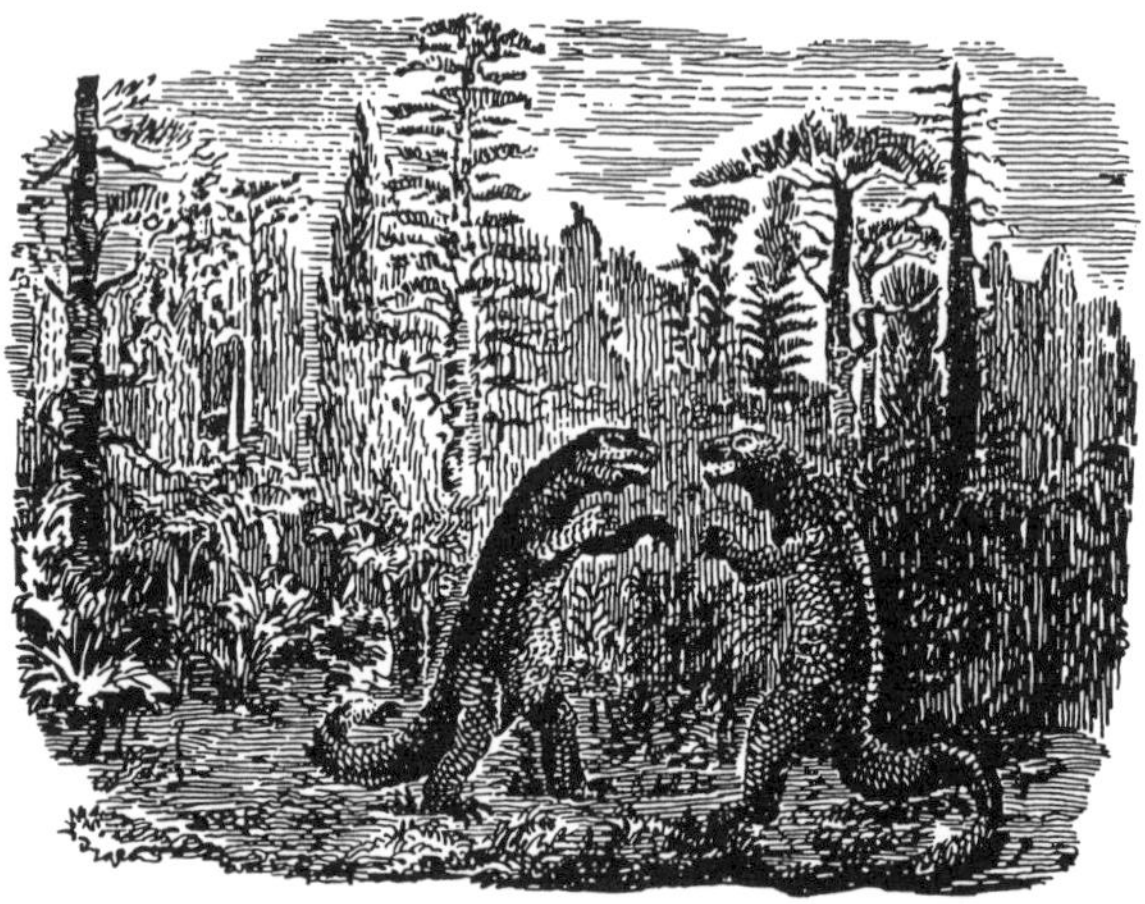

図3-43　ジュラ紀における肉食イグアノドン（左）と草食イグアノドン（右）の争い

いたのだろう。それによって神経の伝導時間は二、三秒程度に収まった。実際、当時の爬虫類の多くは、脊柱《せきちゅう》（脊髄の容れ物）が腰椎《ようつい》-仙椎《せんつい》の部分で肥大しており、そこから後ろ脚の神経がはじまっていた。この部分が肥大していたということはつまり、中の脊髄も同じく肥大していたということだ。実際、脳よりも大きいほどだったのだ。しかしこのような体の構造では、より進んだ脳の神経核である線条体はふだんは使われず、しかも緊急時には役に立たないので、必然的に動作の質と種類が大幅に制限されることになった。また、腰椎-仙椎の肥大部が独立することで、後肢に前肢とは独立した特殊なリズムを与えただろう。そんな動物の歩いている姿はさぞかし異様にみえたに違いない（図3-43）。

爬虫類王国が滅びた第二の理由は、体長の大小に関わらず共通している。一般的に爬虫類はみな、卵を暖かい土や砂の中に産むとそれっきりで面倒をみない。生まれた赤ちゃんは自分で殻を破り、一生涯を（短い交尾期間をのぞいては）一匹だけで過ごすことになる。爬虫類は家族や教育や経験の共有といったことをまったく知らずに成長する。爬虫類の小さな脳は生まれたときから経験を積み重ねていっただろうが、皮質のない脳（皮質の原基があるにはあったが、哀れなほど粗末な代物だった）は経験を蓄積し役立てるには適していなかった（図3-44）。

新参者の哺乳類は、温血動物で威勢がよく、高い性能を備えた脳とそれにふさわしい運動のレパートリーをもっており、爬虫類の対戦相手としては強すぎた。体は小さくとも巧みさを備えた肉食の哺乳類は、巨大な爬虫類に襲いかかり、あっという間に食い尽くしてしまった。かれらにとって巨大な爬虫類は、敵というよりむしろ、鈍重な、お膳立てされた肉の山にすぎなかった。

鳥類が到達した運動

順序の一貫性を保つために、哺乳類の最も顕著な利点である運動の才能について話す前に、爬虫類に続く綱《クラス》に属する鳥類が獲得した能力について概観しておこう（図3-45）。爬虫類では最高の神経核だった**線条体**は、鳥類に至って完成した。同時に、平衡を保ち、「自らの身体を制御する」器官である小脳も線条体に並んで高度なレベルまで発達した。線条体（レベルC2）は複雑な神経-筋システムを先導し、脊椎動物の神経-筋システムは段階を追うごとにほんの少しずつ発達していった。この段階のうち最も古いものがレベルAだ。次のレベルBはカエルの脳の大部分を占める淡蒼球《たんそうきゅう》のレベル、そしてレベルC1が線条体のレベルであり、鳥類で黄金時代を迎えた。これらのレベルがまとまって**錐体外路《すいたいがいろ》運動系**を形成した。そのゆるやかな発達ぶりから、その構造について多くの特徴を垣間見ることができる。まず、そのすべての神経核（レベルと言い換えてもよいだろう）は、上司と部下の関係にあり、いわゆる階層構造をなしている。次に、脳が新しい層を加えながら徐々に大きくなり続けたため、若いレベルは筋への神経路を新たに伸ばす必要がなかった。すべての筋へ至る経路はすでに

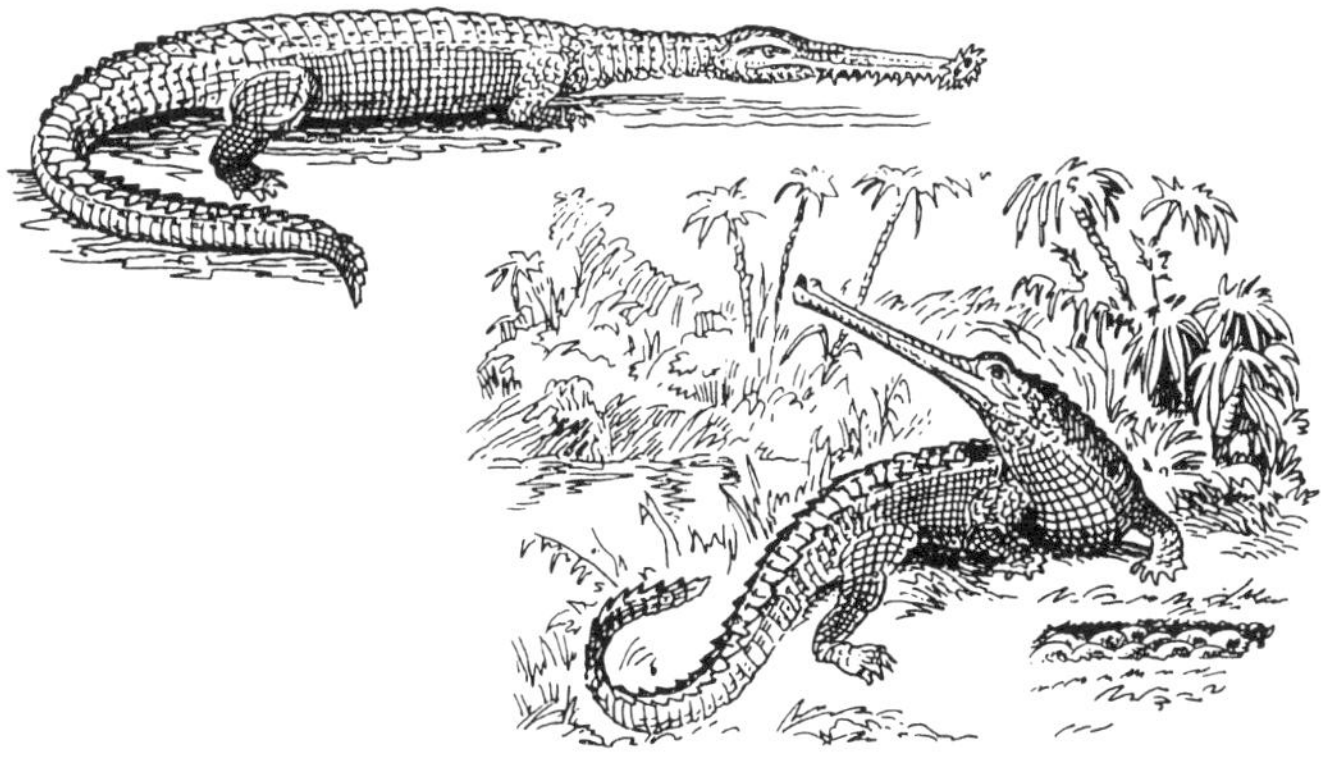

図3-44　上―絶滅したワニ，テレオサウルス（きわめて小さい頭蓋の容量に注目）．下―現代のアリゲーターとその卵．

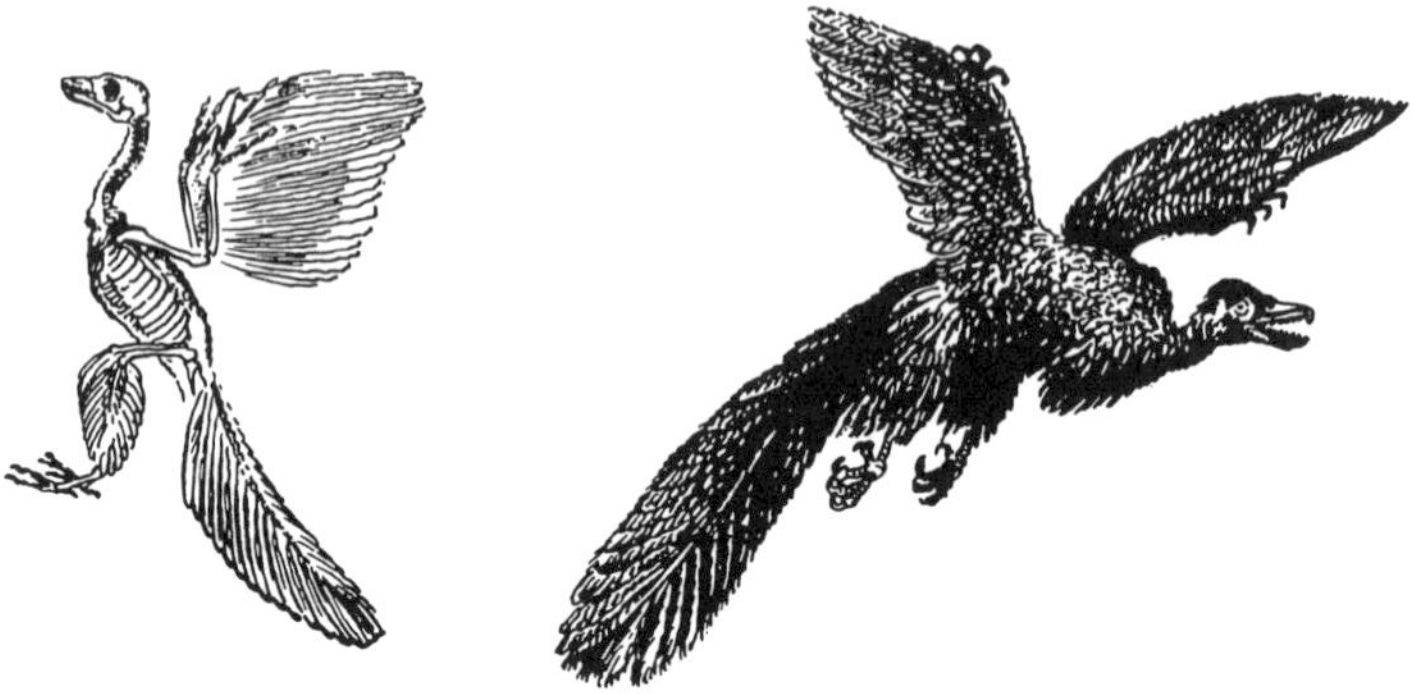

図3-45　左—絶滅した鳥の祖先，始祖鳥の骨格．右—飛行する始祖鳥の再現図（爪のある羽に注意）．

整備されていたのである。この結果、多層というにふさわしいシステムが現れた（一一三ページの図4-2参照）。

この図によると、他の神経を介さず筋に直接つながる経路はすべて脊髄の神経細胞が始点になっている。この細胞は、運動神経系のいわば**前駆細胞**である。筋に命令を伝えるレベルAの神経核（赤核）からの経路は脊髄の運動神経細胞だけにつながっており、目的とする筋に運動神経を通じてインパルスを伝えるのは、この運動神経細胞のする仕事になる。同様に、レベルBの神経核からの神経路はレベルAだけに、レベルC1からはレベルBだけにつながっている。命令が線条体から筋へと伝わるためには、CからB、BからA、Aから脊髄、脊髄から筋という具合に、四つの連続した神経伝達リレーが必要になる。線条体はすぐれた運動中枢としての利点と力をもっていたが、一方でこの歴史的に確立された装置には多くの欠点があった。ロレント・ド・ノーら科学者の正確な測定によると、その欠点の一つとしてあげられるのは、神経伝達リレーは**付加的な時間**がかかるという点である（生理学ではこのような時間を**シナプス遅延**と呼ぶ）。この時間は温血動物では非常に短い。当然ながら冷血動物になるともっと長くなり、もともと短くないこの神経プロセスが三、四回も繰り返されようものなら、哺乳類との差はますます広がってしまう。

錐体外路運動系は鳥類で完成度の頂点に達した（鳥のように、一般的に小さくて体温がとても高い動物では、錐体外路運動系の欠点は巨大爬虫類と違ってほとんど目立たなかった）。鳥の高度に発達した感覚器官は、走る、飛ぶ、よじ登るなどすべてのタイプの**移動運動**について完璧な命令を出した。このような動きはすべて、魚やヘビのような体幹を使う種類のものではなく、進化的に新しい体肢を使う種類のものであった。飛ぶためには、感覚に基づいて完璧に平衡を制御することが重要になるが、このことは人間自身が空を飛ぶようになってはじめて明らかになった。動作を調節したり抑制したりすること、さらには完全な静止とゆっくりとした動きとすばやい動きを切り替えて行う能力は、爬虫類で発達しはじめた。この領域で鳥類は高い完成度と多様性を獲得するに至った。最終的に、鳥類の運動リストには、爬虫類にない鳥類特有の動作が含まれている。まず第一に、鳥類は複雑な本能を数多くもつ。本能によって制御される鳥類の活動は、非常に高度なスキルが駆使されており正確で完璧であるために、そういった活動が、人間の労働に似た、認知にもとづく意識的な活動であるかのような印象を与えてしまう。しかしその印象は大間違いだ。そもそも、鳥類には認知の器官すなわち大脳皮質がない［現在では、鳥類が大脳皮質の相同体をもつとする立場も存在する］。加えて、直接的な分析からも、人間に似た鳥の活動と、人間の知的活動自体とのあいだには大きな隔たりがあることが分かっている。確かに、鳥は複雑な巣を完璧に作ったりする。ときにはサイホウチョウのように、葉を縫い合せて巣をつくる鳥さえいる。また、何百キロメートルも離れた遠い場所から、未知の感覚を用いて巣までたどり着いたりする。そういった鳥の活動は、スキルや知識をもつ人間の行う意味ある一連の活動にそっくりであるかのように見える。しかしながら、活動の最中にひとたび予期せぬ障害や混乱に遭遇すると、鳥は狼狽《うろた》え、人間の活動との本質的な違いを露呈する。鳥は、いつもとはほんの少し違うことをする必要があったり、些細な事柄を考慮する必要があったり、ほんのちょっと予想外の状況に出くわして工夫が必要になったりすると、突如として慌てふためいた反応を示す。その反応は、もっと下等な動物ですでに観察されたものとなんら変わりはない。すなわち、渡り、巣造り、孵卵《ふらん》やひなへの給餌など本能による印象的な活動は、みかけが本物の知的活動に似ているだけなのである。真の知性はまがいものと違って、ちょっとやそっとの障害にはびくともしない。

それでもこうした本能は高いレベルの意味ある生物学的適応を示しており、鳥類以前の脊椎動物と比較しても明らかに鳥類の運動能力のほうが優れていることがわかる。

第二に、鳥類は**家族で生活し**、ひなを自ら教育する。この点は、爬虫類とは対照的だ。**母**や**母らしさ**という概念がこの地上に現れたのは、鳥がはじめて卵を孵《かえ》らせたときである。この出来事は深く根本的な重要性をもつのだが(意義については後に議論する)、このことに関連して動作の豊かなレパートリーが新たに加わった。餌を与えたり、ひなの面倒を見たり、飛ぶことを教えたり、そういった教育に直接結びつく行動が豊富になったのである。これらに加えて、「家庭をもつ」鳥は、羽繕いをしたり、巣の掃除をしたりするなど、自分の身のまわりの世話に関する複雑な動作のレパートリーも幅広くもっていた。鳥はまた、相手の気をひいたり警戒したりするための**表現力豊かな音声**や事実上の**歌**を生みだした。ただ鳴きわめくだけのカエルとはわけが違う。それから**踊り**も生まれた。概して、鳥類の運動能力の上限は爬虫類よりもはるかに高い。しかし上限が高いとはいえ、一つだけ足りないものがあった。大脳皮質である。そのため鳥類は、たとえ生まれつき才能があって高度に発達していても、自分の経験を蓄積したり、新たに複雑なスキルを獲得したりするには適していなかったし、とりわけ予期できないような運動の問題を巧みに解決するのには向いていなかった。

錐体路系はいかにして錐体外路系を呑み込んだか

「錐体外路運動系は、極限まで発達した後にもなお、生物学的にみると多くの不便な点を根強く残していた」という主張は、単なる推測ではない。「旧式の」爬虫類を一掃してしまった哺乳類が、脳-運動系の発達において革新的な飛躍を遂げたという事実にもとづいた推論だ(図3-46～3-48)。哺乳類の脳-運動系は、まず第一に、最高度に発達して階層的に組織化された。最も古い原始**哺乳類**でさえ、鳥類や爬虫類よりも**大脳皮質がずっと大きく広**

がっていた。さらに重要なことに、この大脳皮質は主要な役割を果たしはじめていた。線条体と小脳は鳥類でピークに達していたが、哺乳類では退化しはじめ、場合によっては使われないことすらあった。哺乳類の運動皮質は、体幹から手足の隅々にわたる感覚器すべてに対応する部分をすでに備えていた。

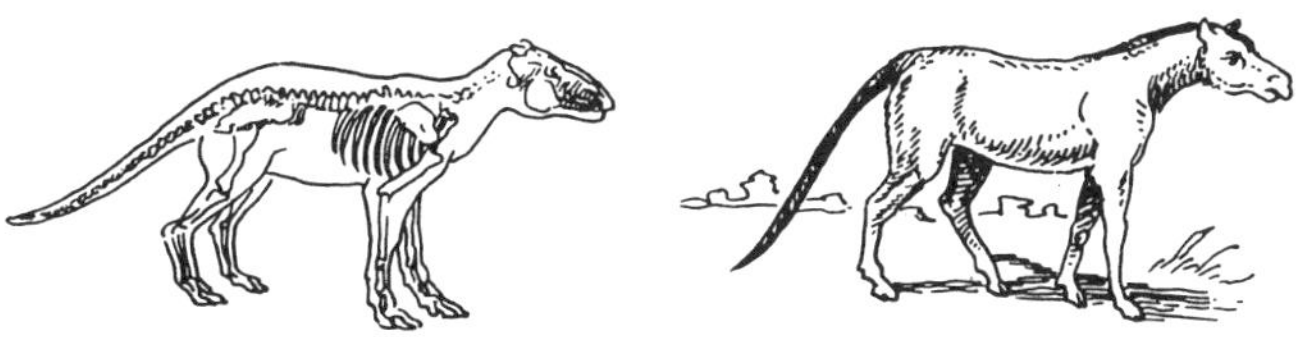

図 3-46　始新世における初期のウマの祖先，アノプロテリウムの骨格と外形（左）および再現図（右）

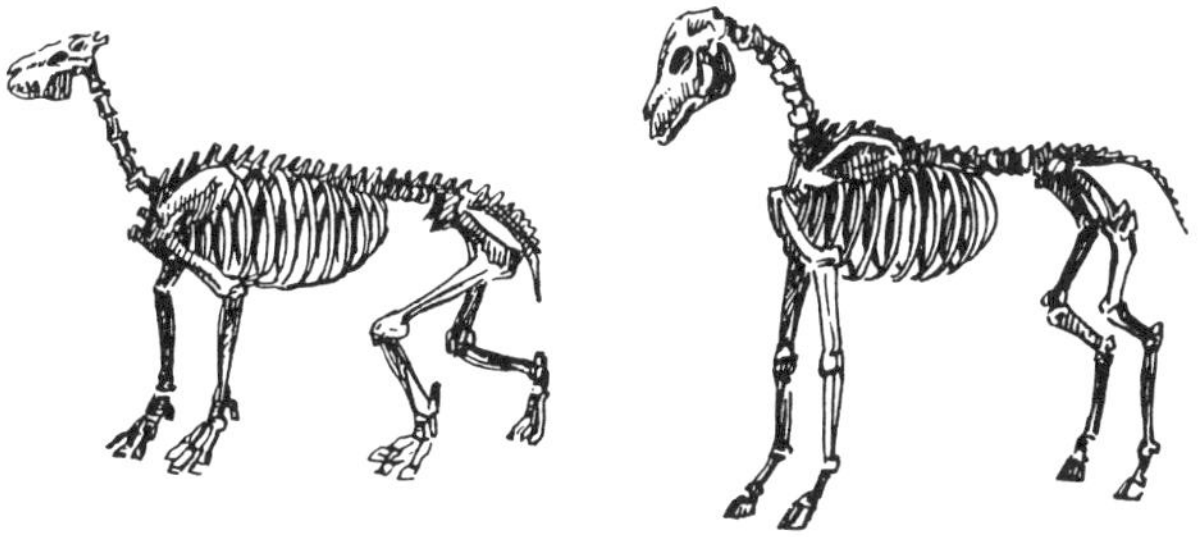

図 3-47　左―現代のラマに似た，絶滅した奇蹄目の動物の骨格．右―現代のウマの骨格．

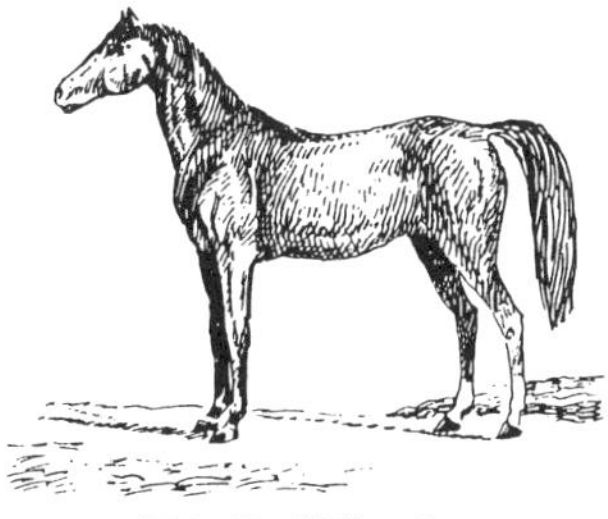

図 3-48　現代のウマ

ここまで、新しい脳神経構造がだんだんと古いものを従えながら形成されていくことで、**動作**が豊かになっていく様子について述べてきた。新しい上位神経構造の出現といくつかの層からなる階層システムが、なぜ、どのようにして運動能力を飛躍的に高めたのかはっきりとは分からない。しかし、その事実自体は揺るぎないものである。ここで私たちは、哺乳類の脳の形成と発達にあたって、感覚器官がたどったものとよく似たプロセスを目撃する。

たとえば、魚とカエルでは、網膜から視覚の脳中枢まで一つのステップしかなく、情報は一本道をそのまま伝わる。いっぽう人間では（簡潔さのため他の動物は省略する）、眼から高次の視覚皮質中枢（一九野と呼ばれる）まで四つのステップがある。この数は、十分に発達した錐体外路運動系のステップと同じだ。このような高次感覚野の領域では、組織の階層化は質的な向上を意味する。階層システムでは神経伝達時間が遅くなるが、運動に比べたら視覚や聴覚では比較にならないほどのわずかな遅れにしかならない。理由は簡単で、脳から脚の筋までの長さは人間で約二メートルあり馬や象ではもっと長いが、眼や耳は大脳皮質からセンチメートルの単位で測れる程度しか離れていないからだ。

脳皮質にすべての種類の感覚信号がほぼ完全な状態で装備されるに至る過程で、動作を制御する中枢の権力もまた自然に増大していった。それと同時に、脳と筋が離れて間接的にしか結合していない不便さが徐々に増していった。ここで、他の場合とは対照的に、生物《ライフ》は徐々に注意深く調節するという道をたどるのではなく、むしろ、ゴルディアスの結び目を断ち切る伝説のごとく一気に解決する道を選んだ。このような解決例は、脳の歴史の中では他に類を見ない。皮質の細胞からは、途中に何の中継点もなく直接脊髄の運動細胞まで**特別な神経路**が伸びているが、これは神経科学の黎明期に**錐体神経路**と名づけられた。脳にもともとあった運動系のほうは迂闊《うかつ》にも**錐体外路**（錐体路ではない、錐体路の外にある経路）と名づけられてしまった。

錐体路運動系が一般の運動をしたり、あるいは特に巧みさを発揮したりする上でどのような役割を果たしているかについては、第V章でもう少し細かくその特徴を述べる。ここでは、歴史的概観の本旨を踏み外さないように、いくつかの特徴に限定して説明するにとどめる。

まず第一に、誤解を避けるためにはっきりいっておくべきことがある。それは、錐体路運動系の出現と発達は、決して以前からある錐体外路運動系の排除を意味しないということである。錐体外路運動系の衰退は、神経核のわずかな縮小（退縮）にすぎない。爬虫類と鳥類が線条体を発達させたとき、淡蒼球によって制御される動作のリストは排除されることなく保持され、線条体によって制御される新しくより複雑で多様な動作がこのリストに付け加えられた。同様に、哺乳類は遠い祖先がしていたような動作（および動作の要素）のために錐体外路運動系を保持した。大脳皮質が所有する運動器官である新しい錐体路運動系は、先ほど見たように、なんらかの中継ステップなしに直接脊髄の運動細胞に連絡するが、これは哺乳類が古い運動神経核の能力を越えたまったく新しい動作と活動を行うのに用いられた。これらの新しい動作は、主に何かを狙う、さわる、つかむ、強く正確に**打つ**、正確に遠くまで**投げる**、正しく注意深く計画的に**押さえる**など、正確で、精密で、**目標をもった動作**を含んでいた。これらの単純な動作（およびその他の動作。第V章を見よ）は徐々に発達して、**対象物**を操作したり、**道具**を使ったり、さらには**有意味な労働**をしたりするなど、多くの**有意味な一連の行為**が出現した。

鳥類や、とりわけ爬虫類と比較した場合、哺乳類は攻撃や狩りなど**一回性の、目標をもった動作**のレパートリーをより多くもっている。これらの行為は型にはまったものではなく状況に応じて変化し、きわめて正確ですばやい**適応性**を示す。これらのことは、唐突に出くわした難局をうまく切り抜けるために**学習していない新たな運動の組み合わせ**をすばやく創り出す能力が向上したことを示している。音楽にたとえるなら、哺乳類は記憶や楽譜にもとづいた演奏をすることがどんどん少なくなり、かわりに即興演奏がどんどん増えていったということだ。この傾向は、哺乳類が絶えず運動スキルを身につける能力を増していったことを説明する。つまり、哺乳類はよりトレーニングの効果が高い。哺乳類は、毛づくろい、洗顔や手洗い、爪研ぎ、蚤取《のみと》り、食物の準備や加工など、自分で身のまわりの世話をしたり身だしなみを整えたりする動作をより多くより多彩にもつ。

哺乳類の生活には、いつも家族と子供の教育が中心にある（図3-49、3-50）。誰しも、親ネコが、半殺しにしたネズミを仔ネコの目の前に運んできて教育している光景を見かけたことがあろう。あるいは、動物園の母ライオンや母トラが優しくも毅然たる態度で子供を「教育的」にぴしゃりとたたくのもありふれた光景だ。オオカミやマーモセットやビーバーの母親も、日常生活に必要な諸々の活動を子供に仕込む。家族はまた、爬虫類が知ることのなかった数多くの感情と経験を産み出した。たとえば、愛着、自己犠牲、感謝、服従、友情などだ。連鎖的行為とともに、中間的段階の行為も豊富になった。たとえば、社会的なゲーム、教育の目的で例を示すこと、対象物の操作などである。鳥類は信号としての音と歌としての音を使うことができる。哺乳類は、ほとんど言葉といってもいい

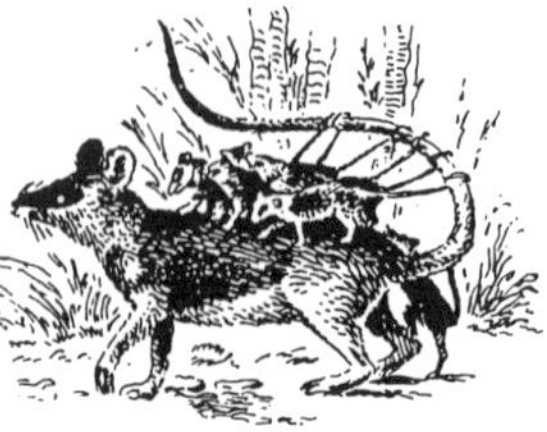

図 3-49　一腹の仔を連れたスリナムの有袋類

ような、数多くの表現に富んだ意味ある音を発する。賢いイヌの鳴き声をさまざまな状況で聞くと、その感受性の高さと多様性に驚かされる。E・セトン・トンプソンはクマで、I・プリシュビンはビーバーで、ラドヤード・キップリングはアザラシで同様の観察をした。また、鳥類にはまったく存在しなかった顔の表情や表現に関する動作も現れた。喜んだり、恥じらったり、侮辱されたときにイヌが見せる変化に富んだ、(言葉なしに)分かりやすい「顔の表情」には、誰しもがお目にかかっているはずだ。

錐体神経路が機能しはじめたことによって、哺乳類の動作は特定のパターンだけに限定されなくなった。かたや鳥類や爬虫類は、銅像のような静止状態と動作とがすばやく切り換わって交互に現れる。トカゲやカメやワニがじっとしているときは、丸太のようにぴくりともしない。オウムやフクロウが止まっているときも同じだ。これらの動物はみな、頭や首や鉤爪のある足をゆるりと動かしてはぴたっと止め、またぞろ動かしはじめる。動作と静止の繰り返しは、錐体外路運動系に典型的な特徴に他ならない。興味深いことに、脳疾患の患者にも同じような動きが見られることがある。錐体路運動系が弱体化し、相対的に錐体外路運動系の勢力が強くなっているときの症状だ。「錐体路」動物である哺乳類の動作は、ばねのようにもっとしなやかだ。哺乳類は決して完全に静止したりしない。休んでいるときでも、頭や首を動かしたり耳を回したりぴんと立てたりし

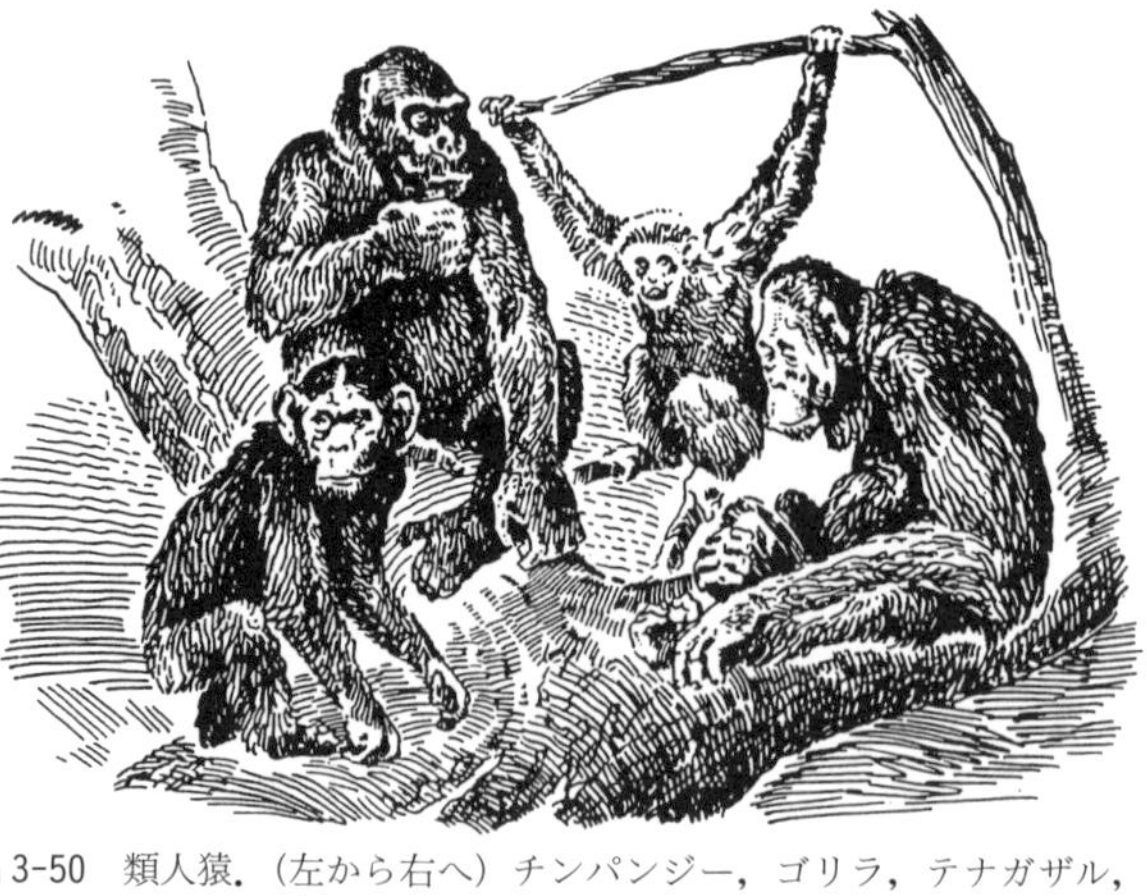

図 3-50　類人猿．(左から右へ) チンパンジー，ゴリラ，テナガザル，オランウータン．

て辺りを注意深く警戒していたり、習慣的なちょっとした不随意動作をしていたりする。獲物を狙ってじっと息をひそめているイヌやネコでも、ちょっと見は撃鉄を起こしたライフル銃のようにじっと動かず緊張しているようだが、よくよく尻尾を観察すればそうでないのがすぐ分かる。

ここでやっと、地球上で爬虫類王国が滅亡し哺乳類王国が現在に至るまで勢力を保ち続けた第三の、**最も重大な理由**に近づいた。爬虫類には大脳皮質がなく、最も高度な運動システムが錐体外路運動系だったのだ。**哺乳類は世界に大脳皮質の原理をもたらし**、その限りない能力を披露した。錐体路運動系は、温血動物の横紋筋を駆動するきわめて優れた装置となった。その最も重要な利点は、動作のすばやさや強さや正確さであり、個人の生活経験を蓄積する無限の能力であり（親が経験を蓄積し、子に教えるという事実もこのことを助ける）、おもちゃのブロックで家を作ったり文字の書いてあるカードを並べて単語を作ったりする行為にも似た、その場で即座に新しい運動の組み合わせを創り出す能力である。白亜紀に起きた外からはっきりと見てとれる出来事は、温血動物が冷血爬虫類を食い尽くしてしまうことだったが、その内側には深く、もっと重要な出来事が隠されていた。つまりことの本質は、錐体路運動系が錐体外路運動系を呑み込んで、錐体外路運動系の残党よりも上位についたという次第だ。（先ほどの歴史尺度でいえば）出現してから二年か三年のうちに、哺乳類は全動物界を支配してしまった。人間が地球上で王座に君臨したのは、最近一週間から一〇日ほどのことだ。

本章の締めくくりとして、より最近の出来事を先ほどと同じ時間尺度で振り返ってみよう。世界の支配者である脳は領土を拡大し続け、真の天下統一を宣言した。一時間ほど前に、人間は書くことを発明し、世界史がはじまった。人間は中世のおぞましい思想不毛時代を生き抜き、その後健全な時代が幕を開けた。自然を実験的に研究する真の実証科学が現れたのは、たった五「分」前のことである。脳と神経系の生理学が生まれたのはたった二分前のことだ。記述の中でまだまだ不明な点や抜けている点がたくさんあるが、この若さでは仕方がないということでお許し願いたい。

第Ⅳ章　動作の構築について

ゼウスと人間についての神話

本章は、短い神話からはじめよう。さびれた古本屋の片隅でほこりにまみれた手稿の中に、その物語を見つけたと思っていただきたい。

ゼウスが生ある者を創造され、この地に送り給うたとき、生を授けし者それぞれに最もふさわしからん脳を与え給うた。魚には、泳ぎ、体をくねらせ、味わい深く濃厚な水を飲むための脳を与えた。カエルには、ぬれたゴム鞠《まり》のようにぴょんぴょん跳ねるための脳を与えた。ヘビやカメにも脳を与えた。大空の鳥にも、種類に応じて、走ったり、泳いだり、よちよち歩いたり、飛んだりするための脳を与えた。ゼウスはまた、毛むくじゃらの四足動物にも、有袋類《ゆうたいるい》にも、齧歯類《げっしるい》や食虫動物にも、忘れずに脳を分け与えた。さらには、二指の蹄をもつサイにも、一指の蹄の馬にも、ビーバーにもリスにも、セイウチやオットセイ、クマ、トラ、そしてボルネオに住む太鼓腹のオランウータンや陰気なアフリカゴリラにさえも脳を与えた。最後の番は人間だった。

「これだ。」ゼウスは誇らしげに言うと、肌色のパテのようなものを皿に載せて差し出した（図4-1）。「そなたにはこれを授けよう。そなたを幸福に導くものだ。これはわしが多くのすばらしい特徴を授けた大脳半球の皮質だ。見るがよい。ここはそなたに話すことを与える。ここはそなたが他の人間を理解する手助けになるだろう。この脳回がそなたに文法を授け、こちらの溝が書く能力を授ける。ここの一角は音楽を楽しむための部位だ。そちらの部位はそなたの右手を頼もしく信頼できる助手に仕立てあげ、複雑きわまりない道具をも自由自在に扱えるようにするところだ。これらのすべてをそなたに、最愛の子であるそなただけに授けよう。他の創造物たちにはやらぬものだ。どうだ、そなたは幸せであろう？」

「いいえ、幸せではありませぬ。」人間は答えた。「申しわけございません。父よ、しかしあなたが、あなた自身が私をこれほどまでに強欲にしたのです。精神的な糧のみに縛られるのはいやでございます。あなたがかくのごとく美しく作り給うた生命の喜びをすべて放棄して、精神的な生活を送るだけの修道士や若年寄りにはなりたくありませぬ。ウマを見ればその脚は力強く、どこまでも走り続けることができます。オオワシを見れば力強くはばたき、もののみごとに獲物をしとめます。その正確なること、あなた様の雷《いかづち》さながらではありませんか。ツバメはといえば、矢のごとく空を切り裂きます。私とて、走り、跳ね、登り、飛びたいのです。ああ、なにとぞこれらのすべてを私からお奪いになりませぬよう。」

「ふむ。」ゼウスは言った。「そなたにはオオワシの脳もツバメの脳も与えよう。考えることに疲れたら走ることもできるし、跳ぶこともできる。敵と戦うときはオオワシのように力強く、ツバメのようにすばやい。これでそなたは満足であろう？」

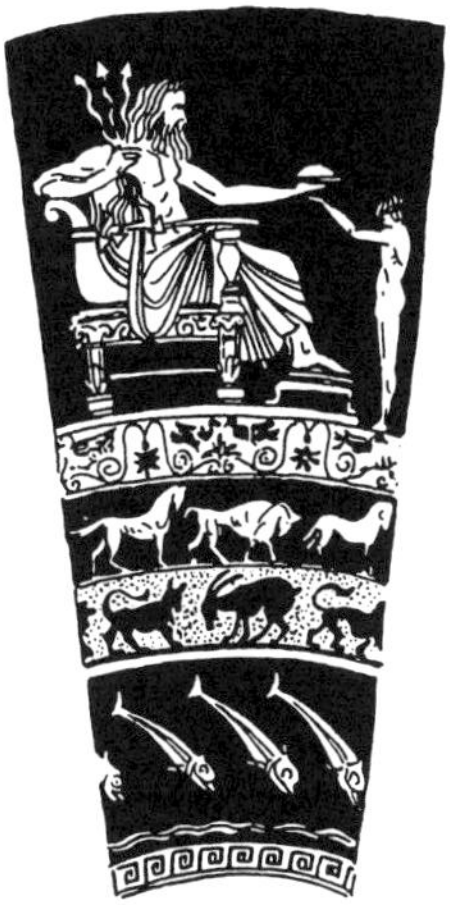

図 4-1　ゼウスと人間

「いいえまだもの足りませぬ。」人間は言った。「柔軟性はヘビのごとくあらねばなりません。バネのごとく伸び縮みする身体も欲しゅうございます。ノミやカエルに負けぬくらい跳びたいのです。決して疲れることなく、水の中にいる魚のように全身心地よい状態でありたいのです。」

「そなたの強欲にはほとほとうんざりだ。もうよい。」ゼウスは答えた。「そなたには魚やカエルの脳も授けよう。これで魚のようにもカエルのようにもなれる。わしはそなたに、他のあらゆる動物の五倍も尽くしているのだ。最後にわしがこれから言うことをよく聞くがよい。そなたと、そなたの子孫がわしの寛大さを忘れぬよう、そなたの子も、孫も、代々みな幼少のときを、わしが与えた脳をもつ動物として生きるだろう。そなたらの寿命はそれらの動物として時を過ごしたとしても十分長く、現実に人間として生活する期間も十分に残されている。よいか。では行け。」

そして、天空の支配者にして地上に生きとし生ける者すべての父ゼウスが予言したとおりにことは進んだ。人間の生は、魚類のように母親の羊水の中で九カ月のあいだ泳ぐことからはじまる。その後外界に出て、肺を広げる。とはいえ、しばらくは岸に打ち上げられた魚のごとく無力にばたばたとあがいたり、あるいはカエルのように「オギャー、オギャー」とむやみにわめくにとどまっている。生まれて半年も経つころ、鳥の脳が成熟する。座り、立ち上がり、バランスをとることを習い、それから歩き、走り、さらにはすばやくものをつかんで口に放り込むことをおぼえる。ときを同じくして、オウムのようにわけもわからず他人のことばを繰り返すようになる。二年目には、哺乳類の脳が成熟してくる。

歯が生えるのは鳥に別れを告げて哺乳類になった証《あかし》だ。自ら話しはじめ、人の言うことが分かるようになる。前足はしだいに手へと変わっていく。ものを壊すためだけではなく利用するために手の使い方をおぼえるとき、仔グマから人間になる。ほどなく机や作業台に向かって座ることを強いられ、幸福な幼年時代は幕を閉じる。

以上がゼウスと人間についての神話である。それでは、この中にちりばめられた科学的知見を抜き出していくことにしよう。

脳の摩天楼

この神話、つまり寓話は人間の動作に関する限り多くの点で当を得ている。ただし、もっと正確に表現すべき部分もあるし、強調すべき部分も、より深く分析すべき部分もある。

はじめに、人間の脳は複数階建ての建築物であり、それぞれの階が下から順番に出現したことは事実である(図4-2)。第III章では、各階の出現の歴史についてある程度注意深く追ってきた。成人の脳のうち**階層の低い部分**は、カエルの**淡蒼球**《たんそうきゅう》に相当する神経核から構成されている。カエルではこれが最高次の脳組織である(レベルAより低次の補助中枢についてはここでは触れず、第V章で述べることにする)。これらの神経核は**線条体**レベルからの指令に従う。線条体は爬虫類や鳥における運動構造を制御しているものだ。より高次のレベルには、大脳皮質の錐体路運動系がある。この組織が出現したのは最近になってからのことで、哺乳類にしか存在しない。哺乳類の脳皮質は他の古い脳組織に比べると大きく異なるように見える。ちょうど一枚の丈夫なシートをしわくちゃにしたような感じで、あちこち折れ曲がったり、溝

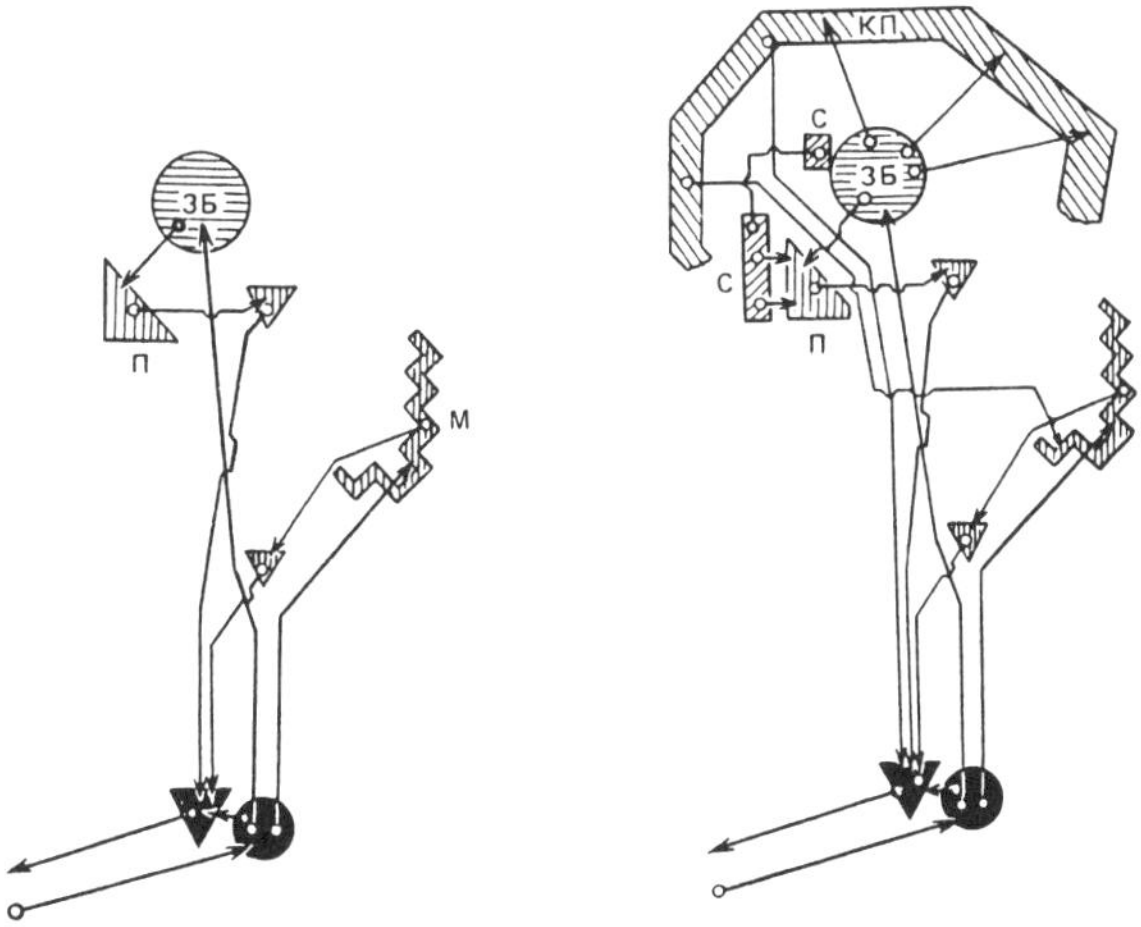

図4-2　発達過程における脳の複雑化の模式図．П-淡蒼球，ЗБ-視床，C-線条体，M-小脳，KП-皮質
左―魚やカエルの発達段階の脳，下（黒い部分）―脊髄神経核．上位の中枢は視床(感覚）および淡蒼球（運動）を含む．
右―新たなレベルにある人間の脳―線条体と皮質．

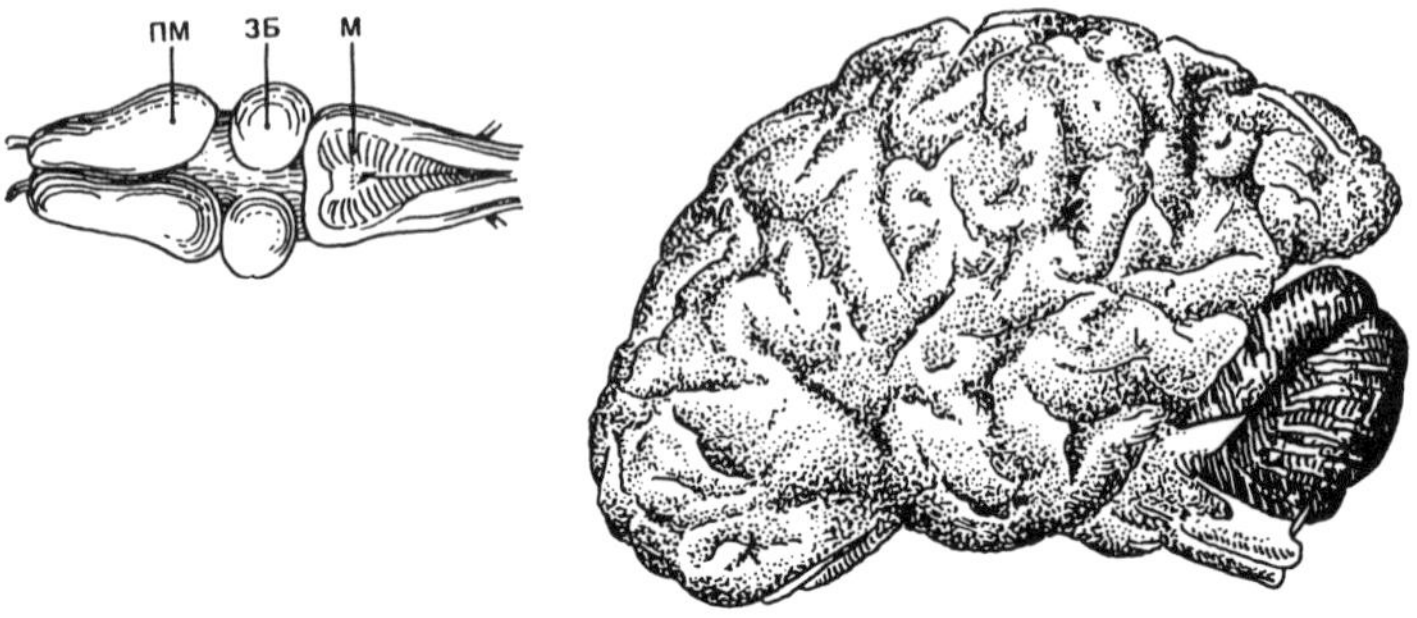

図4-3　左—カエルの脳（上から見た図）．ПМ—運動神経核（淡蒼球），ЗБ—感覚神経核（視床），M—小脳
右—人間の脳．

になったりしている（図4-3）。これらのしわは、皮質ができるだけ大きくなろうとした際に、頭蓋骨に押しとどめられた結果できたものである。もし魔法のアイロンで皮質の溝や折れ曲がりを延ばしたら、大きなマントのような、大脳全体を包む一枚の均質な広い層になるだろう（脳解剖学が芽生えて間もないころ、皮質は**脳外套**《のうがいとう》、すなわち「脳のマント」と呼ばれていた）。しかしながら、脳皮質の内部構造の歴史的な発展過程を考えてみると、皮質はそれほど均一なものではないことが分かる。最も古い（感覚）皮質の原基は爬虫類の時代に現れた。人類の脳でも、これらの原基は昔ながらの構造と機能を備えたまま存続している。その後、鳥類や哺乳類において、古い部位の近辺に新たな部位がモザイク状にあらわれた。新たな部位はそれぞれ新たな機能の可能性をもたらし、それぞれが人間の脳において「専門分野」をもつに至った。これらは一見同じように見えるため、顕微鏡を通さなければ違いは分からない。これらの部位は皮質が発達していく過程で隣りあって現れ、その境目は互いに癒合している（図4-4）。ただし、古い脳構造がそうであったように、若い組織が古い組織を制御している。哺乳類が進化しているときにはすでに

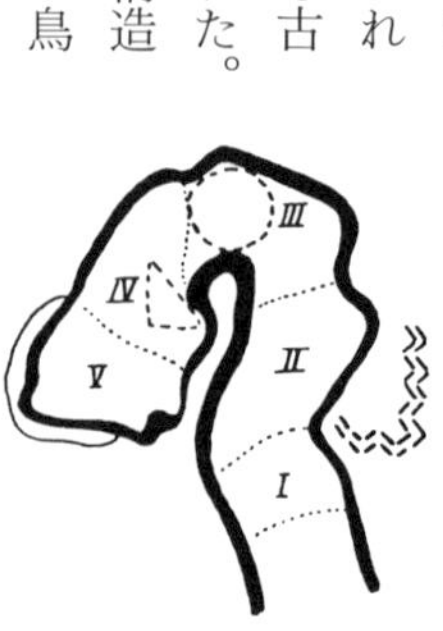

図4-4　初期胚の段階における人間の脳発達．
この段階では，脳は片方が行き止まりになった管状になっている．次の段階で管の壁が肥大し，管が5つの膨大部に分離する（ローマ数字で示されている）．細い点線は，（図4-2と同じ形と位置で）膨大部から発達する中枢を示す．

錐体路運動系が現れていたが、少なくともあと二つの運動系が脳に現れはじめた。これらのシステムは純粋に皮質上のものであり、古い錐体外路における連続的階層がたがいに制御し合うのと同じやり方で錐体路運動系を制御している。最もレベルが高く、最も新しいこれらのシステムは人類の脳にしか見られない。このシステムのおかげで、人間は他のすべての生物よりも有利な立場に立つことができた。これらいくつかの階層は、一層の皮質に隠れているが、実際には錐体外路運動系の多重階層構造の上に高くそびえ、共に巨大な脳の摩天楼を構成している。多重階層をなす構築様式の機能と意味については後に触れる。

生理的早産の赤ん坊

学生時代、友達の一人が私やクラスの友だちをからかって、さも知ったふりで「イギリス人って生まれたときには目が見えないんだぜ」と言った。実際には私たちは彼のいうことを信用しなかったが、この出来事は、私たちの最も身近な友だちであるイヌやネコはなぜ無力で不完全な形で生まれてくるのだろうかと考えるきっかけになった。私たちはイヌやネコに同情した。この考えは、自然界に君臨する王である人間が何においても勝っているという、誇り高き自信に直結していた。出生したばかりの人間において、中枢神経系に不完全な部分が多いことに疑いはない。その構造上の欠陥がすべて解決されて、ちょうど摘み取られた青いトマトが日当たりの良いところにおかれて赤くなるように完全に成熟するまでには二年以上かかる。脳の成熟はとても遅い。はっきり定められた特定の時期に順序よくシステムが活性化され、子供の運動能力は豊かになっていく。このように、ゼウスの寓話はこれらの事実を正確に述べていた。

著名なダーウィニストであるヘッケルが発見した生物学的原理については、第III章ですでに触れた。ヘッケルはダーウィンの提唱した原理を**生物発生の法則**と呼んだ。それは「自然の法則」と呼ぶよりは、「自然の慣習」と呼ぶにふさわしいと思われる。なぜなら万有引力の法則がそうであるように、自然の法則においては例外があってはならないからである。

ヘッケルの原理は、万有にあてはまるとはとうてい言い難いという点で、自然に関する他の多くの科学的法則と類似している。ただ一ついえることは、この法則が破られるよりも、この法則にしたがうことのほうが多いということである。

自然界における生物発生の慣習が示すのは、祖先のたどってきた進化系統的発達の主要な段階のすべてが、その種の個体的発達の初期に要約されたかたちで繰り返されるということである（図4-5）。器官の形成と発達の過程において、個体は古《いにしえ》の進化の記憶を、わずかの期間に自分自身でたどることによって回想する。たとえば、遠い昔、私たちの祖先は現在の魚類のようにえらで呼吸していた。しかし現在でも、胎児には妊娠から数週間はえらがついている。それは後に、舌下骨《ぜっかこつ》や中耳にある聴骨《ちょうこつ》、耳から鼻咽腔《びいんくう》へ通じるエウスターキオ管などをもつ他の器官へと変化していく。生物発生の法則は運動中枢組織や動作そのものにもぴたりとあてはまる。このように、ゼウスの神話はここでも当を得ているといえる。

新生児の脳は動物界での進化と同じ順番で、一段階ずつ成熟していく。新生児は、**淡蒼球**（レベルB）が完成しようとするころに**生まれる**。爬虫類ではここが成長の上限である。このため、新生児は爬虫類が可能な動作以上の

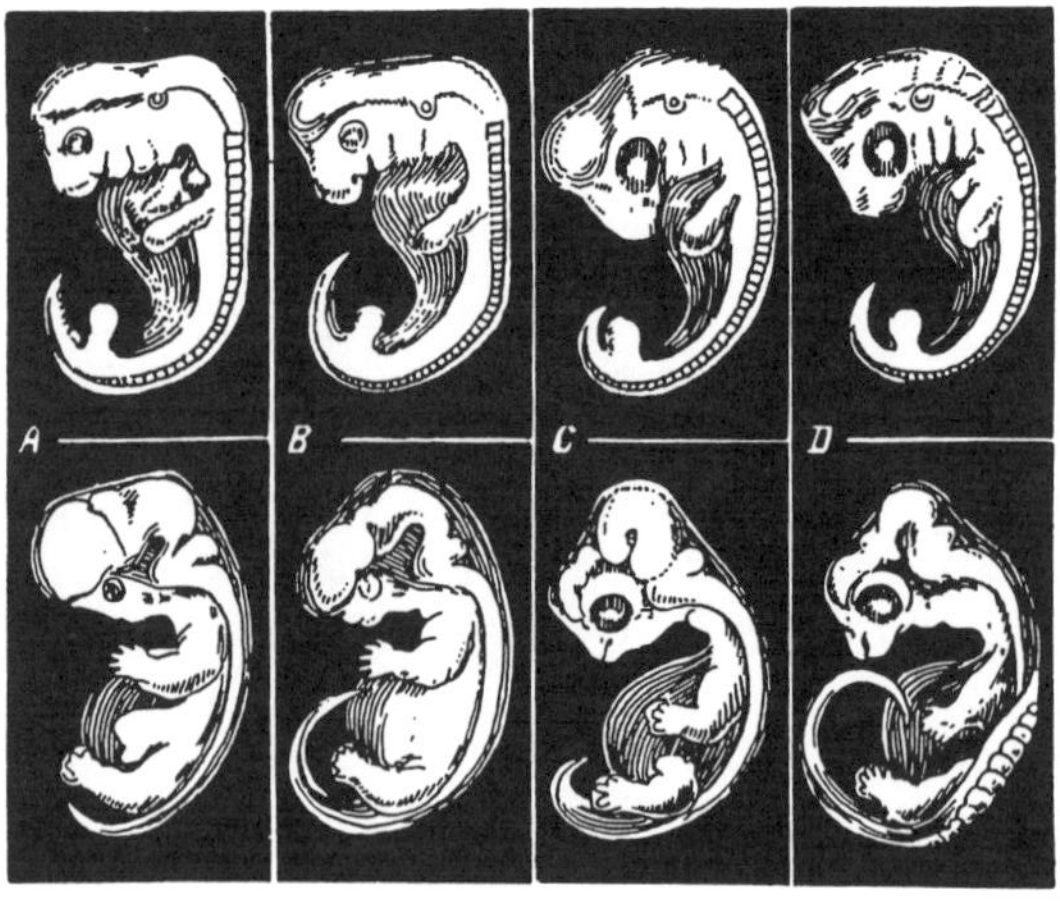

図4-5　ヒト（A），イヌ（B），ニワトリ（C），カメ（D）の胚．4週齢（上段）および6～8週齢．各胚が同じ大きさになるように大きさを調整した．すべての図で，明らかに図4-4と同様に神経管の水平な膨大部が認められる．

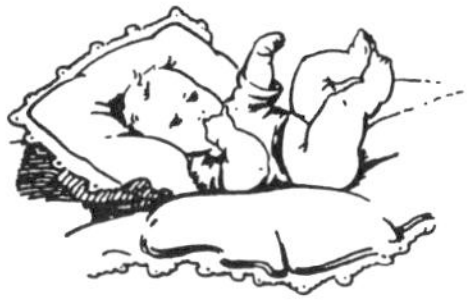
図4-6　新生児

ことはできない。しかし、**誕生の時点で**より古いレベルAが**成熟しきっていない**ことから、事態はより複雑になる。レベルAは首や体幹の動作や姿勢（後ほど触れる）の制御を行うところだが、十分に機能するよう成熟するには妊娠期間が短すぎるのだ。このため新生児は、頭と身体を支える中心的構造である首と体幹を制御することができず、さらにこれをダイナミックに支える手足も使うことができない（図4-6）。新生児は力なく仰向けに横たわり、その体幹は重く動きがなく、手足は何の意味もなくむやみにばたばた動くだけである。もう一つ話を複雑にする要因がある。レベルBは脊髄の運動細胞へインパルスを送ることができ、それを通して筋へとインパルスを送ることができるが、そのためには下位のレベルAの神経核がかならずあいだに入るということである。これによりレベルBは、レベルAが運動インパルスを通すことができるように成熟するまで足止めを食う。赤ん坊がレベルBに伴う**シナジー**、つまり手足を協応させた動作ができないのはこのためだ。実際のところ、生まれてから二、三カ月までの赤ん坊にはいかなる運動協応も備わっていない。三カ月を過ぎるころになってやっと、協応した眼球運動や寝返りなどの活動ができるようになる。半年も経つと、脳の二つのレベルがほぼ同時に機能しはじめる。つまり、最低次のレベルAによって体幹が強化されて協応するようになり、線条体（レベルC1）によって座ったり、脚で立ったり、その後に這ったり（人間の祖先が四本足であったことの生物発生学的な名残りがここにも現れている）、そして最終的には歩いたり、走ったりできるようになる（図4-7、4-8）。

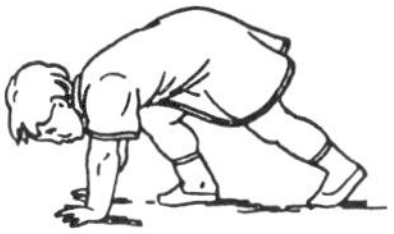
図4-7　子供の運動(1)

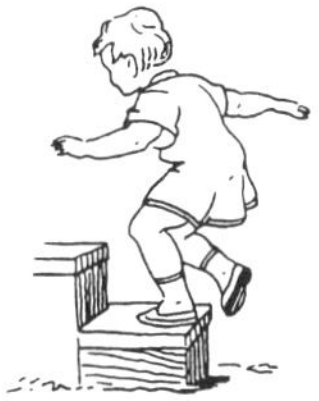
図4-8　子供の運動(2)

錐体路運動系の発達はさらに長くかかる。皮質の感覚野が働きはじめるほうがずっと早い。赤ん坊は、以前に見た対象を再認し、話しかけられた言葉を理解し、食べ物の好き嫌いを言い出しはじめる。錐体路運動系は、生まれて半年ほど経った後に、線条体に続いて徐々にその姿を現しはじめる。赤ん坊がものをつかんだり、何かを置いたり動かしたり、指で指し示したりするようになる背後には、錐体路運動系の発達がある。時を同じくして、意味のある発話がはじまる。それらの発話はふつう要求や命令である(「ちょうだい」など)。手の動きはまだとても不正確で、たいてい目標から大きく外れてしまう。しかし、この時期になるまでは摑もうとしたり投げようとしたりすることすらない。そもそも、そういった動作を行うための仕掛けがまだないのだ。六カ月以降の乳児と六カ月以前の乳児の違いは、自転車をもっていてどうにか乗れる人と、そもそも自転車自体をもっていない人の違いと同じようなものだ。

赤ん坊が成長するにつれ、徐々に錐体路運動系が進化するが、このとき高次の皮質レベルも姿を現し、成熟しはじめる。皮質の行為システム(レベルD)は、二歳になってから形成される(第Ⅴ章で述べる)。皮質システムによって、子供はまず、つたない動きではあるがとにかく物体を操作できるようになる。たとえばスプーンを使って食べたり、箱を開けたり、クレヨンで絵を描いたり、靴下を脱いだりすることができるようになる。次に、皮質システムによって**会話の発達段階が一つ上がり、対象を命名するようになる**。この段階は、子供の自我発達にむけての大きな一歩と対応している。まもなく、子供は自分というものを認識するようになり、「ンマ、ンマ」というはっきりしない言葉を「おなかすいた」という堂々たる言葉で置き換えるようになる。

脳は、解剖学的に見れば二年ほどで成熟してしまう。しかし、全体的な運動はまだまだ発達途上にある。一四から一五歳になるまでは、完全な動作の制御ができるとはいえない。この頃までの一〇代の少年少女は、さまざまな面で不器用であり、持久力が足らず、子供じみた字を書いたりする。このようなことから、脳の各部位が全体として**調和のとれた働きをする**(これを生理学者は**機能的成熟**という)ようになるのは、解剖学的に成熟してからずっと後になることが分かる。二歳から一五歳に至るまでの運動発達については第Ⅴ章で手短に解説するが、ここでは脳の多重階層構造が随意運動にどのような影響を及ぼすのか、より詳細に説明する必要があるだろう。

新しい課題と脳の発達

脳がどのようにして次第に複雑になってきたかという問題については、すでに動作の歴史に関する第III章で見てきた。生存闘争のもとでは、運動の「武装」を徐々に強固なものにしていかなければならなかった。同時に、動物が運動によって解決すべき課題はより複雑で多様になってきた。**運動によって解決すべき課題**（運動への要求）が難しくなると、どうしても**よりすばやく**、**より正確に**、**そしてより巧みに**動作を行わなければならなくなる。長きにわたる進化の過程で脳とその付属器官が発達したのは、このためだ。状況は最近になって比較的短期間のうちに変化したのかもしれない。人間においては、大脳が絶対的な支配者の地位についているため、動作自体は重要な役割を失って目立たなくなり、かわりに労働や知性の要求が前面に出てくるようになった。いずれにせよ、この変化はごく最近起こったことで、例の時間尺度でいえばせいぜいここ一週間の出来事である。

生存闘争が激しくなると、動物が現在もっている以上の能力を要求するような運動課題が次第に増えていった。このため、時が経つにつれ、必然的に課題を解決することが難しくなっていった。動物は、生き残るために、より複雑な新しい運動を行わざるを得なくなったのである。新たな要求に対応するためには、乗り越えるべき大きな壁があった。それは、**新たな感覚調整を**習得することである。

第II章では、感覚による調整が身体器官の制御をするための基礎となることを詳細に説明した。身体の器官が、脳の指令にしたがって要求されたことを正確に行うためには、脳は動作を**持続的に**制御する必要がある。このためには、感覚器官（第III章では受容器と呼んだ）が、動作の進行に関する信号を絶えず脳へ送り続けなければならない。そうすることで、脳は遅れることなく、必要な変更（**調整**）を施すことができる。自由度がゼロならば動きようがなく、自由度が一しかない場合には動作は固定した変更のできない経路をたどるしかないが、たった**一つの冗**

長な自由度があるだけで、つまり自由度が一より多くなるだけで**動作選択の自由が無限に広がる**。つまり**動作を制御するため**には、適切な感覚調整によってじゃじゃ馬のごとき冗長な自由度に手綱と鞍をとりつける必要があるわけだ。当然のことながら、受容器はまずもって動作に必要不可欠な情報を脳に伝えることができなければならない。誤った情報が伝えられれば、動作の協応性が乱れるばかりか動作全体が支離滅裂になりかねない。たとえば、爬虫類は前肢を歩行（移動）の目的以外に利用することができない。一方、哺乳類は、多様な動作のために前肢を利用することができる。イヌやオオカミが行うように食物の採取をしたり、ネコのように相手の顔を引っ掻いたり、シカのように雪を掘ったり、リスのように物をもったり、意味的にも多様性の面から見てもより複雑な動作を行うことができる。爬虫類はこのような微妙な差異を知覚することがなく、そしてそれ以上に重要なことには、異なる感覚（触覚、筋‐関節感覚、視覚など）を**組み合わせて一つにする（統合する）**ことができない。哺乳類が行うような複雑な動作にはこのような統合が必要となる。同様に、六カ月の赤ん坊の感覚調整は大人の域にはほど遠いので、見ていて欲しいと思ったものでも掴むことができない。一生懸命ではあるが報われないあがきぶりを見れば大人との差異は明白である。赤ん坊のやることなすことがみな空回りしてしまうのは、**異なる感覚情報をうまく組み合わせることができない**からだ。これができるから、私たち大人は目の前にある対象をさっと掴むことができるのである。

これも第Ⅲ章ですでにみてきたことだが、脊椎動物の脳はそれぞれの段階的で飛躍的に発達し、そのつど質的に豊かになっていった。発達過程にはこのような飛躍あるいは決定的瞬間があったわけだが、これは、新たなクラスの動作習得という積年の課題がうまく解決されたことを意味する。その結果、中枢神経系は**新たなクラスの感覚調整**を獲得し、新しい、差し迫った課題を適切に解決できるようになった。**新たなクラス**という用語は、感覚作用における直接的で新しい特性か、あるいは感覚の処理、比較、評価、統合に関する新たな方法を意味する。これら新しいクラスの感覚調整が、これに対応する新たな**脳の設備**を必要とすることは自明であろう。当然、脳の構成も更新される。この更新は徐々に起こるのではなく、大規模な質的変化を伴う急激な飛躍を通して一気呵成に進む。発達におけるこのような飛躍は、脳という建物に新しい階、つまり新しい運動系を**次々につけ加える**ことになった。

脳の発達は、全体を通してみるとちょうど建物に新しくより上の階が増築されていく歴史にたとえることができる。人間の脳は、遠い昔に家主のささやかな願望のもと建てられた平屋づくりのマイホームに似ている。次世代の住人はより多くを望むようになる。そのころには家計も豊かになり流行も変化したため、もともとの家に二階を建て増す。彼らは台所や洗面所を一階に残して、居間を二階に移す。その息子はいっそう裕福になり、両親より野心的になる。息子は古風な父親が生涯を過ごしたベッドルームや事務所やチャペルつきの二階部屋に飽きたらなくなり、書斎やアトリエが欲しくなる。息子は二階の上に三階を建て増したが、旧い一、二階のデザインや設備はあまり変えず、新しい生活や仕事の秩序にあわせてほんのわずかに調整して維持するだけだった。これは容易に想像のつくことだが、各世代の所有者が一階から順に六階や七階まで増築していった結果、家は建築的設計に欠け、芸術的な統一性のないものになってしまった。人間の脳も事情は同じだ。少なくとも運動制御に関する領野はきわめて複雑化したため、安定せず、故障しやすくなってしまった。人間の運動制御の特徴については、その多くが歴史的な理由から説明され、正当化される必要がある。神経疾患の担当部署で働いた経験のある人なら誰しも、一見鬱病に見える症状がいかに多種多様な脳障害から引き起こされるかを、そしてそれがいかに簡単に引き起こされるかをおぼえているだろう。しかしここで議論すべきことは、人間の脳の基本構成自体についてではない。本筋から外れたところで時間を無駄にするのはやめておこう。ここでは、脳の異なる部位の働きをお互いにうまく適合させるためには膨大な作業が必要になることを指摘するにとどめておく。異なる世代における、何百年にも及ぶ異なる部位の適応の結果、病気や障害を被らなければ、という条件で、人間の脳は高性能で生産的な器官となった。

豊かになる感覚的印象

脳運動系の新たな飛躍は、何より今まで接近できなかった**新たなクラスの運動課題への鍵を獲得した**ことであった。これまで見てきたように、爬虫類は多くの種類の陸上歩行や飛行を習得している。また鳥類は、驚くほど複雑で洗練された運動本能を獲得するに至り、哺乳類は驚くほどのペースで運動能力を向上させ続け、結果として複雑な狩りや、子育てや、原始的な建築などが可能になった。これらはみな、一つ一つ段階を踏んで獲得されていった能力だが、土台は共通している。つまり、どれも**感覚による調整**、その中でも主に調整の基盤となる感覚知覚の**向上**と改善の上に成り立っている。新しいクラスの調整は、常に**脳の新しい解剖学的階層**が支えている。この新しいレベルの構造は**一式の新しい動作**および新しい協応を以前のものにつけ加える。

この、綿密に織り合わさり、お互い密接に関係し合うすべての現象――新たな**クラスの課題**、新たな**タイプの調整**、新たな脳の階層、そしてそれらすべての結果としての**新たな動作リスト**――は、**動作構築の**新たな**生理学的レベル**と呼ばれている。

次の章では、人間における最低次から最高次に至るまでの動作の構築レベルについて簡単に紹介する。しかしながら、その議論に移る前にいくつか明確にしておくべきことがある。

まず第一に、新たな**感覚作用**がどのような方向へ、どのようにして発達し向上するのかを理解することにしよう。この感覚作用は、より高次でより複雑な構築のレベルに属する新たな感覚調整の基盤となる。残念ながら、動物、中でもとりわけ最下等に属する動物がどのような感覚をもっているのか、そしてそれが私たちの感覚とどのくらい似通っているのかということについて、私たちはかれらに直接尋ねる術《すべ》をもたないため、この点に関する私たちの知識ははなはだ不十分で初期的な状態にあるといわざるを得ない。(間接的であり、かつ常に用いることができるとは限らない方法には、ロシアの著名な科学者であるI・P・パブロフ一派による条件反射の方法がある)。

しかしながら、**動作それ自体**から感覚作用と印象の豊かさを知ることができる。動作の進化史上における新たな段階はそれぞれ、感覚器官の機能が向上する様子を鏡のように映し出している。トカゲやアナホリガメのような動物がもつ感覚自体については、かれらの頭の中に入って確かめるわけにはいかないので不明だが、動作は明らかであり十分に調べ尽くすことができる。これにより、動作およびその背後にある感覚調整の信号がどのようにして特殊化し、洗練され、有意義なものになっていったのか追うことができる。すでに見てきたように、動物の進化史や人間の赤ん坊の発達についてはこの方法をうまく当てはめることができた。

これはさまざまな研究によって明らかにされたことだが、進化の梯子上で最も低い位置にいる動物は、知覚がより弱く、限定的で、鈍感だ。いっぽう、脳が高度に発達している動物の感覚器官によってもたらされる知覚は、著しく精密で、正確で、明瞭だ。たとえば、七歳か八歳になる子供の視力自体は決して大人にひけをとることはないにもかかわらず、字を読む際には一般的な大きさの活字では小さすぎるため大きな活字にする必要があるのはなぜなのか、考えてみるとよい。

第二に、高次の脳と低次の脳では、末梢の感覚器官から伝えられた情報を分類し処理する方法が大きく異なる。高度に発達した脳では、外的な印象をそのまま受け入れるわけではなく、それらを処理し、互いに関連させ、すばやくつき合わせ、熟練した方法で多くの情報をもたらす慎重な評価を行う。ベテランの医者が視力は弱っていても長いあいだ見過ごされてきた患者の病気を一目で診断できるのに対し、青年の医学生が若く鋭敏な目をもっていても一目では見抜けないのと同じだ。確かに、感覚作用の得た印象の意味を見抜くことはまったく無意識的に行われ、ほとんど不随意的である。このことを意味する特別な言葉として**直感**という用語があるが、名前をつけただけでは何も説明したことにならない。

この種の処理を経た後で、外界の知覚は確実に何かを失っている。つまり、知覚は新鮮さに欠け、直接的でなく、より図式的で、ときに偏りが生じることもある。(一九世紀ミラノの著名な天文学者スキャパレリは、自らの一生を火星の探求に捧げ、非常に詳細な火星表面の地図をまとめあげた。彼は、そこそこの性能しかない天体望遠鏡で、現代の高性能な機器で撮影した写真よりも詳細な部分を観測した。しかし、勢い余って現在火星には存在していないと実証されているもの、たとえば二重運河まで「見て」しまった)。その一方で、知覚は処理によって、知覚された出来事の基本的な意味と本質を強調し、外界を詳細に認識することができる。

第三に、感覚知覚の発達具合は、調整すなわち運動の協応と最も密接に結びついた知覚の側面に最もよく反映される。より発達した運動協応のレベルによる動作の制御は、特定の感覚器官から直接送られてきた生《なま》の直接的な印象が占める割合が少ないという特徴をもつ。直接的な印象は、異なる感覚器官からの感覚がそれぞれ見分けもつかないほどに融合した全体的な感覚のかたまりに置き換えられる。ここでは一例として、人間の視覚機能のしくみについて説明しよう。仮に、目を固定して動かないようにしたとしよう。すると、対象までの距離や対象の次元ばかりかその形さえ区別できなくなってしまう。私たちは目を通して対象までの距離や、対象の実際の大きさや、形を直接見ていると感じている。しかし実際には、このような対象の特徴の知覚は、視覚に起源をもっているわけではない。人間が目の前にある対象までの距離を判断する際には、両眼に映る網膜像を一つにするために必要な眼筋の緊張具合の知覚を利用している。したがって、片目で距離は判断できない。また、対象の形や次元を判定する際には、対象の各点を網膜の中心(**中心窩**《ちゅうしんか》)に位置づけ、輪郭をたどる。このときにも、対象の輪郭をなぞるときの眼球運動の振幅やパターンにもとづいた筋感覚から対象の大きさや形を知るのである。ときには、無意識のうちに対象へ手を伸ばし、触覚を利用することもある。彫刻の博物館で、「手を触れないで下さい」というじゃまな貼り紙を無視して彫像に手を伸ばしたいと思った経験なら誰しもがもっているだろう。触ることができないと、対象の印象は大幅に薄れてしまうからだ。後ほど詳しく述べるが、対象の大きさ、形、距離、および次元を**統一的**に知覚することは、動作、とくに手の運動の**制御において**重要で主要な役割を担っている。

最後に、高度に発達した脳による印象と知覚は、もう一つ興味深い特性を示している。**より能動的**《アクティブ》であるという特性である。眼はただ単に対象を見ているわけではない。見つめて、調べ、確かめているのである。耳にしてもただ単に外界の音を流し込んでいるわけではない。なんとなく聞いているのではなく、聞こえている音の中から選びとるかのように最も重要な音を抽出しながら聞いているのである。印象を取り込む際の能動的な性質は、感覚器官が自らのもてるすべての能力や技を駆使しなければならないときに最も明確になる。このような一致協力した努力は、たとえば盲人で生じている。盲人では視覚が失われているが、触覚が視覚の代行をするので、おおむねうまくやっていける。盲人を注意深く観察したことがある人なら誰しも、彼らが顔や彫刻などの興味深い対象にどれほど能動的に触れるのかを知っている。盲目でない人の視覚で「触れる」活動はさほど印象深くはないかもしれないが、これまで述べたように、実は重要な役割を果たしている。これはあまり知られていないことだが、人間の眼球運動は、人間よりも視力の良い動物の眼球運動より多様で、協応性についてもより洗練されている。感覚器官がより活動的になると、大昔からあった、横紋筋や感覚調整の出現する以前の原始的な機能が新しい形式で復活することになる。しかし、最新式の知覚では感覚調整との関係がずっと密接になっており、古い知覚とは形式がまったく異なる。ここに、感覚信号（感覚調整）が動作を改変し方向づけるいっぽうで、動作が感覚器官からの知覚を改変し、より深めるという、分かち難くきわめて複雑に絡みあった相互作用を見ることができる。この絡み合いを分析するとなると、本題からあまりにも大きくはずれてしまうおそれがあるので、ここでは取り上げない。

動作のリストと背景レベル

協応の各レベルと、それぞれのレベルに属する動作のセットについて、もう一つ前置きの説明をする必要がある。ある特定の種に属する動物が、高い協応レベルを示したとしよう。このとき最大限に能力を発揮したときの運動の限界をレベルXとする。何世紀もの時を経て、よりレベルの高い新種があらわれ、これがレベルYを有していたとする。すると、レベルX止まりの祖先から受け継いだ古いリストに、より高いレベルによって可能となった新しい動作のリストがつけ加えられる。ここで疑問が湧く。動作の構成レベルに一つ新しいレベル（Y）がつけ加わるということは、新しい動作セットがもう一つだけ加わるということを意味するのだろうか。答えは「いいえ」だ。ここでは単純な足し算はあてはまらない。新しいレベルが加わると、動作はもっともっと豊かになる。理由は次のとおりだ。

新しくて、より強力で、より巧みなレベルが現れると新たな運動の階層が形成されることになるが、このとき、そこには新しいレベルの動作と本質的な対応を示す古い動作が数多く含まれている。ただし、これらの古い動作は、純粋に技術的かつ二次的だが克服し難い理由によってどうしても利用できない状態にあった。たしかに、新しいレベルは以前のレベルに比べてより強力な感覚調整をもたらし、より正確な調整やより意味深い動作を可能にし、より能動的である。しかしながら、これらの調整をもってしても動作の制御に必要なあらゆることのすべてを賄い、すべての面から動作を保護することは不可能だ。そこで、古いレベルXが登場し、複雑な動作の調整を行うのに足りない部分を補うことになる。

当然のことだが、古いレベルは、最も基本的で動作全体の制御の根幹に関わるような重大な調整を担当できない。しかし、先頭に立つ基本的な調整には何も問題がなくとも、二次的な多くの要素が足りないために動作が不完全なものになることはよくある（これから見ていくように、これは例外ではなくむしろ法則である）。その場合、低次レベルが協力して必要な補助を行う。このような動作では、高次のレベルYが主導的な立場にあり、動作の意味や成否を左右するような基本的かつきわめて重要な調整に対して責任を負う。このとき低次のレベルXはエンジンの潤滑油の役目を果たす。その調整によって、動作はより簡単に、よりなめらかに、よりすばやく、より捗《はかど》り、より巧みになり、成功する確率が高くなる。つまり、これらの補助的な調整は、動作をおおもとから支える背景であるといえよう。それゆえこのような場合には、下位のレベルXが動作に対して**背景レベル**の役割を担っているということにしよう。

さて、やっと前置きが済んだところで、二、三の例について考えてみよう。少年が駆け出し、走りながら巧みに木からリンゴをもぎ取った。リンゴをもぎ取る動作に要求される調整は、走ったり跳んだりする動作を制御するレベルを超えている。リンゴをもぎ取るという動作は、走ったり跳んだりするよりも高次の異なる脳構造によって制御されている。いっぽうで、リンゴが高い木の枝にぶら下がっており、助走して跳びつかなければ取れないときには、もぎ取るという動作を制御する**レベルだけでは**動作を成功させることができない。このときには、走って跳びつくという移動運動の助けを借りる必要がある。この例では、助走は、先ほど議論したような**補助的あるいは技術的で低次の背景レベル**を担うことになる。高次レベルは、いわば必要な調整のうち自前で賄えない補助的な動作の要素を低次レベルから借りてくることになる。

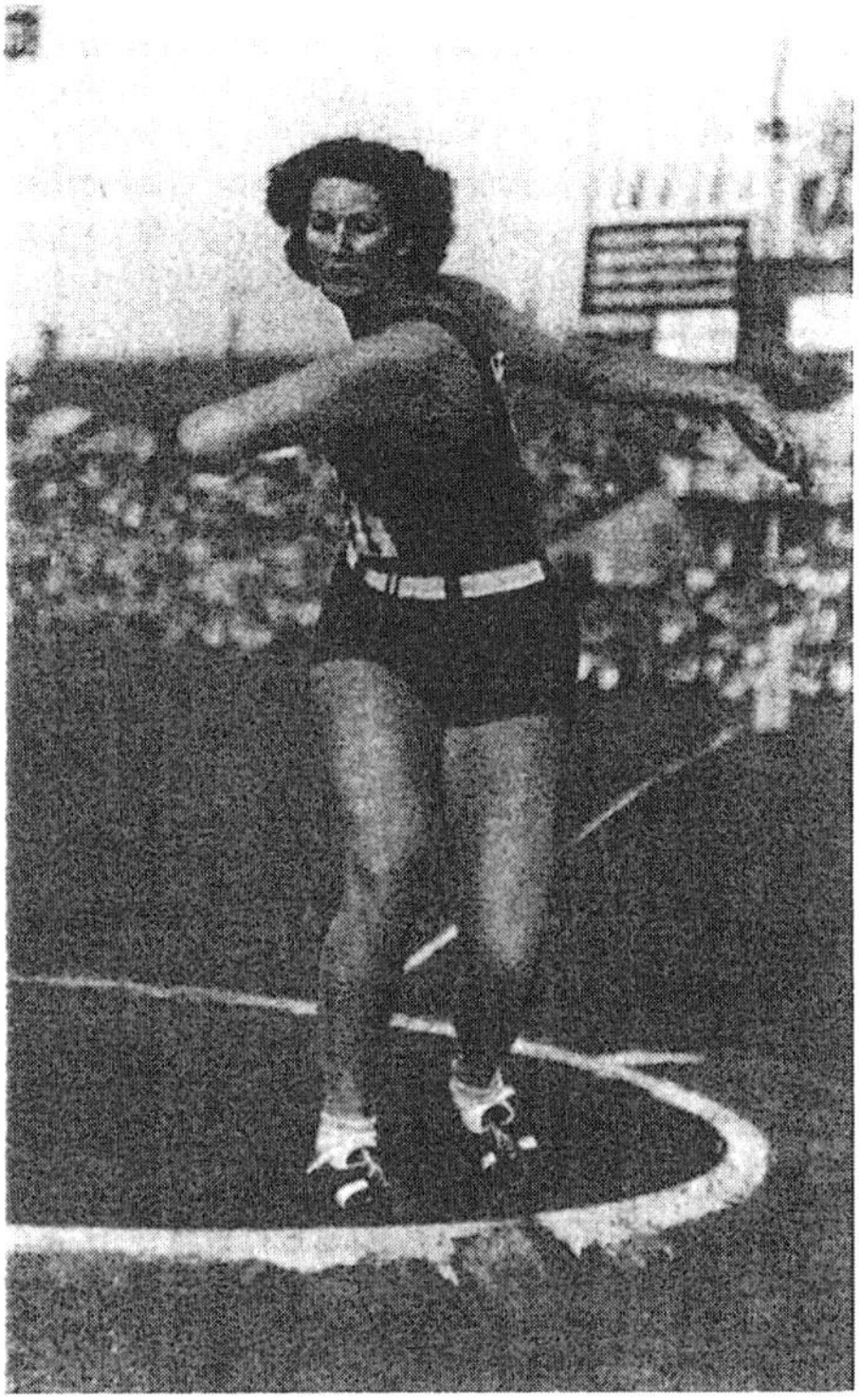

図 4-9　ニーナ・ドゥムバーゼ．ソビエト社会主義共和国連邦における円盤投げの記録保持者．

技術的な背景調整の役割は、円盤投げのような複雑な動作を行うときにはっきりする（図4-9）。投げる動作それ自体を行うレベルは、基本的には先ほどの例で先導的な役割を担ったレベルと同じだ。しかし、動作を正確に遂行して成功させるには、多くの補助的な調整が必要になる。まず、首や体幹の筋を不随意的に収縮させ、**適正な緊張**を保つことが必要になる。また、身体をばねのようにねじって勢いよく戻すためには、頭から足先にまで全身にわたる**筋のシナジー**が必要になる。この動作も**移動運動**を必要とするが、助走にひねりが加わるぶんだけ先ほどの例よりも複雑になる。

これらすべての背景調整は、最終的に行われる最も重要な投げ動作のために必要だ。投げる動作は、ちょうどその他すべての下位動作の担ぐ御輿《みこし》に乗せられる格好になる。このときそれぞれの背景レベルは、低次のレベルで構成される動作の調整を引き受ける。この例では、ほとんどすべてのレベルが裏方仕事に関わることになり、それらすべての間の協力的で調和した相互作用によって動作全体の主目的――すなわち円盤投げ――の結果は最大限に達する。背景レベルの上に乗った動作は、ちょうど馬にまたがる騎手のようなものだ。

新しいレベルYが古いレベルXの上に現れると、新しいレベル自体が担当する動作のセットに加えて、Y／Xとでもいうべきセットが一つ余分に生まれる。これは、レベルXが補助的な背景調整を担当する動作にあたる。さきほどの例を示した後では改めて強調するまでもないことだが、人間における**それぞれの**レベルは、背景で支える技術的な要求を満たすために、**あらゆる**低次レベルをあらゆる組み合わせで利用することができる。

先ほどの例によって、各レベルが複雑でありながらも同時に調和のとれた協力関係を作り上げていることが明らかにされた。ただし、勘違いしてはならない。協力関係は、自発的に現れるわけではないのだ。新しいタイプの動作はどれもみな、そのような協力関係を作り上げるために**念入りな準備作業**を必要とする。この作業を**練習**と呼ぶ。練習の際には、ある動作を行うのに最もふさわしい**いくつかの技術的な背景調整**を同時に働かせたり、**動作の背景レベルどうし**、あるいは**先導レベルと背景レベルとの相互の調節**を行ったりする。低次レベルが背景で協力して動作の調整をするようになることを、**動作の自動化**と呼ぶことがある。呼び名の由来は、後ほど明らかにしていこう。運動スキルの発達、練習、自動化などの問題については、独立した章（第VI章）を設けて議論する。

脊髄の引き金機構

脊髄のレベルは、人間における運動制御のレベルの中でおそらく最も古く最も低次のレベルに違いない。第III章で取り上げた原始的な運動細胞は、さまざまな神経細胞の中でこのレベルに含まれるものの一種である。あらゆる運動インパルス、すなわち筋への収縮指令は脳の運動中枢に起源をもつが、このインパルスは必ず脊髄の神経細胞を経由してから筋へ作用する。

私たちの身体にある筋はそれぞれ、何万、何十万本もの細い線維束からできている。この束を**筋単位**と呼ぶ。それぞれの筋単位には一本の細い運動神経線維が伸びてきて、末端で枝分かれして筋単位の各線維に接合している。運動神経線維は、特定の筋単位を興奮させる引き金になる脊髄の原始的な細胞に起源をもつ（図4-10）。幾千もの筋単位に対応して、運動神経線維と脊髄の中の引き金神経細胞もまた幾千となく存在する。これら幾千もの引き金細胞は身体に装備されたすべての筋に逐一対応した鍵盤のようなものを形成している（図4-11）。ナの一七四一一番という筋単位を賦活《ふかつ》させるためには、やはり引き金細胞ナの一七四一一番を賦活させる必要がある。

すでに述べたように、脳からのインパルスは直接筋へ届くわけではない。これらのインパルスは、脊髄の引き金細胞と

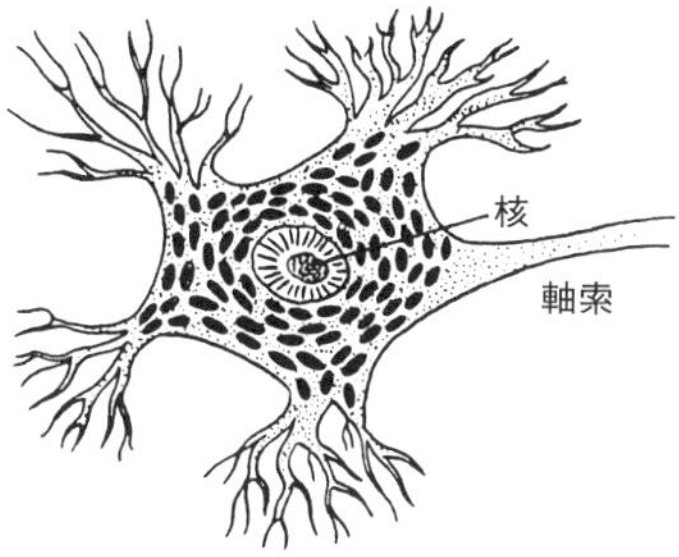

図4-10　顕微鏡を通して見た神経細胞の模式図．木の枝のように見えるのは樹状突起．

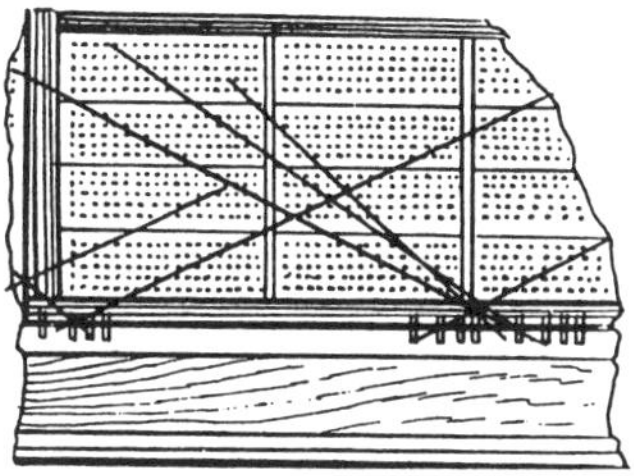

図4-11　電話局で顧客どうしを連絡する通信ボード．
同様のことが脳の低次の終末細胞と引き金細胞の樹状突起の間で起こっている．

いう鍵盤に働きかけるにすぎないのだ。脳から伸びる神経線維はたがいに決して交わることなく脊髄にそって下行し、それぞれの分節まで伸びていく（図4-12）。そこで枝分かれした終末は、脊髄細胞（鍵）のほうへ近づいていく。脳の一つの「階層」つまり一つのレベルから出たインパルスは脊髄にそって駆け下り、その時点で賦活すべき筋単位の引き金細胞（図4-13）を興奮させる。

はるか昔、下等な脊椎動物においては脊髄がかなりの程度独立していた。体表面からの感覚信号はただちに引き金細胞を作動させ、単純で単調な動作を引き起こした。第III章ですでに指摘したように、巨大な爬虫類の脊髄は後肢につながる部分が特に肥大していた。これにより、ほとんどの動作を行うにあたって脳まで信号を伝える必要がなくなり、信号伝達時間が大幅に遅れるのを防ぐことができた。

だが、哺乳類や人間では状況が一変した。健康であれば、脊髄はもはや独立した動作を行わなくなって久しい。

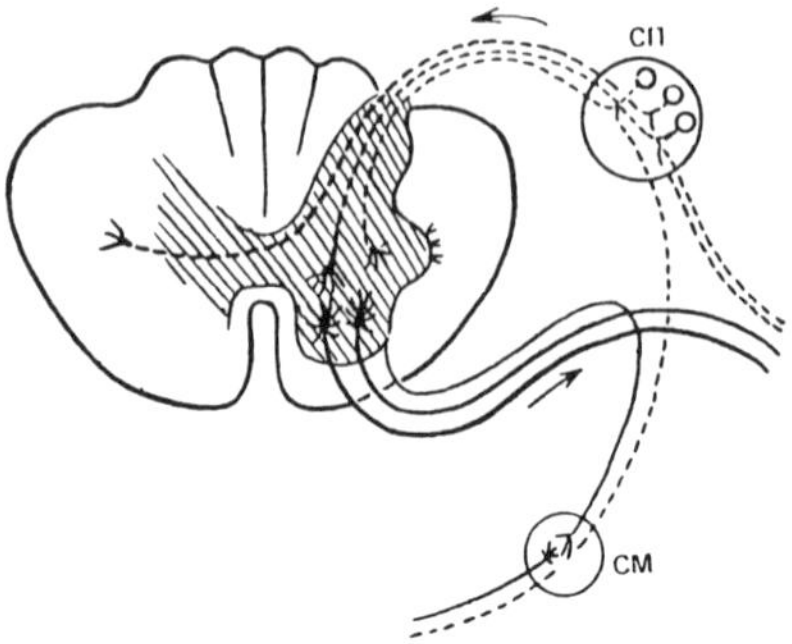

図4-12　あるレベルで切断した脊髄の断面および神経根
斜線部—灰白（神経）質．白い部分，白質（伝達路）に囲まれている
実線—運動神経路
点線—交感神経線維
CΠ—脊髄椎骨間神経節
CM—交感神経核

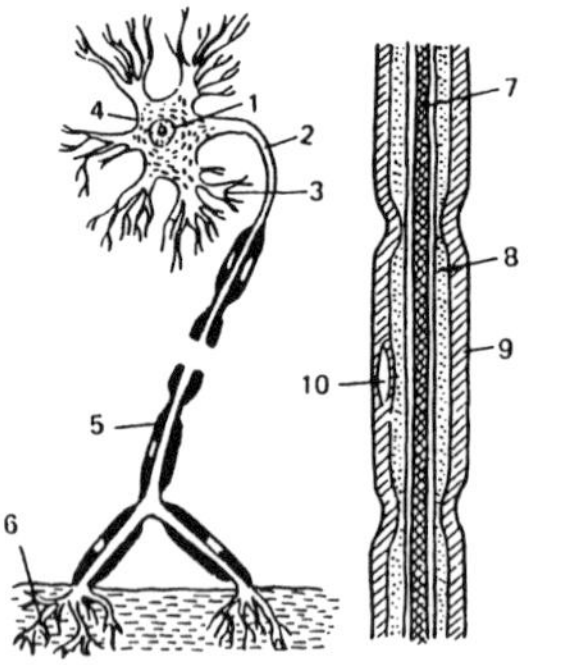

図4-13　ニューロン（左）と軸索（右）の構造
1—神経細胞核，2—軸索，3—樹状突起，4—細胞体，5—神経線維膜，6—終末分枝，7—軸索，8—ミエリン膜，9—シュワン膜，10—膜の核

運動の制御はすべて脳の運動中枢へ移行した。脊髄構造の基本原理である分節構造（図4-14）においては、それぞれの分節が椎骨ごとにある程度独立していたのだが、今やこの原理は廃れてしまった。動物たちがすばやく、敏捷になり、ある場所から別の場所へと移るための移動運動が生活の中で重要な役割を果たすようになって以来、脊髄構造は役に立たない時代遅れの遺物となってしまった。というのは、これらの動作は脳の最高次の指令のもと、すべての筋を統一的に、協応させて活動させることが必要だったからだ。脊髄はその後、先ほど鍵盤にたとえたとおり単なるインパルス伝達器、すなわち引き金機構としての役割を徐々に果たすようになっていった。この変遷期は人間において終結した。

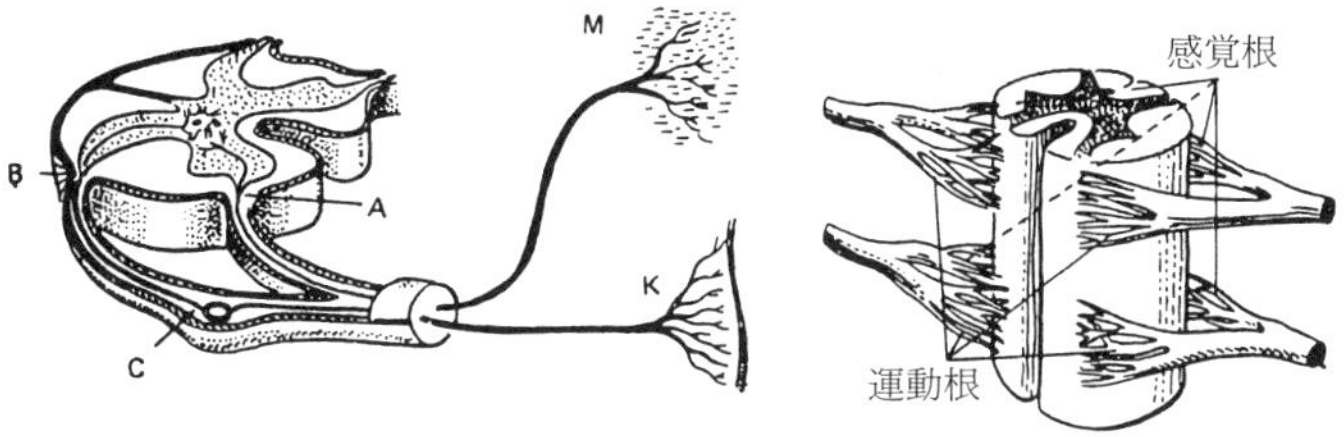

図4-14　左―脊髄神経根と末梢神経線維の構造を示す模式図
A―脊髄から出る前根の場所（断面図として示す），
B―後根の入る場所，C―椎骨間神経節，M―筋，
K―皮膚
右―2つの脊髄分節と神経根

　以上が、**私たちの身体の中で脊髄レベルが生き残れなかった**理由である。脊髄は、なんらかのかたちでそれをいつまでも必要としていた最後のモヒカン族すなわち原始爬虫類と共に絶滅してしまったのだ。

　私たちの中枢神経系の中で、現在もなお実際に生きのびている動作構築のレベルについて話を戻そう。それらについて、最も低次で最も古いレベルから、最も複雑で意味深い動作と行為を制御するレベルまで一つ一つ詳細に見ていこう。巧みさを主題とする本書においては、動作構築の問題は本題となる巧みさの導入部分にすぎないので、人間の身体運動科学一般で定義されてきたレベルについては簡単に概略を記すのみとしよう。

第V章　動作構築のレベル

緊張《トーン》のレベル――レベルA

パイロットからの合図で、パラシュート兵は飛行機の翼に上った。風は強く吹きすさんでいた。眼下の広大な景色は、地平線が形作るカップの縁まで一杯に満たされており、泉のようにゆらゆらとゆらめいていた。本能的に握りしめられた手は、放すことを嫌がっていた。パラシュート兵は恐怖心を断ち切り、身を丸め、思い切って飛び降りた。

銃口から放たれた弾丸のように、空気を切り裂く音がした。男は空気の柔らかな枕に包まれながら、身体を伸ばし頭を後ろに反らせてツバメのように急降下した。

落下はまるでスローモーションのように感じられた。男は、身体が回転しないように、落ち着いて力まず左腕を動かして調整した。高度計が高さを示し続けるあいだ、身体は正しい姿勢をとり続けた。

本章の冒頭におかれたこのスケッチは、レベルAが先導レベルの役割を果たす珍しい例を示している。レベルAは、圧倒的に多くの動作においてより若いレベルに先導役を務めさせるが、行為がレベルA抜きで遂行されることは決してない。この「すべての背景の背景」に基づかない運動を見つけだすことは、実際のところ不可能といってよい。このレベルがはっきりと前面に出てこないという事実は、それが動作のおおもとを支える土台としての役割をもつこととよく一致している。建物の土台は地面の下深くに埋もれているが、誰しもこの存在を疑ったりはしないものだ。このレベルが少しでも純粋に先導レベルの役割を果たす機会はごく限られており、ある種の（すべてではない）ジャンプで身体が空中にある数秒間だけだ。たとえば、ジャンプをしながらのスタート、水への板飛び込み、スキーのジャンプ（図5-1）などがこれにあたる。レベルAがソロ演奏を行い、オーケストラの残りの部分が静かにしているという状況がめったにないのは、このレベルがすっかり年寄りになってしまったからだ。レベルAとその動作の存在は、私たちの系統を直接遡ると最古の脊椎動物である太古の魚にたどり着くことを示すきわめて価値のある証拠だ。このレベルがめったに先導役を務める機会に恵まれないのは、魚が日々暮らすのと同じような状況、**つまり目に見えるような重力の作用がない環境で平衡状態を保つ**という状況に、人間がほとんど遭遇しないからだ。このような状況が生じうるのは、ごくまれにしかなくしかも短時間しか続かない自由落下の最中だけであることは明らかだ。このような身体のなめらかな動作（あるいは明確な動作ではなく、平衡状態をとるために身体をほんの少し動かしたり、ねじったり、ひねったりすること）は、水中の動物にこそふさわしい。第Ⅲ章で述べたとおり、レベルAは、**体幹と首**の筋が自然に受けもつようになった、体肢に先行するレベルである。私たち人間でも体幹と首のレベルは残っているが、体肢の制御はレベルBからはじまるもっと若いレベルによって引き継がれている。

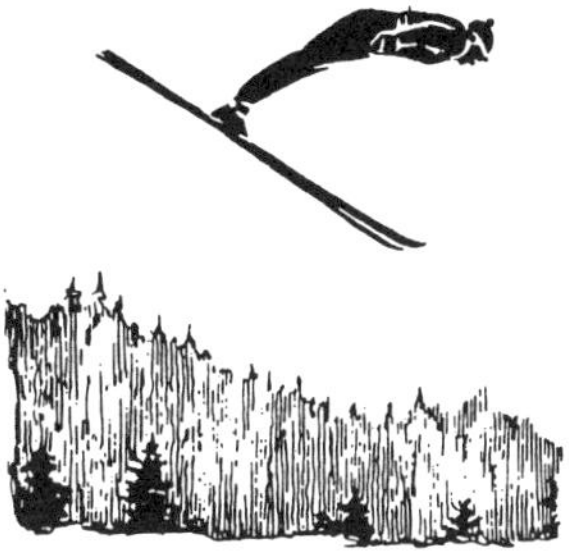

図5-1　スキーのジャンプ

　自分の身体で行う動作を注意深く意識する人ならば分かるはずだが、身体の体幹-首のシステムと体肢の設備は大幅に性格が異なる。この違いをはっきりさせるには、ボール投げ、走り幅跳び、草刈り、体操の練習などの動作を分析すればよい。なめらかで、しなやかで、持続的な動作で頭の平衡を維持しているのは、もっぱら体幹と首のほうだ。体幹と首は、止まったり動いたりしながら、静動織り交ぜ可動

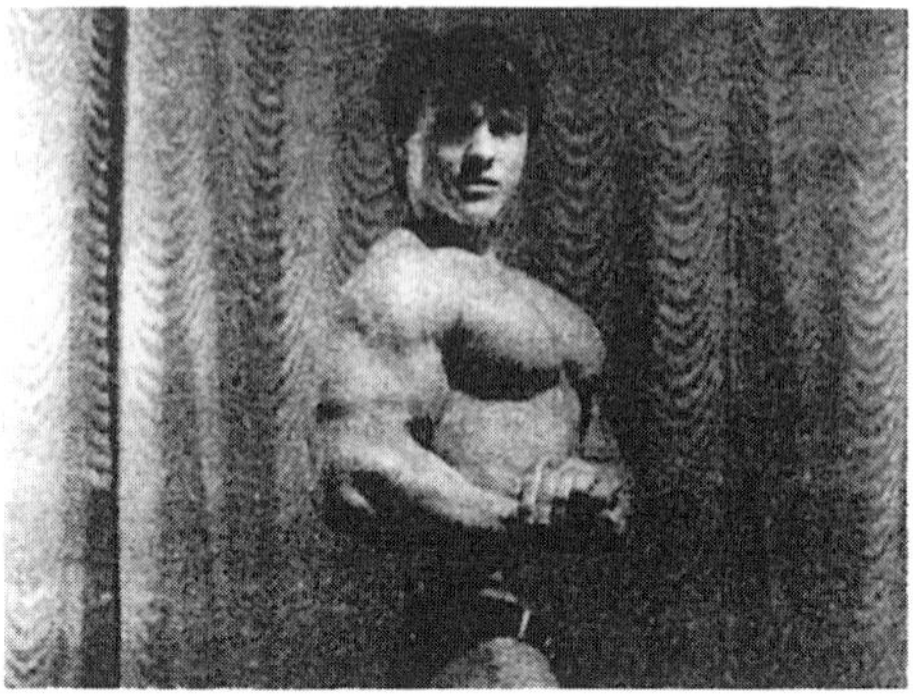

図5-2　体幹と体肢

的かつ適応的に身体を支えている。このシステムには**動的平衡**という名がきっちり与えられている。かたや体肢の運動は、力強く、急激に変化し、しばしば交互運動になる。こちらは全体が完全に動的である。

　これらの事実について説明するために、もういちど運動の歴史を振り返ってみよう。生物が水から出て硬い地面に上陸したときには、ちょうど地面そのもののような、固く、断続し、乾いた運動が大急ぎで必要になり、なめらかに移ろう水のような運動は背景へ押しやられてしまった。時を同じくして体肢が産声をあげ、新しい高次のレベルBをもたらした。レベルBはそもそも、出現したときからこの新しい道具（体肢）に適応していた。

　体幹と体肢（図5－2）の運動が異なって見えるのは、要するに骨と関節の構造がそれぞれ異なっているからだと考える人もいるだろう。体幹から首にかけて長く伸びた部分は、数多くの小さな椎骨《ついこつ》からできている。椎骨どうしは、全体からみるとちょうど固いゴムの棒のように結合している。つまり、あまりぐにゃぐにゃせず、ほどよい弾性をもっている。一方、長くて硬い体肢のリンクは、自由に動く球関節によって体幹につながっており、一分の隙もなく潤滑油を注いだようにほとんど摩擦なく動く。とはいえ、これらの動作が異なるのは、起源が異なるからではない。骨格－関節系と神経－筋系が並行して発達し、互いに影響を及ぼし合ってきたことは疑いないが、第一バイオリンの座に着いていたのはいつも神経－筋系のほうだった。このような相互の調節の結果、脊椎動物以前の動物がもつ古き柔軟性が、再び自《おの》ずから体幹－首系に備わることになった。節足動物、昆虫、そしてザリガニなどでは、このような構造など想像だにできなかっただろう。似たような構造をもっているのはムカデだけだ。とりわけ興味深いことだが、**無脊椎動物**の特徴であるこのような柔軟性は、私たちでは**脊柱**の領域以外にはどこにも見つからない。

　ごくおおざっぱな図式をあてはめれば、レベルAとレベルBは以下のような原理にしたがって身体の各領域を分割していたと考えられる。すなわち、レベルAは脊柱と支持部を受けもち、レベルBは動きをつくり出す部分（体肢）を受けもつ。しかし明らかにこの分割は単純すぎる。というのは、まず第一に、人間における二つのレベルの機能は、より高次の皮質レベルが制御しているからだ。そのうえこの分割は、各レベル間の避けがたい干渉によってより複雑になる。たとえばレベルAは原始的で貧弱な制御手段しかもたないため、体肢の動作に遅れないだけの力強くすばやい体幹の動作を行うことができない。したがってレベルBは**体幹の筋**の機能にも関与せざるを得ない。一方、レベルAは体肢の動作制御において、あくまで背景レベルとしてだがきわめて重要な機能をもち、ある種の主要な役割の一端を担っている。

　第Ⅲ章の「横紋筋の弱点」の節で、私たちは横紋筋のきわめて不便な特徴と性格について、より正確にいうとその**異方性要素**について議論した。そこで述べた数々の不便な点のうち、最も重要なのは、弾丸のように**乱暴に収縮**し、**収縮の持続時間**がきわめて**短く**、**収縮の強さを制御することができない**という点である。三番目の不都合を克服する方法についてはすでに述べた。すなわち、課題を行う上で徐々に力を強めていく必要がある場合には、収縮する筋線維を少しずつ規則正しく増やし、徐々に力を弱めるときには、動員されている筋線維の数を徐々に減らすというやり方だ。この間接的な方法は、映画館の中を徐々に暗くするときに、いくつかの照明をまとめて点《つ》けたり消したりしていく方法に似ている。この方法は確かに不完全で、階段状の変化をもたらすことしかできないが、扱われる筋単位群はとてもわずかであるため連続的な変化に見える。しかしながら、この方法は非常に間接的だ。第Ⅲ章の同じ節で、私たちは筋力を制御するもう一つの洗練された方法について議論した。ここでそれを振り返ってみよう。

　はじめに、レベルAからのインパルスには、原始的な支配、つまり化学的方法を用いて興奮を伝えるという特徴がある（このことは、第Ⅲ章の最初の節で述べた）。これはおそらく、レベルAが歴史的に古いためであろう。平滑筋細胞と軟らかな身体の古き良き時代、レベルAが働き盛りだったころには、電気的なインパルスは補助的で二次的な役割を果たすにすぎず、主要な役割は化学的な**伝達物質**が担っていた。化学的な興奮伝達方式が廃止されたのは遠い昔のことだ。新たなる運動構築のレベルが出現し、電気的、電信的伝達方式に切り換えてしまったからだ。人間の身体において、化学的伝達方式は今もなお、平滑筋を備える胃壁や、腸管や、子宮のような内臓の動きに用いられている。同じ化学的伝達方式が、まったく予想外のことだが再び表舞台に登場し、新しい横紋筋の制御に一役買うことになった。化学的伝達方式には、骨格筋を非常に特殊な方法で機能させるという役目がちょうどよく当てはまった。というのは、レベルAからのインパルスは、頑固で不従順な横紋筋を手なずけることができ、筋全体を伸ばしたり縮めたりする際に、軟体動物や人間の内臓に典型的な、なめらかで、ゆっくりとした、経済的な収縮で中程度の力を発揮させることができたからだ。どうすれば横紋筋でこのような収縮が可能になるのだろうか？いつもはダイナマイトのように爆発する異方性要素が、他のレベルのインパルスに反応するのだろうか？　あるいは、筋線維を浸す半液体状物質の筋形質《きんけいしつ》が収縮しているのだろうか？　答えはまだ分からないが、事実は事実だ。生理学者は、微妙な力の制御を行うこのなめらかでゆっくりとした収縮にとりあえず名前をつけることで満足せざるを得なかった。この収縮は、**緊張性《トニック》収縮**と名づけられ、平滑筋に似た横紋筋の機能方式は**筋の緊張《トーン》**と名づけられた。どういうわけかレベルAは、中枢神経系の中で唯一この異質なふるまいを横紋筋に行わせることができる。横紋筋は、レベルAの言葉だけには直接耳を貸すので、レベルAは他のレベルからなるシステム全体の中でもきわめて重要で揺るぎない地位を築いている。以前述べたように、より若いレベルはときおり持ち前の強い運動インパルスでレベルAの首と体幹の制御を手助けするが、それは若いレベルが体肢を制御する際にレベルAがする手助けに比べれば微々たるものに過ぎない。レベルAは、体肢の筋に**緊張《トーン》**、すなわち**背景収縮**とでも呼びうるものをもたらす。またレベルAは、運動のための基本的な下準備を行う。そのおかげで、新しく、より良く分化したレベルはすばやく、巧みに、力強い運動のパターンを形作ることが可能になる。しかしこれだけではない。

科学者は最近、筋緊張《トーン》と、緊張性《トニック》収縮以外にもレベルAからのインパルスによってもたらされる作用があることを明らかにした。おそらくこの作用は、よりいっそう重要である。このインパルスによって、引き金となる脊髄細胞とそれらの支配する筋単位の両方の**興奮性**をきわめて正確に**制御**することができるからだ。横紋筋は、自らの興奮性が変化すると、それに応じて新しいレベルからのインパルスに応答して発揮される力が厳密に変化するという特性をもつ。レベルBやレベルC（後に議論する）は、思いどおりに運動インパルスの大きさを変化させようとするが、第Ⅲ章ですでにみてきたとおり、筋はどのような変化に対しても「全か無か」の法則にしたがって反応する。したがってインパルスの大きさを変えたところで**筋にはいかなる影響も及ばない**。単に、インパルスがある最小値を越えていれば、おのおのの筋単位が反応して一定の強さで収縮するだけだ。しかしながら、レベルAの言葉で筋単位に「より強く」とか「より弱く」などと声をかけると、言い換えれば、筋単位の引き金細胞の灯芯を上げ下げすると、筋単位は素直に上位レベルからのインパルスのいうことを聞きはじめて収縮力を強めたり弱めたりする。ときには、灯油ランプの芯を引っ込めてしまったときのように、何をしてもまったく発火しなくなってしまうことすらある。

最後に述べた事実は、運動の協応においてきわめて重要な役割を果たす。レベルAは筋の興奮に関して絶大な力をもつため、引き金となる脊髄細胞を完全に抑制したり、脳からそこまで下行する運動インパルスを**遮断**したりする。以下に示す長めの例は、そのような遮断の重要性を物語っており、きわめて重要な現象に関連している。

筋は骨を押すことができない。ただ引っ張るだけだ。言い換えると、筋は**一方向にしか作用しない**。このため、関節をそれぞれの方向に動かすには、当然ながらたがいに反対方向へ作用する一対の筋が必要になる。たとえば肘関節では、一つの筋は屈筋として働き（これはよく知られている二頭筋[1]である）、肩の後ろ側にあるもう一つの筋は肘の伸筋として働く（三つの頭をもつために、三頭筋と呼ばれている）。これは容易に察しのつくことだが、二頭筋が滞りなく仕事をするためには、伸筋である三頭筋が肘の屈曲に伴って伸ばされたとき、引き伸ばされたバネのように反対方向へ引っ張り返すことなく、素直に伸ばされるがままになる必要がある。次に肘の伸展動作を行う段になると、こんどは三頭筋が収縮する。このときには、屈筋である二頭筋が、自身の弾性特性による最小限度の負荷以外は一切かからないようにしてやらなければならない。

そこで、レベルAが舞台裏で活躍しはじめる。レベルAは、反対方向に作用する筋の引き金細胞と筋単位とを、蒸気エンジンのバルブ機構がシリンダーを制御するのによく似た方法で制御する。つまり、レベルAからのインパルスは、一方のシリンダーを開くときに他方のシリンダーを閉じるというバルブ機構さながらに、脊髄細胞を介して筋の興奮性を左右する。伸筋のスイッチを切る必要があるときには、この筋単位を支配する脊髄細胞は興奮しなくなり、伸筋の緊張は低下する。つまり、伸筋の長さおよび伸張能力が増大するのである。次の動作局面では、正反対のことが起きる。なぜこの隠れた準備的な背景機構がなめらかで経済的な動作に必要なのか、これ以上の説明は不要であろう。

レベルAの背景活動は一般的に重要であるし、特殊な状況下で重要になることもある。いずれにせよ、なんらかの原因によってレベルAに障害が発生すると、変化はある方向に限定される。そのような場合に現れる症状はさまざまだ。全身がガチガチに硬直したり、無表情になったり、動作が開始できなくなったりする。あるいは反対に、すべての関節がガタガタに弛緩したりする。筋緊張がないこのような患者は、両足を首の後ろに回されたり、結び目のできそうなくらい全身をよじられたりしても、なすがままになってしまう。それにもかかわらず、自分自身では意味のある動作をすることがまったくできず、動かそうとする適度な努力さえすることができないのである。

ここで、レベルAは**巧みさと関係している**のか、あるいは巧みさにとって重要であるのかという疑問について考えなくてはならない。レベルAは人間において、いかなる動作も**先導しない**。身体の姿勢に関してでさえもそうだ。先導レベルとなるのは非常に特殊で例外的な場合だけだ。そのため、明らかにこの疑問はレベルAの**背景機能**と巧みさとの関連を問うことになる。ここで必要なのは、レベルAにおける背景調整の発達や完成の程度が、巧みさにとってなんらかの重要性をもつかどうかを確かめることだ。

いうまでもなく、レベルAは決定的に重要だ。腰の折れた身体、たるんだ筋、ロープにかかった洗濯物のように身体の横にぶら下がった両腕、容易に起こる眩暈《めまい》。レベルAの機能が不完全になったときに現れる徴候を少しおおげさに表現するとこのようになる。回復不可能な解剖学的脳障害がないときでさえ、このような症状が現れる。そのような身体で巧みさを表現しようとすることは、折れた鉛筆で文字を書こうとするようなものだ。

しかしながら、巧みさの概念をあまりに大きな範囲まで広げすぎてしまうと、巧みさと、**よく協応した動作**と呼ばれるものとを混同してしまう危険がある。これら二つの概念はまったく異なっているため、厳密な巧みさの定義が失われてしまうと困ったことになる。巧みさの定義は、さまざまな面において価値があり役に立つからだ。だからここではっきりさせておこう。よい運動の協応は巧みさの必要条件であり、一方、緊張と姿勢のレベル（レベルA）が申し分なく精密に機能することはよい運動協応の必要条件である。パンを焼くためには小麦粉が必要だ。小麦粉を得るためには小麦を育てなくてはならず、そうなると雨が降ってくれなければ困る。しかしながら、パンを焼くためには雨が必要だなどといえば、それは詭弁《きべん》というものだ。運動の協応レベルについては後に議論するが、そのなかでより直接的で明確な巧みさの必要条件に触れることにしよう。

本節のまとめにあたって、つけ加えておくべきことがある。それは、レベルAが、先導的役割であろうが背景的役割であろうが、ほとんど自覚なしに、不随意に作用するということだ。レベルAは、脳という建物の地下深くに潜んでいるため、そのレベルまで降りていって働きぶりを直接チェックすることなどめったにできない。ふつうレ

1　肘関節の屈筋には、二頭筋とともに働くもう一つの筋、腕橈骨筋《わんとうこつきん》がある。しかし、この筋があろうとなかろうと、ここで検討する生理学的な関係はなんら変化しない。

ベルAは、私たちの信頼にしっかりと応えてくれるし、仕事に干渉されることを好まない。信頼のおける職務の遂行ぶりたるや内臓器官と変わらない。たとえば十二指腸や脾臓が、自分たちの仕事ぶりを私たちの自覚的な意識に報告することなどほとんどないだろう。

筋-関節リンクのレベル——レベルB

レベルBの構造

星間旅行者の日記より。

その驚くべきマシンは、今までに見たこともないようなものだった。マシンは私のほうへ向かって突進してくる。あまりにすばやいので、容易に全貌をつかみきれない。どうやら車輪はついていないようだが、それでも驚くべきスピードで進んでいる。私の見る限りでは、マシンの最も重要な部分はいくつかのセグメントからなる力強く弾力性のある一組の長い棒だ。それはすばやく形を変え、伸びたり縮んだり広げられたり折り畳まれたりし、互いにすばやく入れ替わりながら精密で美しい奇妙な弧を描いて動いているため、その本質が何か、起源が何なのかさっぱり分からない。とてもではないが、私たちの技術では、このようなマシンを組み立てることなどできない。

私は、「時間拡大メガネ」とよばれるメガネを持っていた。これを通して見ると、時間が拡大されて動作がスローモーションになる。このメガネをかけて、突進するマシンを詳しく観察することができた。それぞれの棒は、複雑な曲線を描く弧にそって動き、突如として地面に柔らかく接触する。それから、上から下まであたかも電撃が走ったかのように棒が伸び、力強く地面を押して跳び上がり、前進する。マシンの上半分には、もう二本のやや短い棒がついていた。上側の短い棒がなんらかの伝達機構により下側の長い棒と連結していることは、私にも理解できた。上下の棒が同じリズムで動いていたからだ。しかしながら、この目的が何なのか、私には皆目見当がつかなかった。

このマシンは、大きさや出力の異なる二〇〇以上のエンジンから組み立てられており、一つ一つが個性的な役割を果たしていた。制御中枢はマシンの上端にあり、数百ものモーターの仕事を自動的に調整して調和させる電気的な装置が据えられていた。これらの制御構造により、棒と梃子を備えた物体は複雑な曲線にそって動くことができ、車輪もないのに風よりも速く進むことができるのである。

これを読んで、「さて何の話だろうか？」と煙に巻かれてしまった方にはお許しを願いたい。この一節は、遠い惑星へ旅する地球人の日記から引用したものではなく、はるばる地球へとやってきたシリウス星人の日記から引用したものである。シリウスからの旅人が見たのは、単なる人間の短距離走者であった。この短いスケッチは、筋‐関節リンクのレベル——すなわちレベルB——の説明をはじめる上で、お誂え向きの材料を提供してくれる。

読者はすでに、Bという文字で示した筋‐関節リンクのレベル、言い換えればシナジーのレベルに出会っている。このレベルは、脊椎動物が地上の、後には空中のあらゆる**移動運動**を行う必要に迫られたときに発達した。このレベルは、**体肢**と時を同じくして出現し、体肢のよきパートナーとなった。最終的にこのレベルは、脊椎動物において高頻度の連続インパルスを用いはじめた最初のレベルとなった。このインパルスは、第Ⅲ章の「横紋筋の弱点」の節で述べた強直《きょうちょく》と呼ばれる持続的で強い収縮を生じさせることができる。

運動を構築する各レベルは、特定の**クラスに属する運動課題**を解決する鍵となる。第Ⅲ章で説明したように、大きな筋群のシナジーとそれとは異なる移動運動の両方に関係した課題が出現したのは、はるか昔のことだ。それらはあらゆる脊椎動物よりも古く、細長い身体および遠隔受容器と共に誕生した。レベルBの起源も同じ年代まで遡ることができる。レベルBのおおもとは、レベルAよりも前に生まれた長老なのだ。その年齢を考えると、長い生のあいだに、数多くの生物学的な変更を迫られてきたことも驚くにはあたらない。レベルBはかつて節足動物の前頭部（頭部と胸部）の神経節に住んでいた。次に、脊椎動物の中脳にある神経核に新しい住処《すみか》を見つけた。これらの神経核が、中枢神経系全体の支配者だったころのことだ。その後、これから見ていくように、前脳という、より若くて力強い組織が台頭し、レベルBは引退して支配者の地位とその継承権を譲り渡すことになった。

脳の発達の歴史には、**大脳化**[2]と呼ばれる顕著で着実な過程が絡んでいる。新しく高次の構造が脳の中につくられるとき、新たな構造は下位の古い脳構造の中に昔からある機能を引き継ぐ。以前に、脊髄が独立性を失う過程について述べる機会があった。カエルは、頭を切り落とされた後でもなお、脊髄で多くの複雑かつ意味のある反射を制御できる。ニワトリの頭を切り落としても、一〇〇歩くらいは走ることができるし、おそらく低いバルコニーまでなら飛ぶこともできるはずだ。手術で脳から脊髄への連絡を断たれた猫は歩けなくなるが、歩行のための重要な背景活動は保持しており、ベルトで猫の胴体を支えてやると脚の交互運動が観察できる。人間では、ある病気にかかった患者の観察によって分かっているのだが、背景活動としての交互歩行運動には、完全なレベルB、すなわち脳の中間部に障害のないことが必要である。

同様に、何百万年ものあいだレベルBが所有していた多くの機能は「より上位へ」移動した。レベルBは、今もなお筋‐関節リンクおよび**シナジーのレベル**であるが、遠い昔とは違ってもはや移動運動のレベルではない。人間においてレベルBは、非常に重要で責任の重い**背景の役割**を果たす。しかしながら、かつてもっていた機能の大部分、すなわち爬虫類が運動制御のために用いていた部分は、そのとき以来、新しくて設備の整ったより高次の脳構造へ引っ越してしまった。レベルCに含まれるこれらの機能については、次の節でみていくことにしよう。

さてここで、人間におけるレベルBの解剖学的な基礎について手短に概観しておこう。この概観は大切だ。なぜなら、私たちが運動協応の主たる原理として進歩させてきた感覚調整の原理が、はっきりとここに反映されているからである。

レベルBの運動神経核である淡蒼球《たんそうきゅう》つまり「蒼《あお》みがかった球」は、脳の最深部に位置している。この出力運動神経は、二、三センチメートル下にある赤核《せきかく》まで伸びている。その様子は、ちょうど都心の卸店《おろしてん》からやってきたトラックが、郊外にあって都心に一番近い大きな鉄道の駅倉庫まで積み荷を届けるようなものだ。赤核は、低次のレベルAの神経執行本部だ。赤核はこの本務に加えて、レベルBからのインパルスを脊髄の引き金細胞まで運ぶ仕事も引き受けている。

赤核は、淡蒼球から運ばれてきた「積み荷」を「開封」して、変更し処理してしまう。赤核は、自分自身のインパルスを一本の生理学的経路と一つの言語でレベルAに送り、一方でレベルBから配送されるインパルスを別の言語で転送する。このあたりについては、生理学が明らかにすべきことが数多く残っている。

レベルBの**感覚**（つまり受容器）中枢は、脳の神経核の中で最も大きい（図5-3を見よ）。この中枢は一対の神経細胞集合体で、古いラテン語で「**視覚隆起**」という意味をもつ**視床**が含まれる。**視覚**という言葉はきわめて誤解を招きやすい命名である。この名前から、脳の研究を先駆的に手がけ、見つけた組織に片っ端から名前をつけていった過去の科学者の無知さ加減が窺い知れる。後の科学者が発見したことだが、視床は視神経や視覚とはほとんど関係しない。

脳**中枢**といういい方こそ、視床にぴったりだ。身体中からやってくるあらゆる神経路は視床を経由する。すなわち、触覚、圧覚、温覚と冷覚、痛覚などを含む**末梢のあらゆる外受容器**からの情報、さらには第Ⅱ章で**自己受容感**

2　大脳化〈encephalization〉という語は、脳を意味するギリシャ語〈encephalon〉（もともとは「頭に位置する」と言う意味）に由来する。この単語は、一般的に用いられる脳炎〈encephalitis〉（「脳の炎症」）という単語で読者によく知られているであろう。

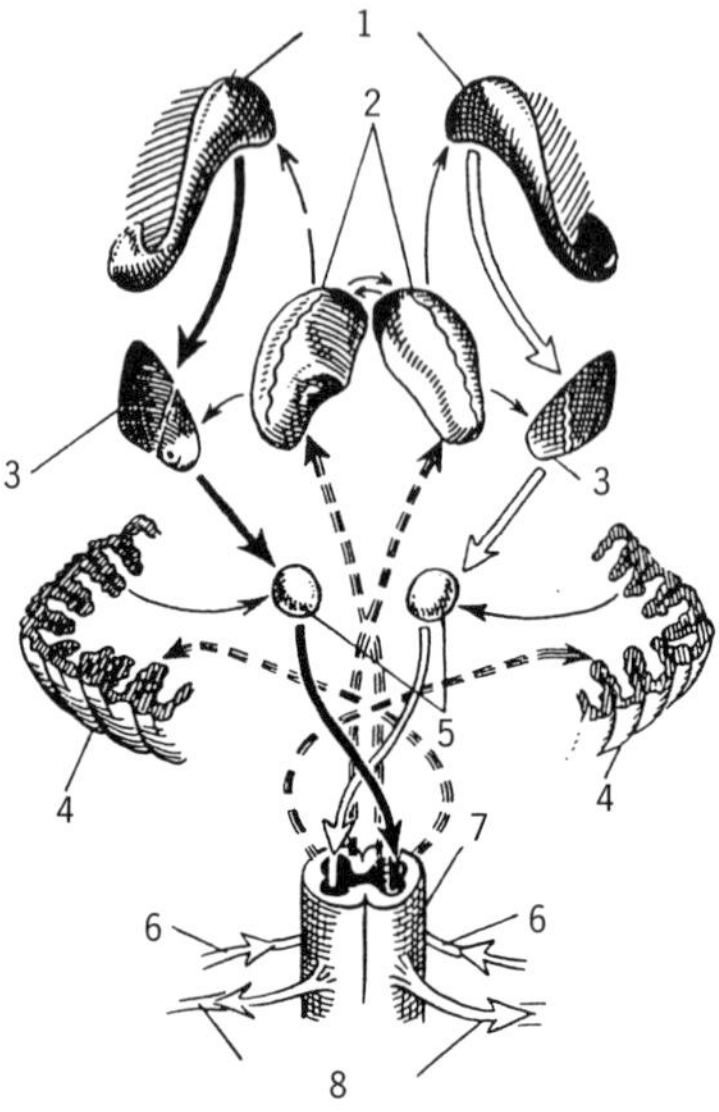

図 5-3　錐体外路系の主要な感覚および運動神経核．
それぞれの結合関係と伝導路を模式的に示す．
運動路は実線で，感覚路は点線で示す．
1 —線条体，2 —視床，3 —淡蒼球，
4 —小脳，5 —赤核，
6 —感覚根，7 —脊髄，8 —運動根

覚と呼ぶことにしたあらゆる**筋－関節感覚**が視床に届く。これらすべての信号は、中断したり途中どこかを経由したりすることなく、皮膚や、筋や、腱や、関節包の感覚神経終末から直接視床に入力される。したがって、視床は最も直接的かつすばやい方法であらゆる感覚信号を最初に受けとる。

歴史を振りかえってみると、かつての視床は今よりもずっと豊かだった。視床の構造は世界的な大都市さながらであり、ちょうどモスクワやニューヨークのような歴史をたどった。まわりにできた近郊地域を徐々に合併し、巨大な複合都市（大モスクワや大ニューヨークなど）を形成していったのである。視床に多数の小さな周囲の神経核をつけ足すならば、この「大視床」システムは、事実上ありとあらゆる身体感覚にもれなく関わることになる。視床の「近郊」には、視覚や、聴覚や、嗅覚神経の路線が通っている。また、内臓に付属する神経と脳を結ぶ神経路の分岐線も引き込まれており、このことは、大視床が内部感覚情報をも受け取っていることを意味する。

これは容易に理解できるであろうが、感覚との直接的で普遍的な結びつきを得ることによって、視床は実際すべての身体受容機構の中枢となっている。こと**感覚調整**に関しては、脳内にある他のあらゆる構造をもってしても太刀打ちできない。遠感覚受容器や、横紋筋や、移動運動などの名に少しでも値するような器官や機能がまだ存在しなかった時代、自然界の生物は**感覚調整**なしにやりくりしていた。しかしながら、感覚調整がどうしても必要にな

ると、まずはじめに、この機能を果たすにもっともふさわしい器官が進化によって創り出された。その結果、レベルＡでも、他のより高次のレベルでも手に負えない全身を網羅《もうら》する巨大なシナジーを、レベルＢが制御するようになった。ランニング、ジャンプ、棒高跳び、体操、レスリング、水泳などの動作が可能になるのは、ひとえに視床がふんだんな情報を仕入れてくれるおかげなのだ。

着実な大脳化もまたレベルＢに影響を及ぼしている。**視覚**、**聴覚**、および**嗅覚**を担当する遠隔受容器からの神経路は視床が中継点となって、さらに上位の**大脳皮質**まで続く。さらに、広大な脳皮質の細かく分割された領域へとつながっていく。触覚、痛覚、筋 - 関節感覚を含む接触感覚も脳皮質へと至る神経路を形成し、広い範囲にわたって大脳皮質を基礎づけている。しかし、それにもかかわらず、この神経路は**主要な視床核との密接な関係**を保っており、身体各部からの信号がはじめに届くのはこちらのほうだ。ただし遠感覚受容器に関する限りでは、高次の哺乳類と人間の視床は見たり聞いたりする機能をもたない［これらの情報はより高次の皮質が処理する］。

この最後の要因は、レベルＢによって独立に制御される運動のレパートリーが少なくなってしまった理由を説明する。そもそもレベルＢは、背景のレベルとしては絶大なる影響力をもつ地位を確保している。このことは、先ほど述べたとおり、レベルＢだけが担当できる大きなシナジーを伴った動作のレパートリーが少数とはいえ確かに存在することからも明らかだ。しかしながら、レベルＢは「視力が弱い」ので、先導レベルに立つ機会は限られてしまう。

レベルＢの機能

人間におけるレベルＢの地位と作業負荷についてはっきりと理解するために、まずはその利点と欠点について考えてみよう。

このレベルの主な利点については先ほど述べた。それは、筋の合唱、つまり大きなシナジーを制御する比類なき

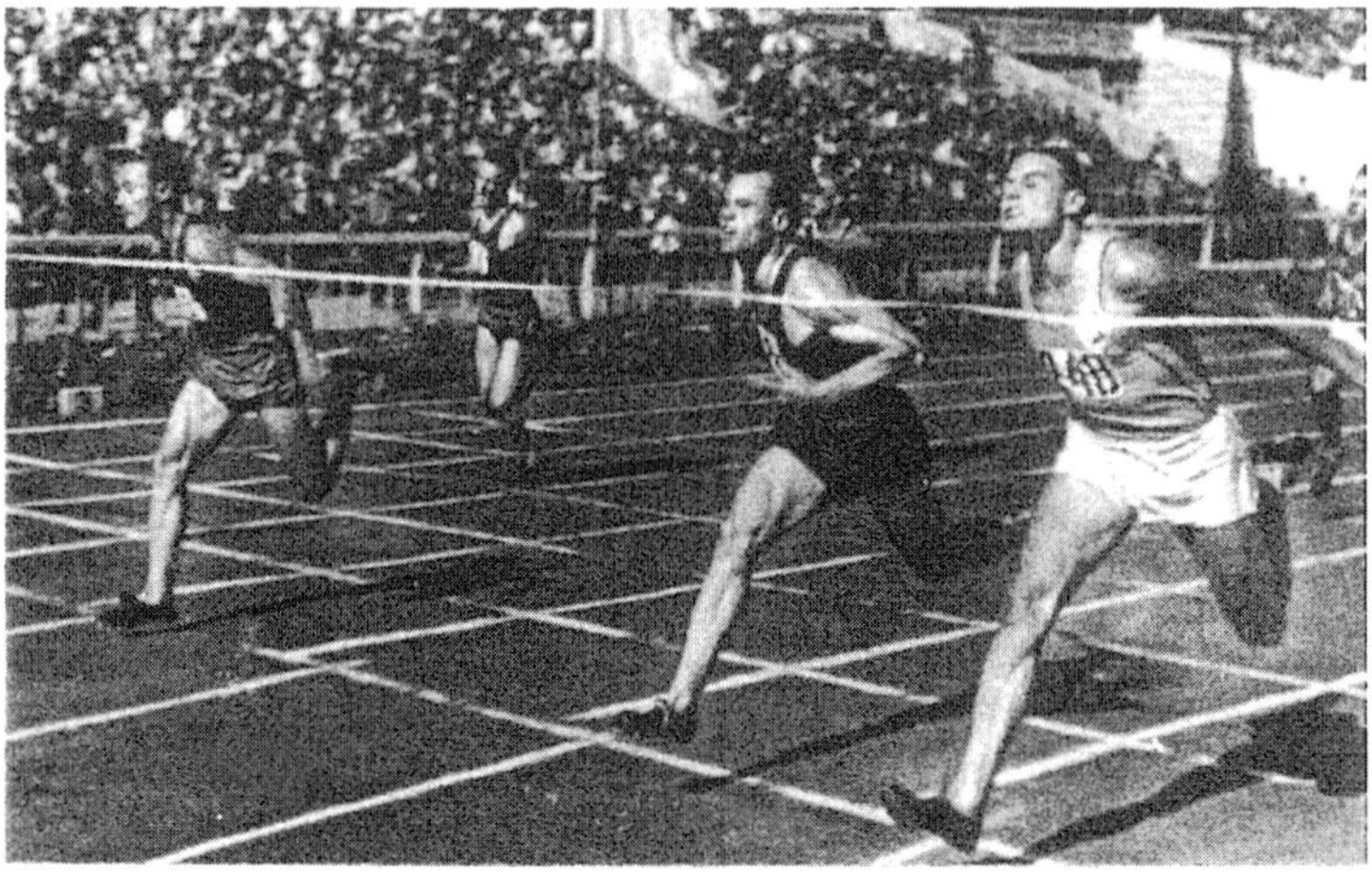

図5-4　100メートルスプリント走のゴール

能力である。この点は、より若いレベルをもってしても決して真似できない。マシンと勘違いされた短距離走者（図5-4）について書かれた冒頭の文章では、意図的にこの能力が強調されていた。自由度にまつわるさまざまな問題については第II章ですでにとりあげたが、とりわけ強力な現代の科学技術でさえやっと自由度二を克服しはじめたばかりであるという事実をみれば、はじめて疾走する人を見た観察者の驚きは容易に理解できるであろう。問題なのは、自然の力によって奇跡的な出来事がいつも目の前に示され続けることに、私たちがすっかり慣れきっているということだ。驚きをもってこの事実に接する能力を取り戻すためには、シリウスからやって来た旅行者になってみることが必要だろう。頻繁にそうしてみても、とくに害はなかろう。

他の高次のレベルが制御を受けもつ運動は、同時に働く筋の数がずっと少ない。たとえばさまざまな種類の移動運動を行う場合などで多くの筋を用いる際には、背景レベルとしてレベルBの能力を借りている。レベルBは、先に述べた特有の能力をもつことで、身体のあらゆる筋に関するいわば中央制御台として働くようになった。身体中レベルBは、最も重要な背景の役割を果たす。これは何も、身体中の筋を総動員するときに限ったことではなく、腕一本だけのシナジー（たとえば、書字、編み物、片手で結び目をつくることなど）であっても、親切に面倒をみる。

レベルBと身体の受容器全体のしくみとのあいだに密接な関係があるため、このレベルで制御されている動作は、常に一貫し調和している。レベルBの動作は、品のない人のものでさえ、優雅に見える。これらの動作はとてもよく調整されているが、それは特定の一瞬だけではない。レベルBは、高いスキルで動作の時間経過を組織化することができる。つまり、伸筋と屈筋の活動を交代させるなどして**動作のリズムを制御する**。レベルBが制御する運動のもう一つの典型的な特徴は、判で押したような同一性である。リズミカルな動作を行う際に繰り返される動作（運動**サイクル**と呼ばれる）はみなきわめて似通っており、歩いたり走ったりする際のステップは、何度繰り返してもまるで金太郎飴を切ったかのように同じだ。また、たとえばのこぎり引き、やすり掛け、芝刈り、杭打ちなどの連続的なサイクルは、二粒の水滴よりもよく似ているのである。

この特徴は、**運動スキル**の形成および動作の**自動化**と密接に関係している。これらについては、次の章で振り返ることにしよう。

筋‐関節リンクのレベルであるレベルBは、このようにきわめて豊かな可能性を秘めており、数多くのさまざまな動作を制御する能力をもつ。しかしながら、実際に制御する動作の数がそれほど多くないのは、すでに述べたように受け取る感覚情報が限られるという欠点を抱えているからだ。すなわち、**人間では視覚および聴覚の遠隔受容器とレベルBとのあいだにはごく貧弱な結合しかない**。これらの神経路はより高次のレベルへと向かってしまう。このような特徴を考慮すれば、レベルBが、動作を**内部で首尾一貫させ**、すべての筋のふるまいを協応させ、必要なシナジーを取りそろえるのに適していることは想像に難くない。しかしながら、このような複雑で調和のとれた動作を、外部条件の変化や実際の環境に適応させることはできないのである。

たとえば、**歩行**を考えてみよう。ふつうに人間が行う二足歩行では、両手両足が共通のリズムで振動しており、全身の筋が身体の支持か動的な歩行活動に関わっている。もし人間が、不意に広大な宇宙空間のただ中へ放り出さ

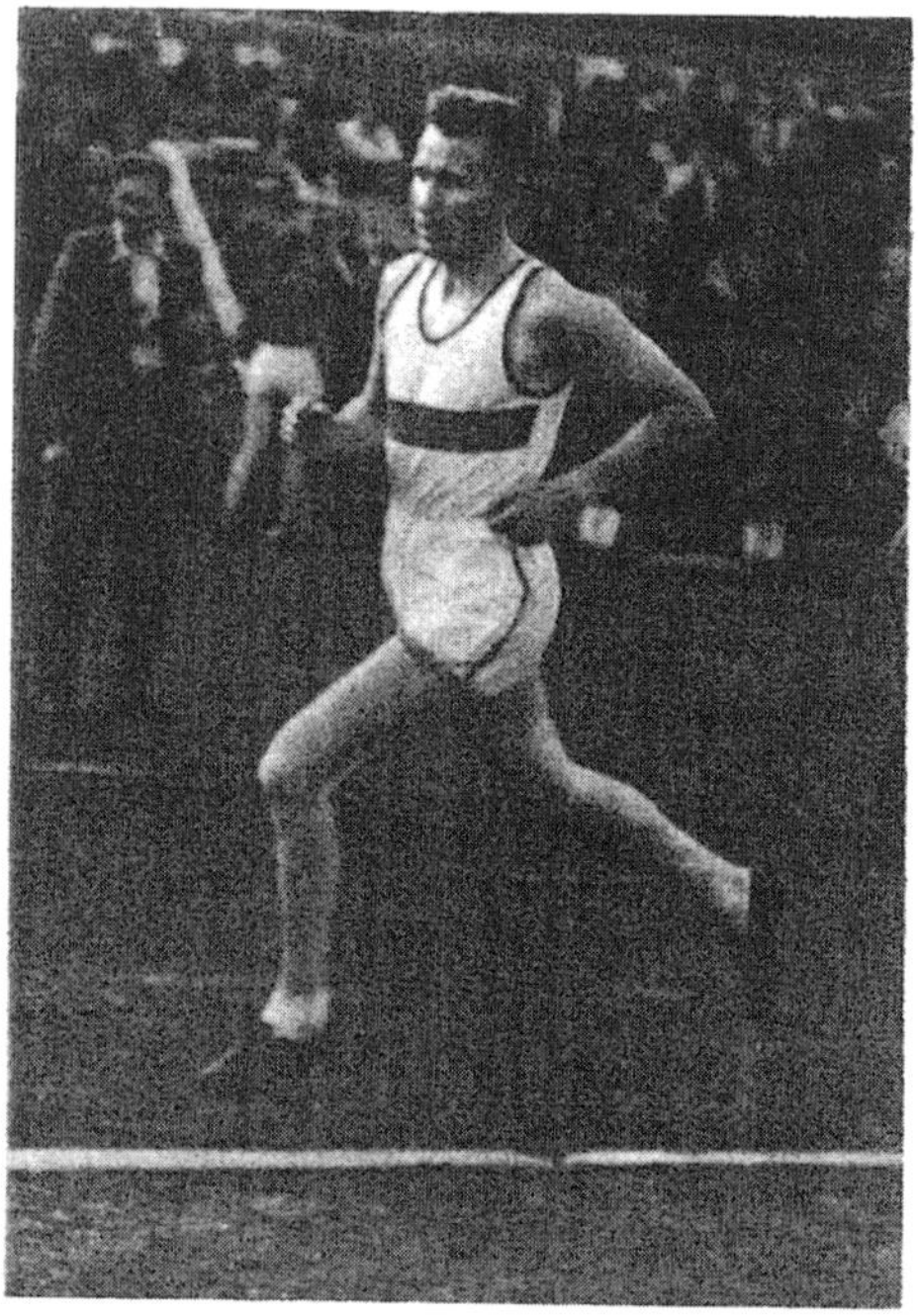

図 5-5　アレクサンドル・プガチェフスキー．中距離走のソビエト社会主義共和国連邦記録保持者，選手権者．

れたとしても、レベルBはおそらく、周囲の環境が何もない状態で通常の動作を正確に再現できるはずだ。ただし、残念ながらこのような状況では、歩行動作は意味がない。実際の機能的な歩行はふつう地面か何かの上で、ある方向に向かって、ある条件のもとで行われる。地面は、硬いこともあれば、ぬかるんでいることもある。あるいは滑りやすかったり、傾いていたりする場合もあろう。道には、石ころや、水たまりや、段差や、くぼみがあるかもしれない。歩いているときには、曲がり角や坂があったり、突風が吹いたり、向こうから歩行者が近づいてきたりすることがある。歩くときには、これらすべての出来事に、タイミングよく適切な方法で反応する必要がある。このときには、まずはじめに遠隔受容器からの信号が必要になる。しかし、次節でみていくことになるが、この信号自体が最も重要であるというわけではない（盲人は、視覚なしでも歩くことができる）。最も重要なのは、入ってくる印象を全体として特別に組織化することだ。印象の組織化を行ってはじめて必要な感覚調整が可能になるのだが、これはレベルBには荷が重い仕事だ。

　レベルBの役割とその欠点を最もきわだたせる一つの比較をしてみよう。歩行や走行のような動作（図5-5）におけるレベルBの機能は、飛行機のメインエンジンや、補助装置や、制御装置がきちんと作動しているかどうか確認するメカニックに似ている。一方、歩行や走行の際に先導レベルが引き受ける役割は（後述するが、この役割はレベルCが担っている）、飛行機を操縦するパイロットの役割にたとえることができる。パイロットが行うのは、乱気流や突風をかいくぐって航路のずれを修正し、ある一定のルートや高さからなるべく外れないように飛行機を操縦することだ。このときパイロットは、飛行機のシステム内部で何が実際に作動しているのか感知しない。**より高次のレベルがパイロットとして外界を見ている**とき、レベルBは**内部の動作制御においてはかりしれないほど重要な貢献をしている**のである。

典型的な背景レベルとして、レベルBはほとんど**意識の関与なしに**機能する。この特性は、すべての背景調整に共通している。レベルBの機能の多くは、全部あるいは一部**不随意のうちに**行われるが、地下深く潜むレベルAの背景調整よりは随意的な介入を行いやすい。筋‐関節リンクのレベルが、一生のうちに人間が修得するすべてのスキルと動作のための補助的な背景調整をあらかじめ貯蔵していることは期待できないように思える。しかしそれは事実ではない。実際のところ、人間におけるレベルBは、**経験を蓄積し**、新たな協応パターンを構築して運動記憶の格納庫に蓄えておくのに適している。この点については、次のエッセイで検討する。成人のレベルBでは、運動スキルを実行する際に高次レベルからの要請に応えて調整を行うための背景調整が有り余るほど取り揃えられている。このような「オーダーメード」の背景調整は**自動性**と呼ばれる。十分に発達したレベルBであれば、用途に応じた多様な背景調整を常備しているので、大人の人間が人生の中ではじめて出会うようなめったにない動作であっても、ぴったりの調整を「一覧表」の中から検索できる。最悪の場合でも、おおよそ目的に見合う調整を見つけることができる。人間はこのような属性をもつがゆえに、幅広いスキルを獲得するのに適しており、いかなる状況においてもすばやく意志決定し、対処できる。よく発達した背景調整が取り揃えてあれば、**状況に応じたすばやい運動の解決法を見いだす**準備が整っていることになる。第I章でみてきたように、この能力は、巧みさの最も基本的、本来的な定義である。

高次レベルの運動協応を分析すると、よく発達したレベルBによってもたらされる運動能力それ自体に巧みさが含まれるのではないことが示される。レベルBの役目は、巧みさに必要不可欠な条件を整えることだ。動作の分類は制御のレベルを基準にしているため、すべての巧みさの現れを大きく二つに分類する必要がある。一つは、**身体の巧みさ**と呼ばれ、もう一つは、**手の巧みさ**、**対象操作の巧みさ**、あるいは**手のスキル**と呼ばれるものである。後述するが、レベルBがもつ運動の手段は、身体の巧みさにとってはもっとも必要とされる基盤であり、手の巧みさにとっては非常に重要な必要条件の一つである。身体の巧みさについては、次のレベルCではじめてはっきりとお目にかかることになる。他のレベルから独立してそれだけで働くレベルB、すなわち不十分な機能しかもたない筋－関節リンクのレベルだけで働かざるを得ないレベルBは、脚をひきずったやせ馬を駆って馬上試合に臨む手練手管にたけた勇敢な騎士のようなものだ。

ここまでくれば読者はもう、レベルBによって制御される独立した運動のリストが、秋も深まりすっかり葉が落ちた木のように裸であることに驚いたりしないだろう。かつてレベルBが制御していた動作の大部分は、今やより高次の脳構造の管轄下になってしまった。

独立した動作で、まだレベルBの下に残っているのはどのようなものだろうか。それは、半随意的で、半意識的な運動であり、多くはたいして重要でない。たとえば顔の表情などは、未だにレベルBの制御下におかれている。

愛らしき　顔に移ろう　蠱惑かな　（A・フェット）

レベルBは今日《こんにち》、パントマイムや、ボディーランゲージや、会話や行動に伴って表れる感情を伝えるための半ば不随意的な身振り手振りを制御している。これらの動作は、北国の遠慮がちな人々ではめったに見られないが、活動的で元気のいい南国の人々の日常生活では頻繁に見られる。

「そのとき手の方は、とんだ仕事をしていたのさ。」叔父のピョートル・イワノヴィッチ・アドゥーエフは、甥のアレクサンドルがどんなふうに愛を告白していたのか言い当てながら辛辣に言い放った。「おそらく何かをひっくり返すか、壊しちまったんだろう。」

「叔父さん、あなたは盗み聞きしていたのですね！」甥は叔父がすべてお見通しなので、やけになって叫んだ。

「そのとおり。私はほれ、そこの茂みのかげに座っていたのだ。」

（I・A・ゴンチャローフ『平凡物語』創元文庫、井上満訳）

最後に、レベルBは現在もなお、この同じグループに属する可塑的な動作を制御し続けている。ここで指しているのは、移動運動に近い西ヨーロッパのボールルームダンスやフォークダンスではなく、むしろ悠長で心地よい気だるさに満ちつつ、突如として情熱的で熱狂的な呼吸が割り込む東洋のダンスの動きのほうだ。それから、親愛に満ちた抱擁や愛撫の動作、全身を伸ばしたりあくびをしたりする動作、ミューラー式の自由な体操、さらには半ば自動化した数々の個人的な癖、たとえば耳の後ろを掻いたり、ボタンをねじり回したり、イワン・ツルゲーネフの『その前夜』に登場する太ったウヴァール・イワノビッチ老人のように指をひらひらさせる癖なども含まれる（最後のグループの運動は、本質的に、犬が尻尾を振る動作にきわめて近い）。レベルBだけで行うことのできる動作のリストといえば、せいぜいこの程度でしかない。

レベルBが**背景として働く**運動のリストについて考えてみると、様相は一変する。ここでは、レベルBは劇的に変貌し、堂々とした風格を帯びて多芸多才ぶりを遺憾なく発揮する。その背景活動のスタイルや意義は先の議論から明らかであろう。個々の実例については、次節でとりあげるのが適切であろう。次節では、レベルBが背景となって働く動作の特徴について見ていく。

空間のレベル――レベルC

これにて動作を構築する次のレベルを吟味する準備が整った。

レベルCの構造

このレベルは、非常に複雑で興味深い。このレベルが注目に値するのは、今までのように背景調整として働くのではなく、大規模できわめて多様な独立した運動のセットをもつ最初のレベルとなるからである。さらに、今後みていくことになるが、このレベルは運動競技選手が関心を寄せる数多くの動作、たとえば、体操、陸上、アクロバット、その他さまざまな種目のほぼありとあらゆる動作の基礎となる（図5-6）。いうまでもなく、すべてのスポーツと運動競技の動作に必要な多くの背景調整もこのレベルが担当する。

人間におけるレベルCは、一見したところ、解き明かし難く理解し難いように思える。低次レベルに比べてずっと複雑な構造をしており、両義的で二重性をもつ印象を与えるからだ。レベルCは、完全に独立した二つの大きく異なる**運動神経中枢の脳システム**と、まったく類似していない二つの**感覚信号システム**を備えている。つまりレベ

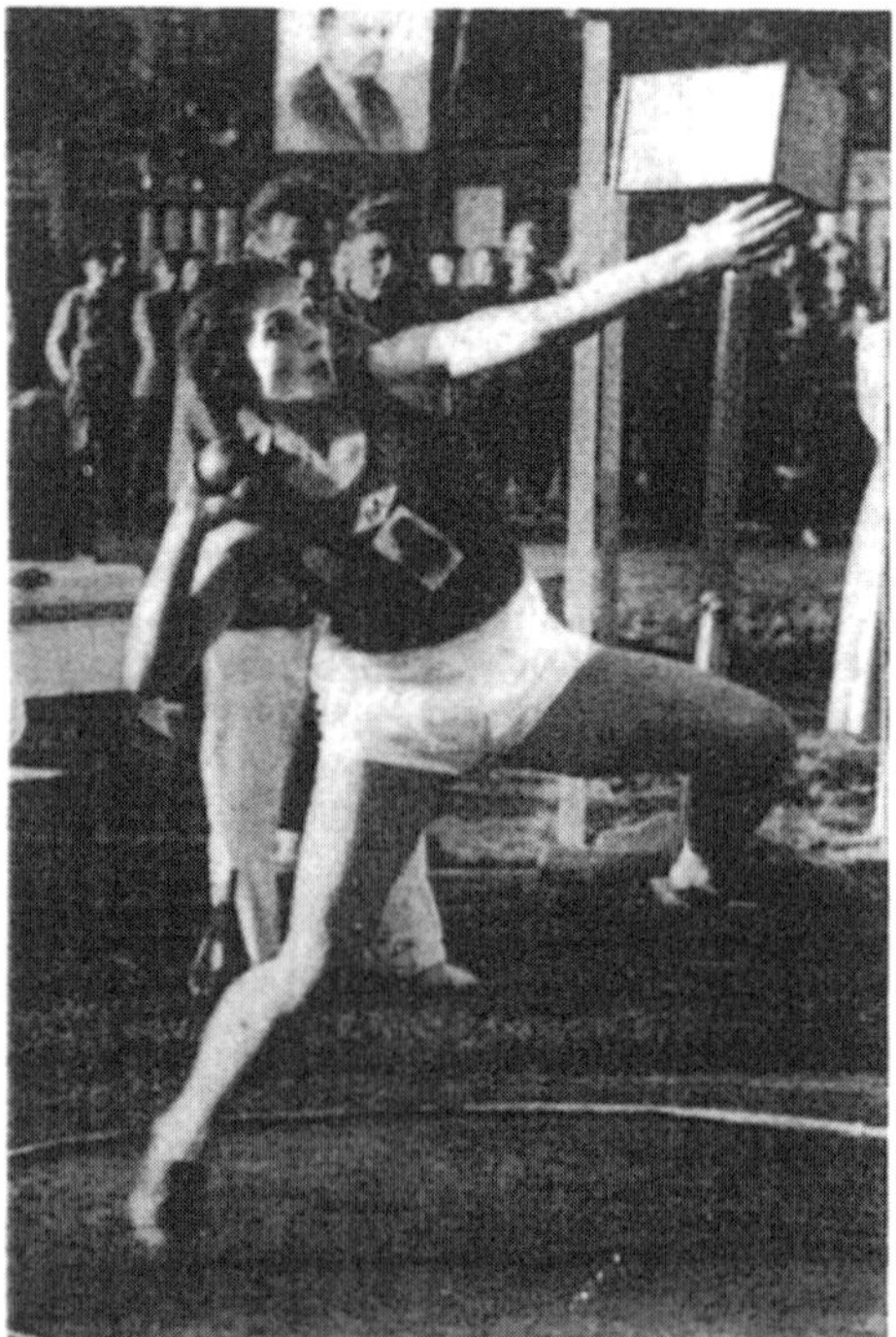

図5-6　タチャーナ・セフリューコワ．砲丸投げのソビエト社会主義共和国連邦およびヨーロッパ記録保持者，選手権者．

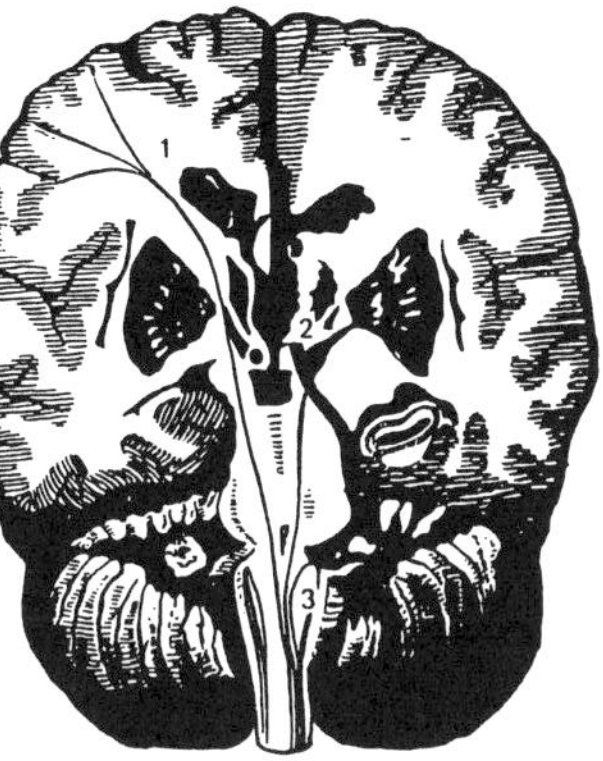

図5-7　耳の後部での脳の垂直断面
1—錐体路，2—淡蒼球路，3—小脳路

ルCは、脳の中で二つの異なる階を占めているかのように見える（図5-7）。しかしながら、実のところそれは別々の二つのレベルではなく、他のレベルでは決して真似することのできない一枚岩のような明確な特徴を備えた単一のレベルなのだ。

二重性に関しては、注意深く分析してみると、状況はかなり単純であることが分かる。人間におけるレベルCは、**大脳化**への移行期にある。レベルCは、今まさに、錐体外路運動系（鳥の分析をしたときに述べた）の上層部である線条体から離れようとしている。哺乳類において現代的な錐体路運動系が出現するまでは、レベルCの居場所はもっぱら線条体だけだった。新たな住処《すみか》への引っ越し作業はかなり進んでしまったので、もう住所は新しくしておいたほうがよい。皮質運動系（錐体路系）の下位にある系は、もはや完全にレベルCの傘下に収まっている。レベルCの持ち物と家具は、階下の、古い暖炉の近くに半分ほど残されており、あとの半分は中心溝の前側にある広い敷地に置かれている。もちろん、現代の科学者が、この引っ越しすなわち大脳化の様子を観察しようとしても無理だ。客観的な脳研究が始まったのはたかだか一五〇年前であるのに対し、脳の中でレベルの移行が進むには、その一〇〇〇倍もの歳月を要するからだ。今現在進行している大脳化の様子を観察することは、わずか四分の一秒のうちに時計の時針の動きを観察することと同じくらい不可能だ。しかしながら、あと一〇万年から二〇万年も経てば、人間のレベルCは疑いもなく、すべて皮質と錐体路に移行し、線条体はおそらく筋-関節リンクのレベルBによって用いられるであろう。このことによってレベルBには、今よりも便利で、より洗練され、より精度の高い機構が装備されることになるはずだ。

錐体路運動系を手に入れた大部分の高次哺乳動物では、レベルC

の住所は未だに線条体システムのままだ。このような動物（たとえば、イヌやネコ）では、左右どちらかの錐体路を実験的に切断してしまっても、わずかに足を引きずる程度の障害しか現れず、しばらくすると完全に回復する。一方、人間では、錐体路運動系の機能不全による障害（これはしばしば、いわゆる脳卒中の後に生じる）は改善しない。

ここで、レベルCがどのように機能するかみてみよう。このレベルは、非常に古いある運動課題群を解決するうえで必要だった。これらの課題は、「空間のレベル」とでも呼びうるような共通の特徴を備えていた。これらの運動課題は、錐体路運動系よりも確実に古くからあり、線条体よりも古いほどだ。このクラスの課題が出現したのは、脊椎動物が体肢を獲得してしっかりした大地の上や空中を移動しはじめたときである。この課題群ははじめ移動運動のクラスに限られていたが、後に一般的な外部空間を扱う種類の課題に発展した。**遠隔受容器**によって空間が**広大**になり、横紋筋を装備した力強いレバーである**体肢**によってより遠くまで**到達できる**ようになったとき、高度に発達した空間のレベルを身につけることが緊急の課題になった。このレベルは、大脳化の影響により淡蒼球から線条体に引っ越した。進化の歴史をめくると、最後の数ページのあたりで、レベルCは線条体すら手狭になり、現在では錐体外路運動系と錐体路運動系のちょうど中間に陣取って二つの椅子に腰掛けている。

新しい皮質の部屋は、確かに今までよりずっと広々としており快適なのだが（皮質による動作の例については後ほど述べる）、空間のレベルはいまのところどっちつかずの二重生活を最大限に享受しながら確実に自分の役目を果たしている。このレベルは、動作の制御にあたって錐体外路運動系と錐体路運動系という**両方の運動系**を用いているため、両方の性格と特徴を兼ね備えている。感覚調整を行う際には、やはり両方の系に関連した感覚信号が必要になる。それぞれの系は、入力されたままの感覚印象を処理する方法が大幅に異なる。この二重性に対処するため、**感覚ライブラリ**が作成されることになった。この感覚ライブラリはとても充実しており、レベルBと比較してもなんら遜色がない。空間のレベルには、大脳皮質から感覚情報が届けられるが、二部屋ある空間レベルのうち**上**

階の部屋へ送られる感覚情報は、とりわけ詳細かつ精密に組み立てられている。ここには**視覚**野と**聴覚**野が広がっており（視覚野は皮質の後頭葉、聴覚野は側頭葉に位置する）、さらには錐体野［運動野］のすぐ近くには**触覚**野が大きな領域を占め、身体表面の感覚をすみずみまで感知している。大脳皮質にはまた、**筋－関節感覚**が投影される場所もある。これらの皮質領野は、図5-8の左側に示されている。

錐体皮質**運動**野および触覚と筋－関節（自己受容）感覚の**感覚**野は、左右の脳半球の中心溝、別名ローランド溝と呼ばれるまっすぐに伸びる深い谷間の両岸にある。運動野は溝の前方、感覚野は後方に位置する。これらの神経細胞は関連する神経路の始点や終点になっているが、神経細胞の位置はこれらの領野内で適当に決まっているわけではなく、理路整然と並んでいる。**感覚野の街並み**は、身体全体を上から下まで、二度反転した形に正しく対応している。すなわち、身体の**左**側は脳の**右**側、身体の右側は脳の左側に対応し、左右それぞれの大脳半球では身体の**上下が逆さま**になって対応しているのである。

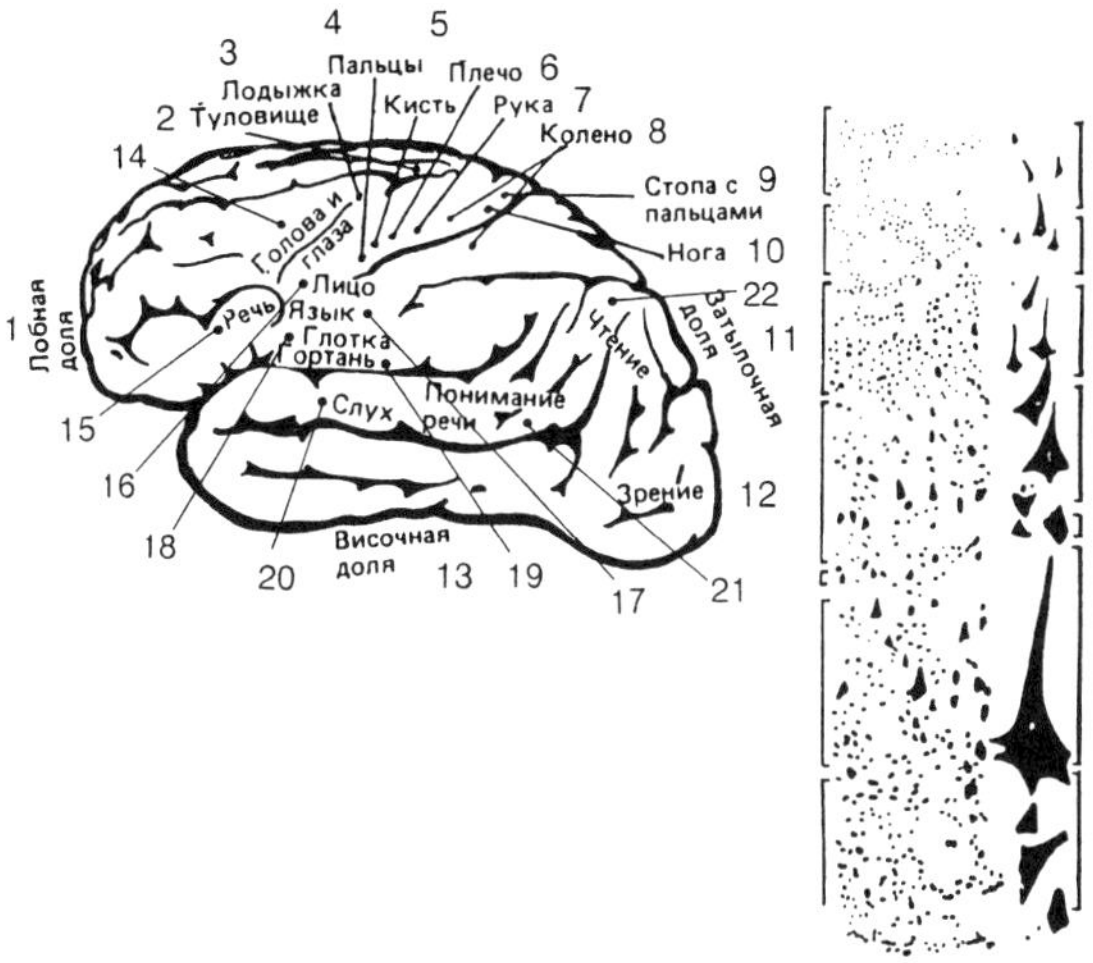

図5-8　左—人間の脳の左半球および主要な皮質中枢．
各部位が制御する身体部位を示す．1—前頭葉，2—体幹，3—足首，4—指，5—手，6—肩，7—腕，8—膝，9—足とつま先，10—脚，11—後頭葉，12—視覚，13—側頭葉，14—頭と眼，15—発話，16—顔，17—舌，18—咽頭，19—喉頭，20—聴覚，21—発話の理解，22—読み

右—大脳皮質の拡大断面図．錐体路の起始点．
右端は，より大きな拡大率で錐体細胞のサンプルを示す．錐体路の軸策は，皮質の第Ⅴ層にある最も大きな細胞（ベッツ細胞）から始まる．

前方にある**運動**野の街並みは、後方にある感覚野の街並みのちょうど向かい側に位置しており、身体との対応関係もまったく同様である。たとえば、股関節ま

わりの筋を制御する神経細胞のある部位は、股関節まわりの皮膚感覚と筋‐関節感覚を受けとる体性感覚野の真向かいにある。

前頭葉に位置する運動野は**電気的に興奮する**。脳表面にむき出しになった錐体野に弱い電流を流してみると（人間では、脳外科手術の最中に簡単かつ安全に行うことができる）、電極の位置を注意深く少しずつ移動させることによって、身体のあらゆる筋群を収縮させることができる。（図5‐8に似た）錐体野の脳地図は、この方法によって作成された。

しかしながら、空間レベルで感覚調整を行うための基盤となる感覚信号は、未処理のまま用いられることはない。すでに考察したように、レベルが高くなるにつれて、感覚信号は徐々に複雑な処理を経るようになり、由来の異なる信号が、すでに形成されているさまざまな記憶痕跡と絡みあって融合する。この複合体、つまり精巧に構成された**統合体**は、**空間場**と呼ばれ、レベルCの基盤を形成する。

空間場とは何か？

まずはじめに、空間場とは、すべての感覚器官の協応にもとづく正確で**客体的な**（すなわち実在に対応した）**外部空間の知覚**である。これは、経験全体に支えられ、記憶により保護されている。

次に、空間場とは、**外部空間を利用するための能力**の一種である。私たちは、見ている場所やはっきりとイメージしている場所に、たやすく、特に考えることもせず、自由自在に指先を置くことができる。この能力は、目的とする場所へ指をすぐさまぴたりと移動させるのに必要な特定の筋群を、特定の順序、特定の力で即座に賦活させることができることを意味している。もちろん、空間上のある一点の表象という言語を、動作に必要な一連の筋活動（いわゆる運動の筋プログラム）という言語へとすばやく翻訳する能力は、手や指だけがもつわけではない。私たちは、手や指と同じように自分の足先や鼻や口、あるいは手でつかんだり口にくわえたりしたものを、空間内の一点に到達させることができる。対象物を正確に投げて目的とする空間位置へ到達させることは、もう少し巧みさが要求される。これは、いわゆる「**空間利用能力**」にあたり、空間場の第二の特徴である。

ここで、動作を構築するレベルCの機能を分析する上で重要になる、空間場の基本的な特徴をまとめておこう。

第一に、今述べたような意味で私たちが利用できる空間は**広大**であり、私たちの身体を中心としてあらゆる方向に広がっている。

第二に、私たちは空間領域を、確信をもって**静止している**ものとして知覚する。たとえば、私たちが一回転すると、感覚器官から直接入力される未処理の感覚は、まさに世界が自分のまわりを回っていることを伝えているにもかかわらず、実際に周囲の世界が私たちのまわりを一周したとは決して感じない。自分自身ではなく、周りの世界が回っていると感じる場合（たとえば、眩暈《めまい》）には、空間レベルの機能に病理学的な障害が発生している。

第三に、外部空間は、どこも完全に**等質**で、同一のものとして知覚される。ご存じのとおり、私たちの眼はすべての対象を遠近法にしたがって映す。たとえば、近くにあるものは大きく、遠くのものは小さく見え、平行に走る線路も地平線上の一点に収束するように見える。私たちの触覚や筋 - 関節感覚もまた、空間上の不均質性をもつ。皮膚の感覚点は、部位ごとに密集していたりまばらだったりするため、場所によって感受性に差がある。筋感覚の感受性もまた、（体幹や体肢などの場所によって）大いに異なる。それにもかかわらず、これら生《なま》の感覚印象は脳の内部で強力に処理されるため、私たちは、すべての部分が幾何学の教科書に書かれた図のように一様な、統一された明確な**空間場の知覚**を自覚する。感覚器官から入ってくる生の情報に含まれる、実在を歪めた部分はすべて完全に排除され調整されてしまうので、歪みがあるなどとは思いも寄らない。実在の歪み（すなわち錯覚）の多くが発見されたのは、ようやく一九世紀になってからのことだ。この事実は、空間場の表象が意識に上りレベルCの感覚調整を制御するときにはもう、「クリーンコピー」のようにまったく歪みのない表象が出来上がっていることを意味する。

空間場の三大特徴として、**広大であること**、**静止していること**、**等質であること**が挙げられる。これらの特徴を支えている私たちの能力には以下のようなものがある。空間内の対象物の**次元**や対象物間の**距離**をはっきりと知覚すること、私たちをとりまく対象物の姿をはっきりと認知すること、**角度**や**方向**を正しく判断すること、形と姿の類似性を認知し、動作（たとえば、絵を描くこと）によって再現することなどだ。

レベルCに属する運動の特性

レベルCに属する動作は空間場の中で遂行される。ここまでくれば、これらの動作がなぜ他でもないある特定の性質をもっているのか容易に理解できよう。

これらの動作は、レベルBとされたなめらかで調和のとれたシナジーとは大きく異なる。空間レベルの動作は、（レベルBからの背景調整によって過剰に修飾されない限り）ふつう質素で簡潔なものだ。これらの動作は、ビジネスライクな素っ気なさをもちあわせており、大きな筋群を必要としない。いわば、筋の室内楽といったところだ。

典型的な空間レベルの運動は、**狙いを定めて対象を移動させる運動**である。これらの多くは一回限りの運動だ。移動はふつう、**ある場所から別の場所へ**、**なんらかの目的をもって**行われる。それは、身体を場所から場所へと移動させたり、押されてもそこに留まったり、対象物を移動させたりすることである。物を指さしたり、手に取ったり、動かしたり、引っ張ったり、置いたり、投げたりする動作はレベルCに属する（図5-9〜5-11）。これらの動作にはすべて、始まりと終わり、スタートとゴール、当たりと外れがある。必然的に、結果がはっきりと評価できる。たとえこれらの動作が（たとえば、

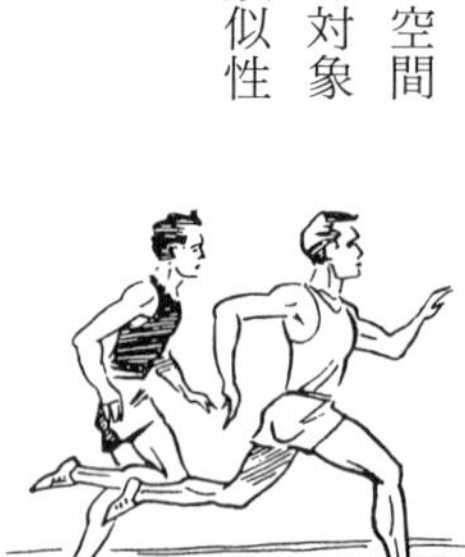

図5-9　スプリント走

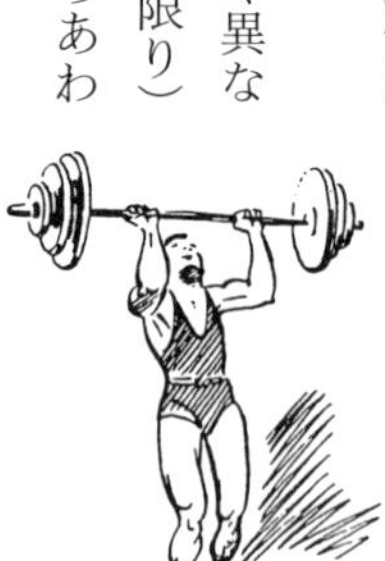

図5-10　重量挙げ

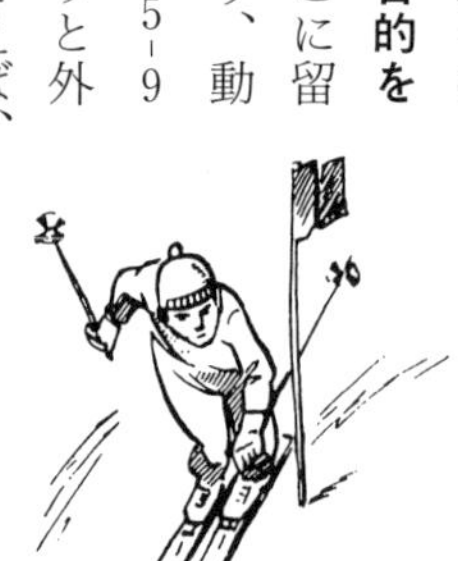

図5-11　スキーのスラローム

釘を打ったり、トランプの札を配ったり、ハエを何匹も捕まえるときのように）繰り返される場合でも、繰り返しは表面的で外見的なものに過ぎず、動作には必ず明確な結果が伴う。つまり、釘はいずれ壁に打ち込まれ、すべての札は配り終わり、ハエは残らず叩き潰されてしまうだろう。

　このようなレベルCの動作の特徴は、レベルBの動作に典型的な特徴と好対照をなすだろう。だいたいにおいて、笑顔の目的や、あくびの最終目標を聞かれてはっきり答えられる人がいるだろうか？

　レベルCによって制御される動作の二番目の特徴は、目標をもつという第一の特徴に負けず劣らず目立っている。レベルCに典型的な特徴は、ある程度の正確さと精密さである。少なくとも、これらの動作の質を判断する際には、まずはじめに正確さと精密さが評価の対象になる。伝説上の英雄ウィリアム・テルやオデッセウスに匹敵するほどの正確な動作を行うためには、細い一本レールの上を自転車で通過したり、ラケットでボールを自在に打ち返したり受け流したりできなければならないだろう。ここで、レベルBのことを思い起こしてみよう。眉をひそめる動きや、母親に優しく撫でられている赤ん坊の動きになんらかの正確さが含まれているだろうか？

　一方、空間のレベルにおける動作の正確さには、もう一つの、直接**巧みさに関連する**特徴がある。

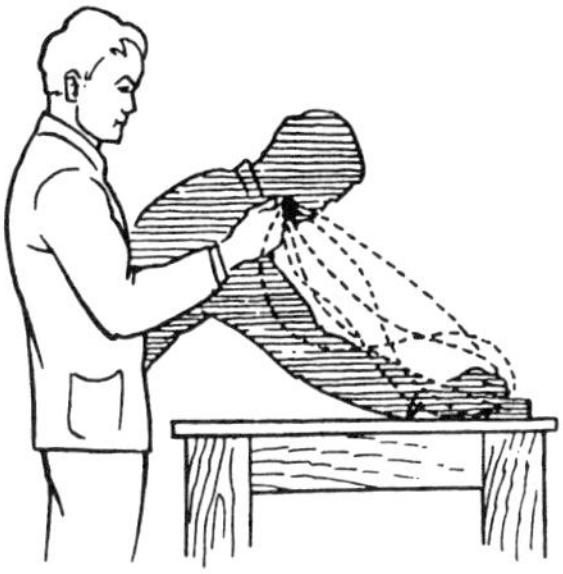

図5-12　テーブルからマッチ箱を取り上げる動作

　たとえば、マッチ箱のような小さな物体を一定の場所に置いて、すばやく正確につまむ動作を何度か繰り返してみよう（図5-12）。このときの動作を観察すると、何が分かるだろうか。自分自身の動きを観察することによって動作が乱れてしまうようならば、他の人の動作を観察すればよい。このときには、実験の理由は内緒にしておこう。

　さて、この動作をよくよく観察してみると、動作の**終末局面**、つまり指が物体に触れる瞬間には、あたかもレンズを通した光線が焦点に集まるかのごとく、きわめて正確に動作が毎回一点に収束することがすぐ分かるだろう。しかしながら、手の**軌跡**はといえば、動作を開始した時点で肘を曲げているときの位置から目標までの各軌道のあいだには、しらずしらずのうちに十数センチメートル以上の幅が生じ、異なる場所を通っている。

なぜそうなるのか、直接の原因を推察することは難しくない。動作の中で最も重要で意味があるのは最後の部分、つまりマッチ箱をつかむことである。この部分は、レベルCの制御下にあり、注意深く意図的な感覚調整を受けている。動作の途中がどうあろうと結果には関係ないので、先導レベルはこの部分に関心がない。

理解しがたいのは、**感覚調整**が動作の中間部分にまったく**無関心**でありながら、**同時に**終末部分に対しては**きわめて敏感**になっていることである。あらゆる動作は、中間部分があってその先に終末部分がくる。ちょうど、槍の先が柄の先端についているようなものだ。このとき、もし槍の柄が脆《もろ》くガタガタしていたら、とてもではないが先端部の正確さなど期待できない。

ここでは、このような神経機構についての複雑な問題には深入りせず、**この難題が実際どのように解決されているのか**、手短に触れておこう。先に述べたとおり、日々積み重なる膨大な量の経験が、脳の中、より詳しくはレベルCの中で精緻化されている。このことは、**空間位置の表象という言語から**、その位置へと動作を導く**動作のための筋の公式という言語へ**すばやく完璧に**翻訳する**スキルが蓄積されることを意味する。手の届く範囲の空間はすでにもう十分に知り尽くしているので、その点に至るあらゆる道筋は、もはやどれを選ぼうが等価である。脳半球を通して吸収されたこのような経験のおかげで、私たちは遠い昔、同一の空間目標に到達するためにすべての動作を完全に取り換えることができるようになった。幾千もの筋の公式のうちどれを選ぼうが同一の空間位置に到達できるような場合に、レベルCはまずはじめに利用できるものを活性化する。

この特徴が、レベルBとレベルCの感覚調整のあいだに本質的な差をつくり出した。筋 - 関節リンクのレベルであるレベルBは、通常、主として**身体自体**に注意を払っている。レベルBの感覚系は、身体各部の位置や、個々の筋が発揮している力や、関節角度などに関する幅広い情報を絶え間なく供給し続けている。ふつう、このレベルが動作を組み立てるときには、はじめに**動作のバイオメカニクス的な側面**を構成し、次に最も効率的で都合よく筋を働かせる順序を決定する。膨大な自由度のおかげで無数の動作が可能になるが、しかる後に、選んだ動作が最もなめらかで流れるように進んだかどうか確かめる。そのためすべての動作は、なめらかで調和がとれており、優雅でさえある。

レベルCはまったく異なる。このレベルは、空間場で動作を組み立てる（図5-13〜5-15）。まずは目の前に広がる空間内の一点の位置が出発点となるのだ。すでに述べたように、この空間は外部空間である。すなわち、身体から切り離され、独立している。動作を誘導するレベルCの調整が、身体外部の空間に動作が適合しているかどうかという点にだけ注意を払うのはこのためだ。レベルCは、運動のバイオメカニクス的側面にはあまり注意を払わない。つまり、関節角がどのように変わろうが、動作途中の姿勢が楽であろうがなかろうが気にしない。というのは、腕には十分な自由度があるため、手の届く範囲ならばどの点であろうが多くの軌道によって到達可能であるということをレベルCはちゃんと心得ているからだ。目標に到達するために関節角を実際にどう組み合わせるかなどということは、レベルCの知るところではない。レベルCの管轄下にある動作がいくらか不躾《ぶしつけ》で無味乾燥に感じられるのは、おそらくこのせいであろう。

私たちは、空間を制御する能力のために少しばかりの代償を払っているとはいうものの、わずかな欠点を補って

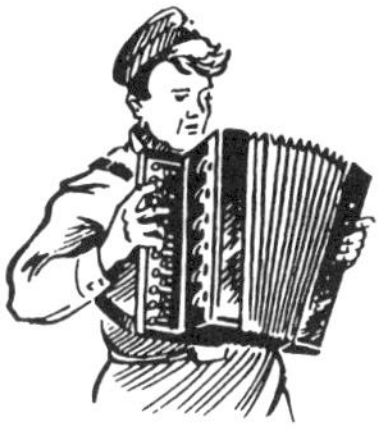

図5-13　アコーディオン演奏

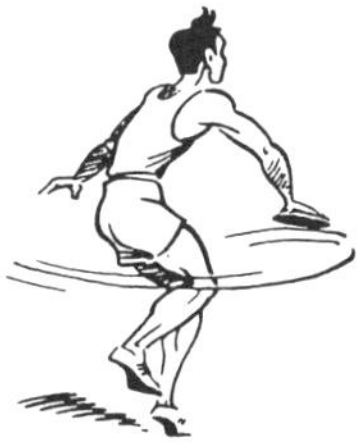

図5-14　円盤投げ

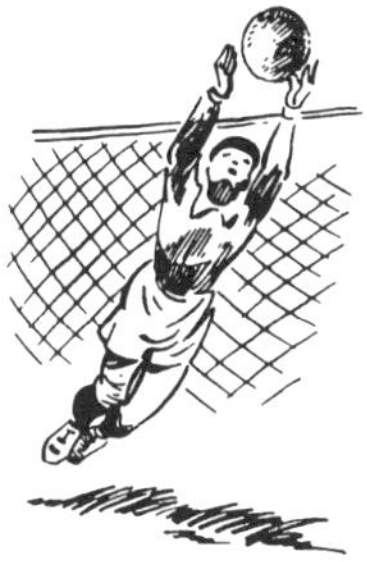

図5-15　ボールキャッチ

余りある数多くの利益を得ている。この能力によって、私たちは、一つの決められた空間目標に対して、数十や数百ではなく、数え切れないほどの道筋を選ぶことが可能になる。(テーブルの上からマッチ箱をとるときのような)ごく単純な動作を行う場合には、たくさんの選択肢があるために、たいして重要でない動作部分は期せずして多様化する。このとき、動作途中で不意に事態が複雑化した場合には、レベルCはすぐさま大量の資源を動員する(このときにも、たくさんの選択肢がある)。筋や関節の特性に申し分なく適応した完璧な動作様式をもつ筋‐関節リンクのレベルBが手に負えない状況であっても、レベルCは豊かな資源を使ってたやすく適応できるのである。

適応性および豊かな資源の利用性の産物として、空間レベルのもつ第三の特徴である**切り換え可能性**が現れる。空間内のある一点に、さまざまな部位を使ってさまざまな動作で到達することはたいして難しくない。同じ腕の異なる動作でも、右手でも左手でも、肘でも、足先でも、鼻やその他の部分でもできるだろう。

私たちが山に登るときには、歩いたり、這いつくばったり、よじ登ったり、手でぶら下がったり、さまざまな種類の移動運動をずっと切り換え続けている。コンサーティーナ［楽器。アコーディオンの一種］では、ある音階から別の音階へ移調する場合に異なるボタンやキーを用いなければならないが、演奏家はいとも簡単に移調をやってのける。バイオリン奏者は造作なくビオラを演奏する。ビオラを演奏するには左手の動きを大きく変化させなければならないのだが、そんなことはたいして問題にならない。スキーヤーはさまざまな方法で、ターンしたり、滑り降りる途中でブレーキをかけたり、坂を上がったりすることを知っている(図5‐16)。このような例は、他にもあげればきりがない。これらはみな、**空間レベル**が登場すると決まってその場に**柔軟性**と**機動性**がもたらされることを示している。この特徴がもし適切に発達すれば、動作の質は向上してより柔軟に、より高いスキルを示すように

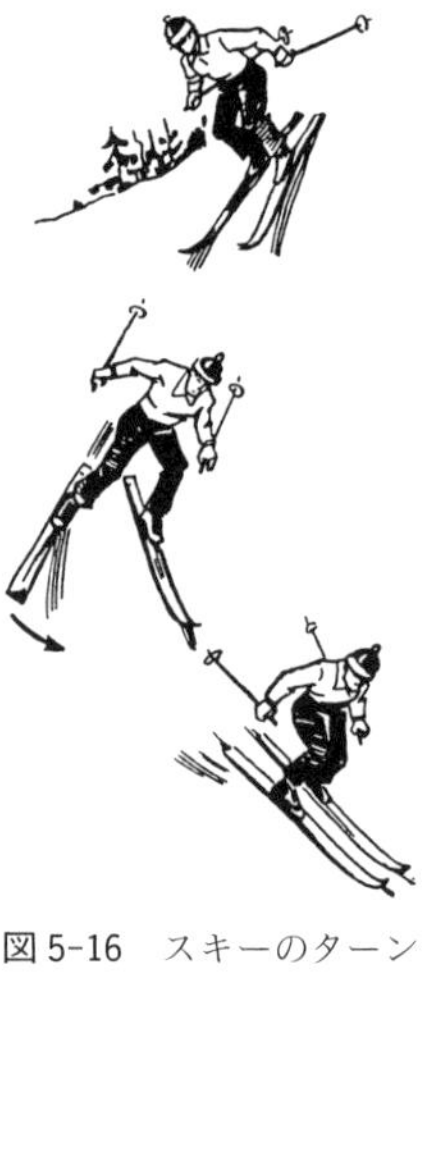

図5‐16　スキーのターン

なり、一人前の巧みさを身に纏《まと》ったものとなる。

空間レベルの動作

筋 - 関節リンクのレベルBが独立して制御している動作の貧弱なリストと比較すると、空間レベルCの制御している動作の完全なリストは底なし沼のように見える。ここでは、より高次のレベルのためにレベルCがもたらす背景調整には触れず、完全に独立した運動だけを扱うことにしよう。そもそも、これらのカタログを作成することはとうてい不可能だ。唯一私たちにできることは、このレベルの主要な特徴を示す最も重要で典型的ないくつかのグループを無数の動作群の中から選びだし、それぞれのグループに属する二、三の典型的な動作例について述べることだけだ。

空間レベルにおける**最も古く基本的な**動作は、**移動運動**、つまり空間内のある場所から他の場所への全身移動である。空間レベルの起源となったのはおそらくこの運動だろう。移動運動は、いったい何種類あるのか見当もつかない。移動運動の先頭に立っているのは、**歩行と走行**だ。これらは陸上におけるあらゆる移動運動の祖先である。歩行と走行という二つの主要な移動運動のパターンは、さまざまなバリエーションを生みだした。たとえば、軍隊の行進、つま先歩き、上げ足歩調［膝を曲げない歩きかた］、短距離走や長距離走などである。さらには、その他の種類のさまざまな移動運動、たとえば、泳いだり、這ったり、よじ登っ

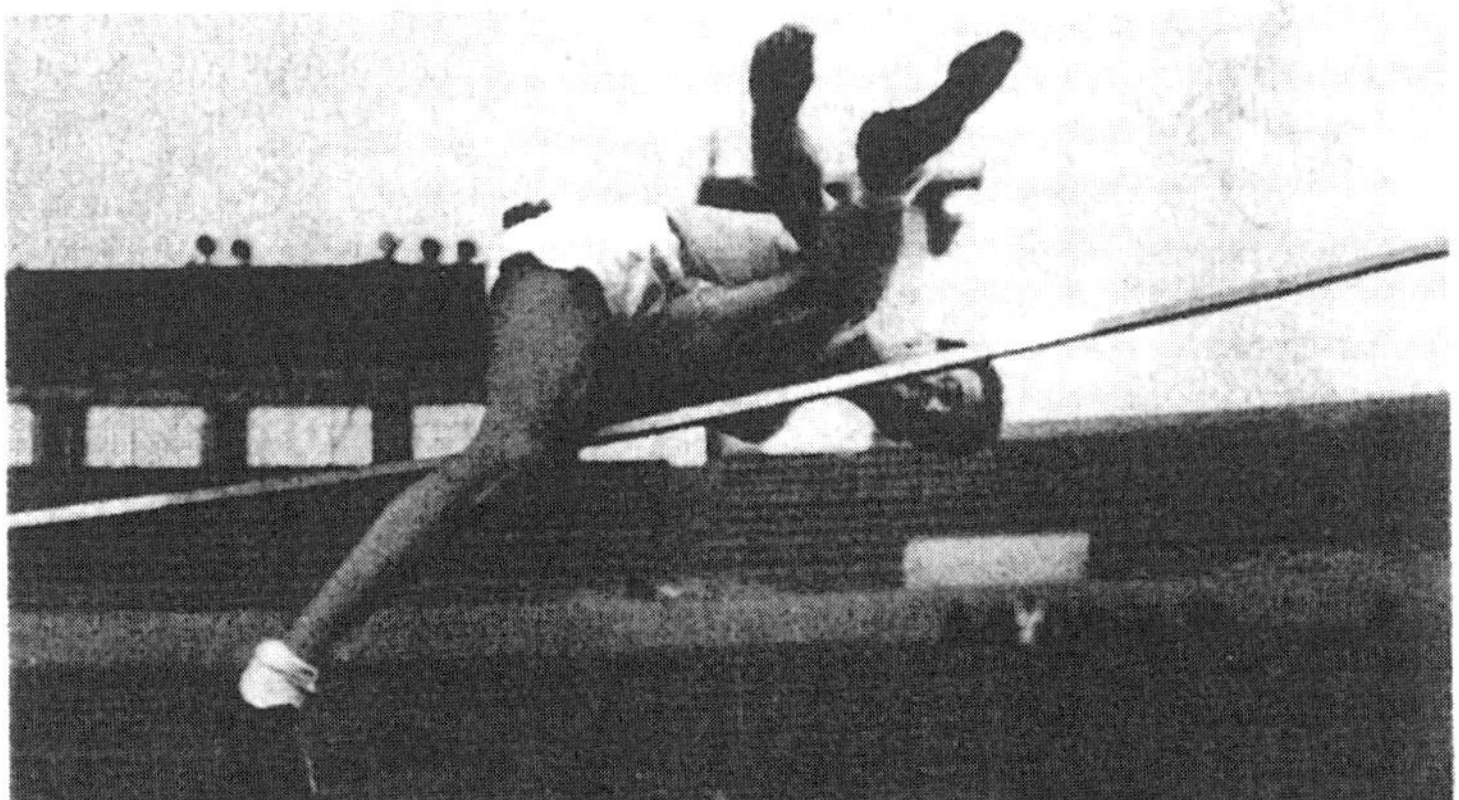

図5-17　ナタン・ロクーリン．高跳びのソビエト社会主義共和国連邦記録保持者．

たり、四つんばいや逆立ちで歩いたりする動作もここから発展した。これらの移動運動はみな、同一の動作**周期**を何度も繰り返す（これらの動作はしばしば「周期的」と記述される）。周期的な移動運動の後には、幅跳び、走り高跳び、棒高跳びなど一回限りの**非周期的**な移動運動が引き続いて行われる（図5-17～5-19）。

人間は、これらすべての運動を自力で、何の補助もなく、なんら特別な器具に頼ることなく行うことができる。また、移動運動が発展する中で、なんらかの**器具の助けを借りて**行われる移動が現れた。単純な器具の助けを借りて行う動作には、スキー、スケート、ローラースケート、棒高跳び、竹馬歩行などがある。さらに、対象物を移動させる運動も数多くある。荷物を腕にもったり、背中にかついだり、あるいは担架や、手押し車や、橇《そり》や、荷車や、荷船などに乗せて運ぶことである。おそらく読者も、移動運動のカタログのページがこんなに分厚いとは思いもよらなかったことだろう。

これらの移動運動はみな全身の運動だ。すなわち動作のためにそれぞれの**筋が負荷を負う**。そのような動作を行う際は、背景での調整がどうしても必要になる。とくに、筋-関節レベルBによる調整が必要になることは容易に理解できよう。これら幅広い複雑な動作を行うには、多数の関節と何百もの筋が完璧なタイミングで調和のとれた相互作用をする必要がある。筋-関節レベルが多くの仕事を分担するのはこのためだ。歩いたり走ったりする際に筋全体が行う仕事のうち九割は、この背景レベルによって制御されているといっても過言ではない。一方、先導レベルが制御しているのはほんの一割程度に過ぎないが、このことは驚くにはあたらない。自動車や蒸気船では、運転手の筋力はエンジンのパワーよりもはるかに小さい。それにもかかわらず、ちょっとしたハンドルさばきで、乗り物全体を思いのままに制御できる。運転手のハンドル操作がなければ、自動車であろうが歩いている人間であろうが、目隠し運転のようになってしまい、目的を見失って危険だ。レベルBの巨大な筋シナジーは、先述のようにシリウスからの旅人を魅了するような力強く調和のとれた動作パターンを生み出すのだが、独力では移動という運動課題を解決できない。これらの課題はふつう空間のレベル、つまりレベルCの「水先案内」によって解決される。

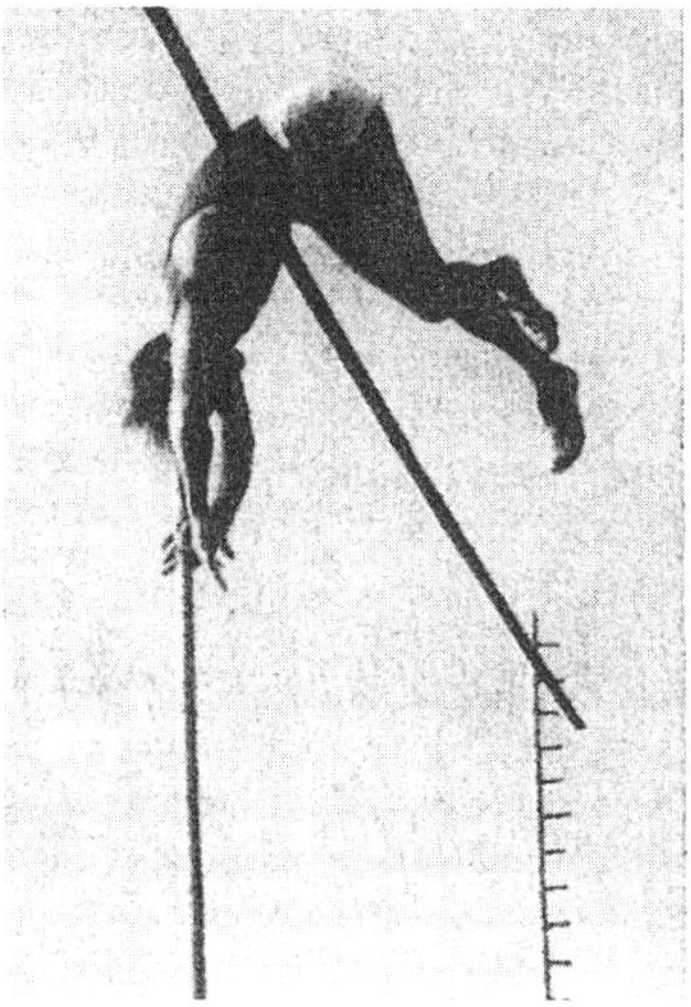

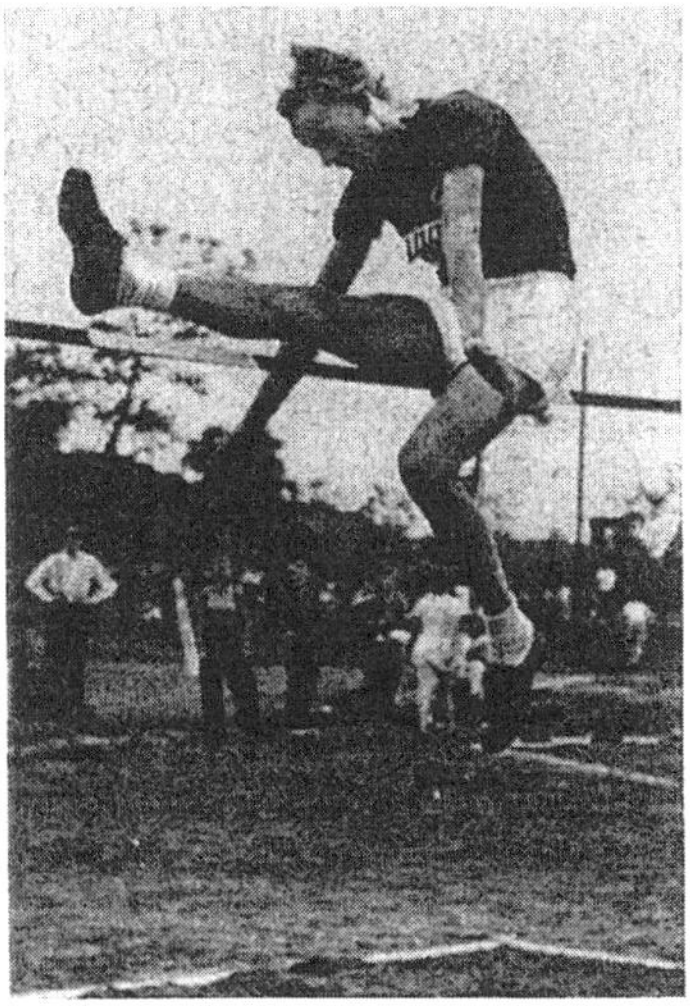

図 5-18　左—ニコライ・オゾーリン．棒高跳びのソビエト社会主義共和国連邦記録保持者，選手権者．ヨーロッパ記録保持者．
右—アレクサンドラ・チューディナ．高跳びのソビエト社会主義共和国連邦記録保持者，選手権者．

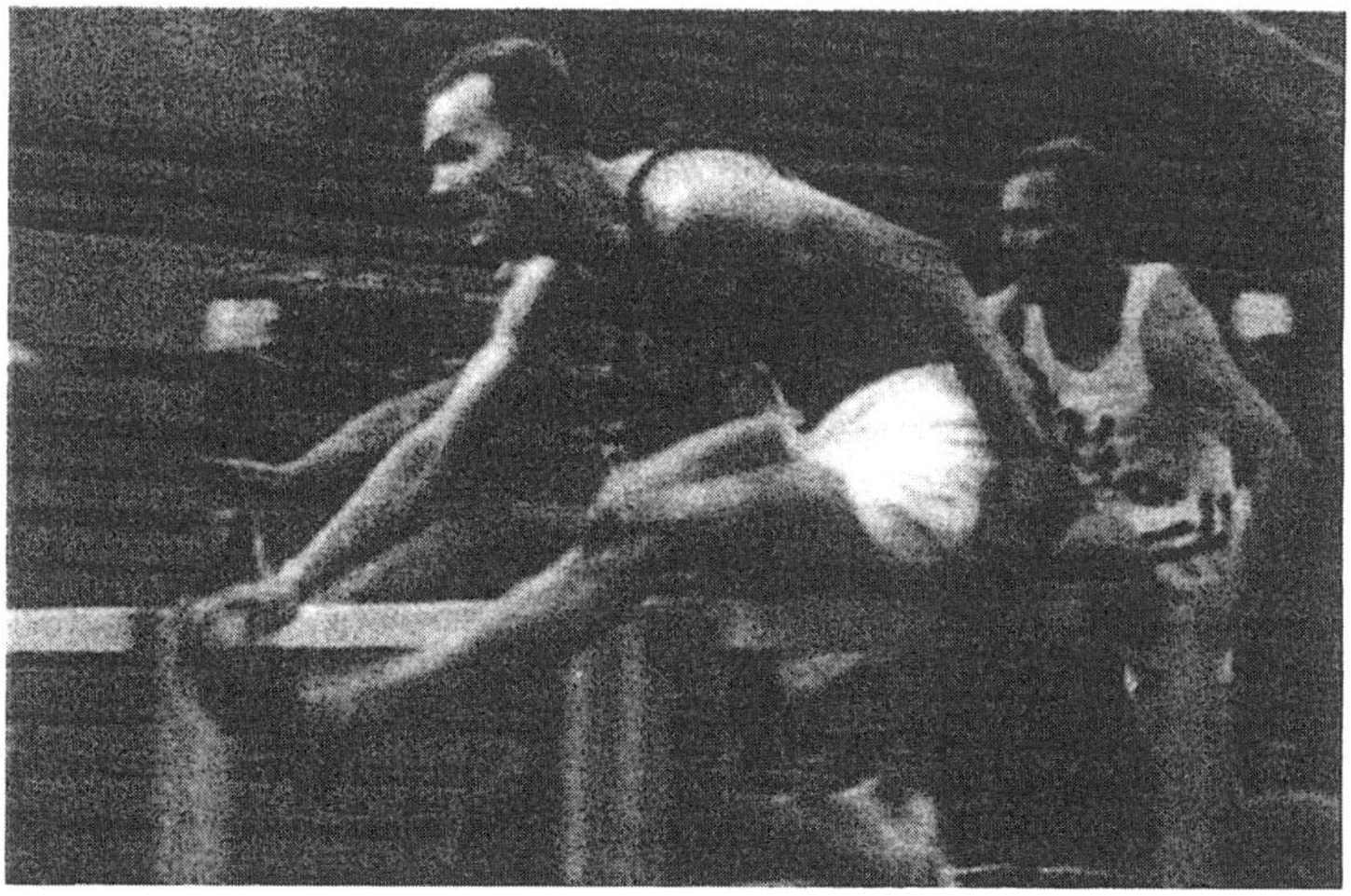

図 5-19　ステパンチョノーク．ハードル走のソビエト社会主義共和国連邦記録保持者，選手権者．

レベルCが担当する動作のうち**二番目のグループ**にも、私たちが移動運動と呼んだ第一グループの動作と同じように、**空間内で全身**を使う大きな動作が当然ながら含まれている。しかしながら、それは人間をある場所から他の場所へ移動させるわけではない。このグループの動作は、ほとんどが主として陸上競技や、体操競技や、ダンスに含まれる。たとえば、平行棒や段違い平行棒、吊り輪、鉄棒、空中ブランコの動作、さらにはさまざまな跳躍や宙返りなどである。アクロバットやバレエの動作も、このグループの動作に大きく貢献している。

筋－関節の背景レベルは、おそらく一番めの動作グループで働くときよりも二番めのグループのほうで働くときのほうが大変だ。通りを**歩いたり**、路面電車の後を追いかけて**走ったり**、踏段から**飛び降りる**ことならば、一般の人でも日常的に行うだろうが、棒高跳びやアントルシャ［バレエの用語。跳躍中の急速な両脚交差］をふだん行う人はあまりいないだろう。後者の動作は、非日常的であることに加えて、身体各部をより高度に協応させることが必要になる。これは大部分の移動運動にもいえることだが、これらの動作を遂行するために必要な調整と筋のシナジーは、子供のころに自然と発達するわけではない。これらの調整は、より要求が厳しく、高度に洗練されている。すなわち、これらは文字通り人間に多くの頭痛の種をもたらし、特別な練習によって発達させなければならないのである。背景調整のライブラリが増えてくると、空間レベルCは、高度なスキルを用いて資源を利用しながら、これらを検索して利用するようになる。このときこのグループの動作は、より性能がよくなり、すばやく発達するようになる。

ここで、全身から部分へと移ってみよう。空間レベルによって制御される動作のうち**三番目のグループ**に属するのは、**空間内の目標へ向かう正確な腕の動作**（あるいは別の器官の動作）である。私たちの腕や指は、「歩く」ことも「走る」こともできる。これらの動作は、脚の専売特許というわけではないのだ。「指が鍵盤を駆け巡る」、「流れるような指の動き」、「道具を自在に操る」など、これらの動作の特徴を表す表現はたくさんある。同じグループに、すばやさではなく**正確さ**に重点をおいた動作がある。これらは、確実で、狙いをもった、単純な動作で、空間レベルの動作に関する最初の例で示したように、何かを手に取ったり、動かしたり、つかんだり、見せたりする動作である。空間レベルは、どこかに置いたり、投げたり、移動させたりする際に、数多くの方法を用いることができる。ただし、物を使ったより複雑な動作になるともうお手上げだ。この後すぐに出てくるが、このためにはより高次にある**行為のレベル**による監督が必要となる。しかし、空間内で物を動かすことはレベルCが直接うけもつ仕事である。

第三のグループに属する動作は、それぞれ筋‐関節レベルBによる背景サービスの利用状況が異なる。たとえば、単純な指差しのような動作では、レベルBは実質的に何もすることがない。いっぽう、ピアニストやアコーディオン奏者の行う指の移動運動にとっては、レベルBは、実際の歩行や走行の際にしているのと同様に、すべての筋の収縮を相互調整する役目を担っている。

対象物を動かすことから、**抵抗にうち勝つこと**へと移行するのは自然の成り行きだろう。ここでは、**第四のグループ**として、力強い運動をとりあげよう。これについては深入りせず、思いつくまま五つの代表例を紹介するにとどめる。すなわち、地面から重たい物を持ち上げること、吊り輪の上に自分の身体を引き上げること、弓を引くこと、ウェイトリフティング競技、ウインチの柄や井戸の巻き上げ機を回すことである。筋はこの種の仕事を一生懸命に行うため、背景レベルの負担も大きくなる。ご存じのように、スキルが発達するとこれらの動作は驚くほど向上する。

さて、今や私たちは空間レベルの動作の中で最も興味深いグループ、振る‐投げるという動作、つまり**バリスティックな**動作［すばやく、勢いよく行われる動作］へと近づきつつある。この**五番目のグループ**には、**打つ**動作が含まれる。事実、打つ動作について考えてみると、斧や重い大きなハンマーで全力を込めて打つ動作と投げる動作では、最後が異なるだけである。対象物の速度が最大になったときに手を離せば、結果として投げる動作になる。手が、このちょっとした動作を付け加えなければ打つ動作になる。どちらの動作も、基本的な特徴は密接に関連し

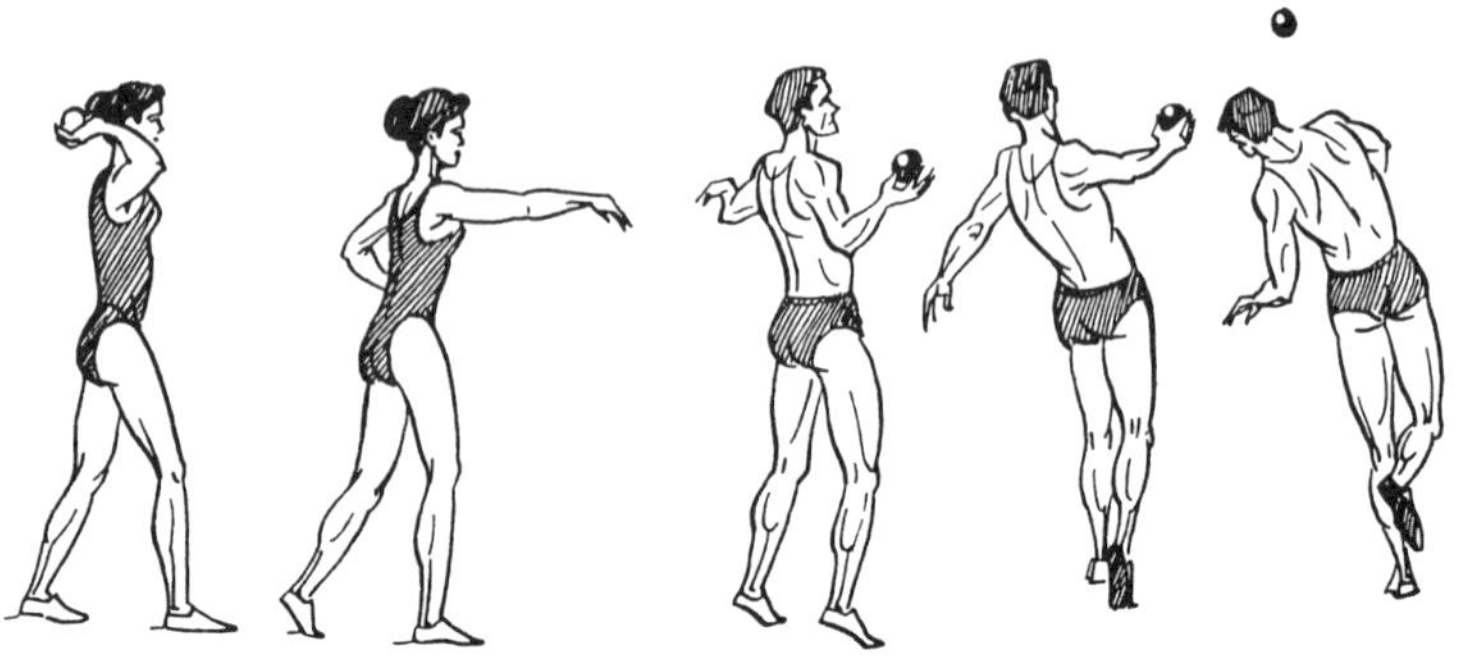

図 5-20　左—女性タイプの投げ動作．右—男性タイプの投げ動作．

ている。つまり、どちらの動作も、課題とするところは対象物の速度をできるだけ大きくするよう加速することだ。

別の基準を設けると、このグループを合理的に二つに分割できる。振る‐投げるという動作のいくつかは、たいてい投げたり打ったりする際の力に重点を置く。他の動作は、正確さに重点が置かれる。前者の例としては、ハンマーを打ちつけたり、重量挙げをしたり、砲丸や、円盤や、ハンマーや、手榴弾などを投げる動作があげられる。正確さが求められるバリスティック動作の例としては、的をめがけた槍投げやボール投げ、テニスやラプタ（野球によく似たロシアのゲーム）やゴロディキ（ボウリングに似たゲーム）やクローケー［木槌で球を打ち、ゲートをくぐらせる競技］の動作、ジャグリング動作、銃剣突き、鍛冶屋や錠前屋や家具職人の動作、大工や外科医や機械工の精密な打動作があげられる。

バリスティックな動作にとって、よく発達したスキルが重要であることは、高度なスキルで正確に打つ動作や投げる動作を行う能力をめったに目にしないという事実からも明かであろう。さらに、**動作は運動スキルを必要とする**ので、**背景調整が必要になる**。この事実についてはすでに確認したとおりだ。実際、振る‐投げるという動作の基本的で不可欠の部分は、レベルBのシナジーによって詳細に調整されている。少年と少女では投げる動作の様式が異なることは良く知られているが、この違いについて注意深く検討してみよう（図5‐20）。少女の投げ動作は、スイングこそ大きいものの、動作自体は指差しと変わらない。これは、純粋で直接的な空間レベルの調整にもとづいた単なるおおげさな指差し動作に過ぎない。少年がバネのように右へとねじれ、空中で複雑なスイングの曲線を外側や後側や下側に描きつつ左足へと重心を力強く移動させながら石をロケットのように前へと押し出すとき、ここに筋‐関節レベルの拡張され良く発達したシナジーがみられる。このときには、（少年にとっては信じがたいかもしれないが）右肩の筋と左股関節の筋は、どちらも甲乙つけがたいほど激しく働いている。

空間のレベルで制御されている動作のうち今までのグループに位置づけられていないものは、最後の六番目の運動グループに入れておこう。狙いをつけたり、模倣したりする動作についても触れておく必要があろう。サルは、人間が最高次のレベルであるレベルDの複雑な動作を行うと、うまく真似できない。これは、サルがサル自身のもつ最高のレベルであるレベルCで運動しているからだ。

［サルが人間のまねをしてめがねをかけてみたのだが］「めがねはさっぱり効き目がない」

（I・A・クルイロフ寓話集『尾長猿とめがね』岩波書店、内海周平訳）

レベルDについては、次に説明しよう。

行為のレベル――レベルD

行為とは何か

猿では既に、腕と脚の相当な機能分化が認められる……猿は主として食物を集めたり摑んだりするために手を用いる。このような前肢の使用は、既に下等な哺乳類の一部でも行われていることだ。猿と類人猿は樹木に巣を作る際に手を用い、チンパンジーは風雨を防ぐために枝の間を覆うことすら行う。かれらは外敵から身を守るために棍棒を手に取り、外敵に向けて石や木の実を投げつける。檻の中で飼われているときには、手を用いて人間の動作を模倣した数多くの単純な行為をこなす。しかしながら我々は、こうした動作においてまさに、人間に最も近い種である類人猿の未発達な腕と何千年もの労働を通して向上してきた人間の腕との間の大きな隔たりを見ることができる。骨と筋の数と基本的な位置関係については類人猿も人間も変わりはないが、それにもかかわらず、太古の未開人はいかなる類人猿にも決して行うことのできない何百もの作業を行うことができた。一方、類人猿の手は、最も粗雑な石刀ですら決して作ることができなかった。

石が初めて人間の手によって石刀へと変えられるまでには、我々の知る歴史的時間などごく僅かで無意味と思えるほどの長い年月が経過していたに違いない。しかし決定的な一歩は踏み出され、**手が自由になり**（即ち支持及び移動運動の責任から解放され）、スキルと巧みさを向上させることが可能となった。こうして獲得された柔軟性は世代から世代へと継承され、向上していった。

したがって、腕は労働の器官であるだけでなく、**労働によって作り出された産物でもある**。労働、あらゆる新たな作業、あるいは筋や、腱や、あるいはより長期間にみれば骨にも及ぶ獲得された発達の遺伝的な継承、更にはこれら遺伝的に継承された向上の新たな、より複雑な作業への弛まぬ適用。これらのすべてが揃うことによって初めて人間の手は高度な完成度を備えるに至り、ラファエロの絵画や、トルヴァルセンの彫刻や、パガニーニの音楽を世に生み出すことが可能となった。

手と発話器官と脳の協力作業によって、人間は、個人としてだけでなく社会においても、より複雑な作業を行い、より高い目標を設定し、それらを達成する能力を獲得した。世代を経るにつれ、労働の過程はより多様化し、完璧化し、多面化していった。

（F・エンゲルス『自然の弁証法、猿が人間化することにあたっての労働の役割』）

行為のレベル（神経生理学ではこのレベルを、対象的行為のレベル、連鎖行為のレベル、意味ある行為のレベルなどと呼ぶ。後の議論では、これらの用語がまさにぴったりあてはまることが分かるであろう）には、Dという文字が割りあてられているが、先にのべた各レベルとは多くの側面において決定的に異なっている。

まずはじめに、古いA、B、Cのレベルおよびそれらが扱う問題は、はるか昔に起源を遡ることができる。その中で最も新しいレベルCでさえ、横紋筋や関節を装備した骨格が現れたころに遡ることができる。大脳化の法則にしたがってレベルCは次々と課題の領域を拡大して豊かにし、脳の前方へと移動しつづけ、同時に自分の「部屋」をますます居心地のよいものに変えていった。この時点で、人間の脳におけるレベルCは、引っ越しの真っ直中にあった。すなわち、この時点でレベルCは、性能の良い電話（聴覚）とテレビ（視覚）を備えた運動皮質に引っ越した。しかしながら、止むことのない前進にもかかわらず、あらゆる徴候から判断すると、レベルCはすでに発達のピークを過ぎていた。このレベルに特徴的なあらゆる動作について、人間よりも動作遂行能力に優れた哺乳類や鳥を容易に挙げることができるだろう。人間よりも速く、しかも長い時間走り続ける動物はたくさんいる。よじ登ったり、ジャンプしたり、泳いだり、バランスを保つことなどにかけては、多くの動物が人間よりも優れた能力をもっている。

行為のレベル、つまりレベルDに関していえば、状況は一変する。ウマや、イヌや、ゾウといった最高次の哺乳類でさえ、やっとレベルDの萌芽が認められる程度にすぎない。類人猿ともなると、レベルDの動作はずいぶん多くなるが、それでも**行為**はごくわずかしかなく、しかも原始的な段階に留まっている。このため、レベルDのことを**人間のレベル**と呼ぶことは誇張でもなんでもなく、まったく正当なことだ。人間の人間たるゆえんはおそらく大部分このレベルにあるといえる。

それではまずはじめに、**行為**という言葉の意味を説明しておこう。行為は単なる動作ではない。行為の多くは、ある運動課題を協同して解決する動作系列の全体である。それぞれの連鎖は、おたがい系統的に入れかわる動作から構成され、これによって問題の解決を導く。連鎖の一部をなす動作はすべて、問題の**意味**によってたがいに結びついている。連鎖の結び目を切ってしまったり、順序を入れ替えたりすると、問題を解決できなくなってしまうだろう。

タバコに火をつけるという、ごく単純ではあるが印象的な例について考えてみよう。喫煙者は、タバコの箱をポケットから取り出し、箱を開け、タバコを選び、一揉みして、口にくわえる。それからマッチ箱を開き、マッチを取り出し、マッチの頭が欠けていないかどうかちらっと見て確かめ、箱の向きを変え、マッチを必要に応じて何度か箱に擦りつけ、火をつける。そうして炎が燃え上がるように手前にもってきて、必要ならば風を防ぎ、タバコに近づけ、息を吸って火をタバコに燃え移らせ、マッチの火を消し、マッチを捨てて、タバコの箱やらマッチ箱やらをみなもとあった所へ戻す。

タバコに火をつけるというような日常のささいな出来事は、連続する二〇あまりの動作から成り立っている。おそらく読者の方々は、こんなにたくさんのことをしているとは思いも寄らなかったことであろう。タバコを吸うには、これらのリンクをどれ一つ抜かすことなく、順序を入れ替えることなく、また同時に、いつもまったく同一とは限らない外部条件に合わせて行わなければならない。タバコに火をつける仕草を五、六回観察してみよう。この行為は、とりわけヘビースモーカーではごく単純で自動的だが、一回ごとに見ると動作のリストも動作の数も異なっている。

これと同じ特徴は、他のさまざまな動作にも見ることができる（図5-21、5-22）。日々の生活の中で、人間はいろいろなことをする。服を着る、鉛筆を削る、洗濯をする、髭を剃る、落とし卵を作る、お茶を入れる、ベッドメイキングをする、などである。職業の世界にも、数え切れないほどたくさんの行為がある。工具で部品を付ける、ミシンや紡績機《ぼうせきき》に糸を通す、旋盤を使う、パンチで穴を開ける、鍛造する、ドリルで穴をあける、焼き入れをする、タイプライターに紙を差し込む、などである。これらはみな、職業労働という大海原からランダムに選ばれた、氷山の一角にあたる行為にすぎない。スポーツの領域でも、同じく長いリストがある。相手ゴールへ向かってボールを抱えて走る選手の行為、長距離選手のかけひき、相手選手を仰向けにしてフォールしようとするレスリング選手の行為、カーレーサーの運転行為などである。

このような諸々の行為の他にも、読者は数多くの行為を簡単につけ足すことができるであろうが、これらすべての行為には、すでに指摘したとおり二つの特徴が共存している。その特徴とは、**連鎖構造**があること、そして課題を何度も繰り返す際に生じるその連鎖の構成と構造に**適応的な変動**がみられることである。

レベルDによって制御される運動は、なぜこれほどまでにみな連鎖構造をもち、次々と――しばしば延々と――折り重なって意味や目的の異なる事象全体を構成することになるのだろうか。理由を説明するのは簡単だ。次から次へと解決すべき運動課題があらわれ、その意味がどんどん複雑化したからである。課題の複雑化は、人間の運動器官、すなわち人間が生まれつきもつ基本的な道具である体肢が発達して強力になるよりも以前のことだった。たとえ補助的な器官や脳レベルからの最も洗練された調整に助けられたとしても、単独の運動だけではさまざまな状況で生じる運動課題を解決できない。すでに議論した行為の例からも、これができないことは明白であろう。

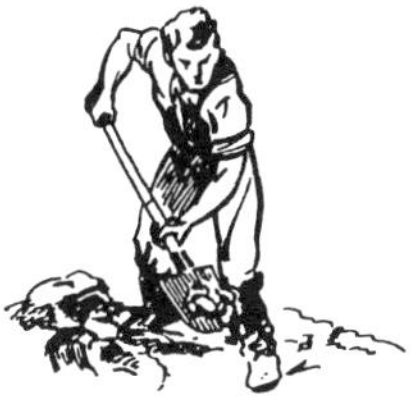
図 5-21　シャベルを用いた作業

人間の手は、これまでに述べたほとんどすべての運動にとって、なくてはならない参加者である。要するに、多様な行為に適した普遍的な道具なのだ。進化の過程で、手はこの方向に発達してきた。この過程で手が経験してきた変化は、ちょうど科

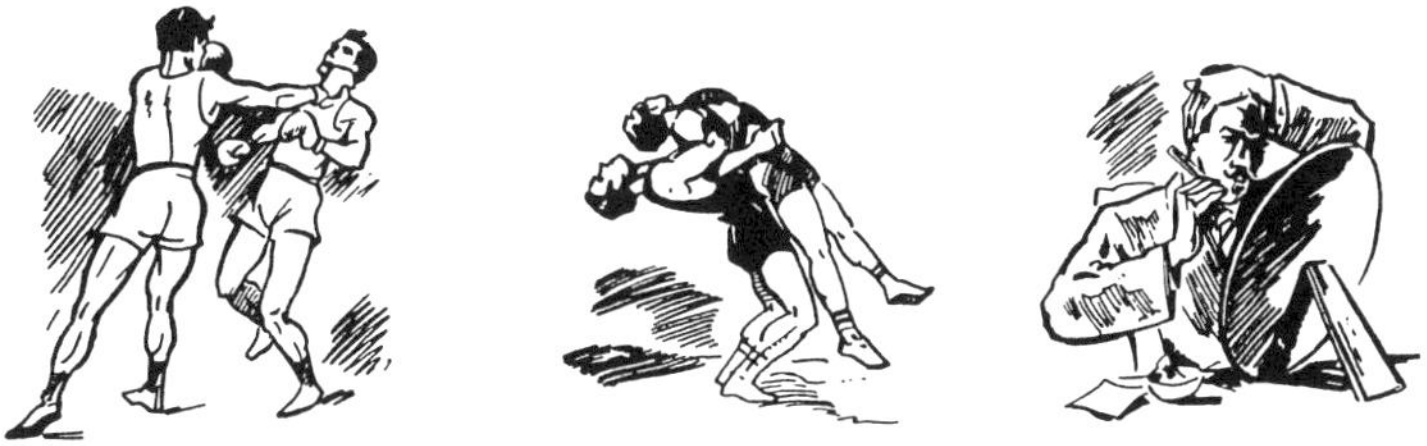
図 5-22　レベルDの行為（ボクシング，レスリング，ひげ剃り）

学技術の世界で常に生じている変化に似ている。機械工具についていえば、さまざまなことができ、さまざまな用途に使える機械はスピードが遅い。ボルトや、ナットや、ラックを汎用旋盤で作るときには、約一〇〇もの連続した動作を経て、数分がかりで作る。しかしながら、この旋盤はあらゆる大きさ、あらゆる形のボルトやナット、さらにはそのほか数え切れないほどの部品をつくることができる。一方、高度に専門化した機械は毎分数百個ものペースでみるみるナットを吐き出すことができるが、作れるのはたった一種類のナットだけであり、他のことは何もできない。スピード（およびしばしば品質）を高めるためには、狭小な専門化という代償を払う必要があるのだ。

　これとよく似た出来事が有機体の発達過程においても生じた。機能に応じて、限られた範囲で明確に専門化した器官は標準的で単調な課題を一度にこなすことによって、非常に速いスピードを手に入れる。たとえば唾液分泌の反射系は、口の中に食物が入ると詳細で複雑な化学分析を一瞬のうちに行い、その化学組成に最適の唾液を分泌する機能を果たしている。運動の領域では、たとえば赤ん坊を産む機構や、両眼の動作を協応させる洗練された非常に複雑で自動的な機構は、このように機能する。いっぽう手は、即座にできることはごく限られているものの、いくぶんか基本的な行為を適応的に変動させていくつも繋《つな》ぎあわせることにより、さまざまな仕事をこなすことができる。

　次の**行為の特徴**は、行為がしばしば**対象を伴って行われる**という点である。この事実から、この種の運動は**対象的行為**と呼ばれる。空間レベルCの動作もまた、しばしば対象に関係する。しかしこのレベルの行為はふつう、物をある場所から別の場所へと単に移動させる（置く、手を伸ばす、手に取る、中に入れる、前方に動かす、など）、あるいは物に適当な力を加える（押す、打つ、持ち上げる、投げる、など）ことに限られている。

　対象的行為はいっぽう、物をより決定的に変化させる。これらの変化は、単に物の位置を変えるだけにとどまらない。

　タバコに火をつけたり、卵を調理したり、写真を現像したりする際には、すべて化学的な変化が生じる。金属部品を形成したり、あごひげを切り整えたり、粘土を器や彫刻に変えたりする際には、形と寸法が変化する。さらには、ゴールして得点する、クイーンがビショップやルークを取る、植字工の手にある金属の活字が文章を形成する、という行為もある。最後にあげた三つの例では、物が動いただけのように思える。ところが、注意深く考えてみるとそうではないことが分かる。サッカー選手に課された仕事がゴールラインの後ろにボールを運ぶことならば、ボールを手に持って運んだほうがずっとてっとり早いであろう。もし、チェスの本質が駒を動かすことにあるならば、まず第一に、盤や駒のない「目かくし」ゲームはチェスでなくなってしまう。第二に、父親の事務所にひょこひょこと入ってきた二歳の赤ん坊によって動かされた駒は、ボトヴィニク［ロシアのチェス名人］の指し手と区別できない。第三に、最終的には、最も優秀な山くずし［駒を積み上げ、音を立てずに一つずつ取り去るゲーム］のプレーヤーがそのままチェスのチャンピオンになってしまうことだろう。

　これらの例ではみな、対象物の動きは隠された意味をもっており、それが動作を意味のある連鎖に結びつけていることは明らかである。

　ここで、非常に興味深く典型的な行為の特徴について述べておく必要があろう。この特徴を見れば、異なる種の動物がどのレベルの行為まで達成できるのかはっきりする。さて、もし意味のある連鎖を形成している行為が単純に対象を動かす動作ではなく、それ以上の意味をもつのであれば、そのような連鎖の途中には、対象を最終目的地に動かすという観点からみれば**間違った方向**に動かすような、中間的な動作がおそらくしばしば入り込んでいるはずだ。

　たとえば、きついベルトを緩めようとするなら、まずはベルトを少し締める必要がある。身体から吸角《きゅうかく》［皮膚に吸着させて膿汁《のうじゅう》などを吸い取るガラス器具］を離そうとするなら、皮膚から引っ張るのではなく、指の爪を器具の下に押し込んで空気を入れなければならない。高い木の枝になるリンゴを取りたければ、むなしくジャンプをするのではなく、いったん木から離れて台を取りにいくべきだろう。台に乗れば、望むものが楽々手に入る。

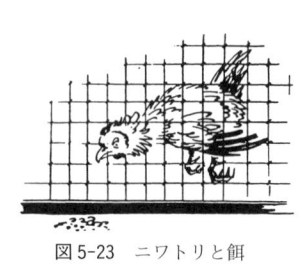

図 5-23　ニワトリと餌

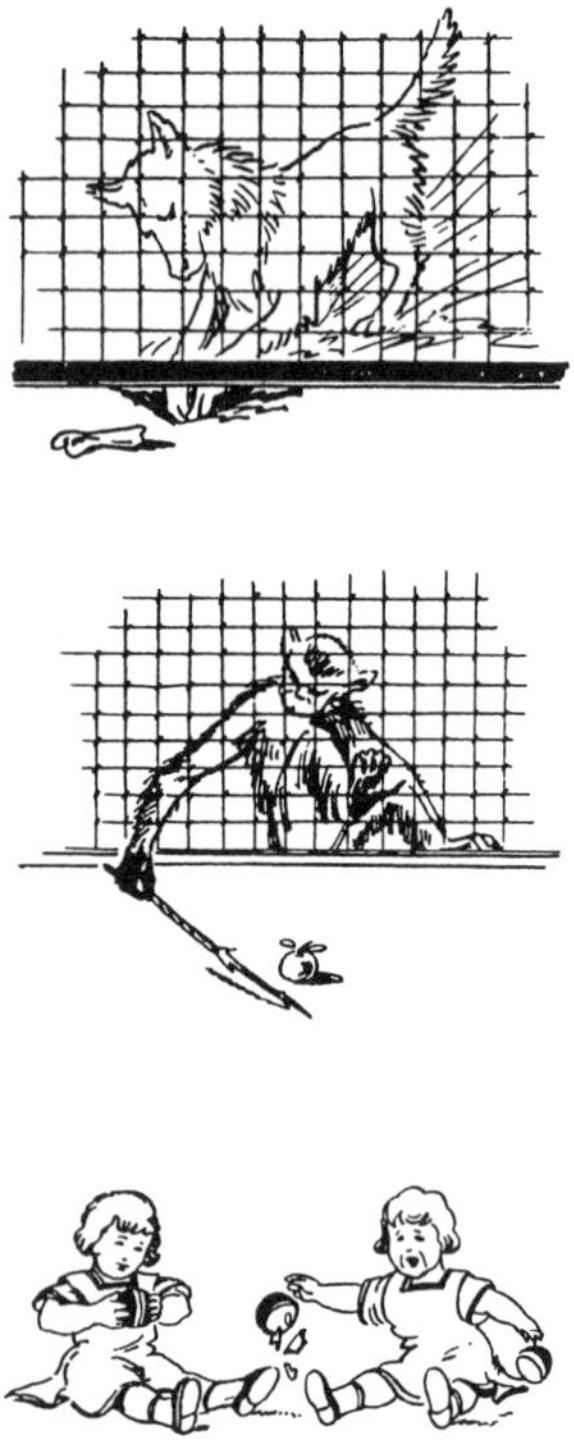

図 5-24　イヌ，サル，人間の赤ん坊

動物や小さな子供がこのような状況でどのようにふるまうのか見てみよう。

鉄格子の後ろに、餌をのせた皿がある。(行為のレベルをもたない) ニワトリは、餌が目にとまると、格子を飛び越えようとしたり、つついたりして、とにかくまっしぐらに突進しようとする (図5-23)。利口なイヌは、はじめニワトリと同じようなばかげたことをするかもしれないが、その後あたりを見回し、**餌から離れて**、入口のあるところへと向かうだろう。つまりイヌは、**空間のレベルから行為のレベルへ**切り換えることができるのである。ところで、ニワトリや他の同程度の下等動物は、明らかに生活への適応の結果発達し、しばしば役に立つ補助的な行動を身につけている。ニワトリは興奮して檻の周囲を走りまわるが、その結果、**まったくの偶然によって**入り口が見つかる機会が増す。いつのまにか入り口を通り抜けていることすらあるかもしれない。サルは、イヌに比べてさらに一段と発達しているので、棒か何かの道具を探して、中にあるエサを引き寄せることができる (図5-24)。

一歳半の赤ん坊が、半分に割れる大きな木製の卵を与えられたとする。赤ん坊は以前そのような卵を見たことがあり、卵が半分ずつに割れて、中からあっと驚くおもちゃが出てくることを知っている。中に入っているのは、ちょうどニワトリにとってのトウモロコシ、あるいはサルにとってのバナナにあたるほど魅力的なものだ。赤ん坊はどのようにして卵を開くだろうか？　はじめは、先ほどの例に出てきたニワトリと同じことをする。**空間レベルC**の動作だ。この年齢では、このレベルが最高次のレベルにあたる。ニワトリは、このレベルにしたがって、トウモロコシが目に入ると**まっしぐらにその方向へ**（直線的に）駆け出す。赤ん坊は、卵を開けようとして精一杯の力で**まっすぐ**卵を引き離そうとする。卵がぱかっと開き、びっくりするようなごほうびがとんでもない方向へ飛び出すまで、渾身の力を込めて引っ張り続ける。何年か経ち、赤ん坊が成長し**行為のレベル**Dの仕事がこなせるようになってはじめて、そのようなときには最終的に卵が割れる方向に**引っ張る**必要はなく、ねじったり揺らしたりすればよいのだと分かってくる。

間違った方向へ進む動作の例は他にもたくさんある。**引っ張る**のではなく、**ひねる**ことによって外れるネジ、外して**開け放つ**ためにははじめに**押し込む**必要がある鍵のついたスーツケースの蓋《ふた》、枝にぶら下がっているため、取るには**手に持った**棒で叩き落とさなければならない木の実、ゴールは**右側**にあっても反対側からのシュートの方が得点の可能性が高ければフォワードの選手によって**左側**にパスされることもあるサッカーボール、ボートを**時計回り**に旋回させるときには反時計回りに回す必要のある舵などである。ここに挙げた動作はみな、**連鎖をなす行為**の成分である。これらの動作や、他の似たような動作は、単純で直線的な空間関係から考えてしまうと不合理であるため、どれもみな（あるいは、少なくとも大部分は）、小さな子どもでも最も賢い動物でも行うことは不可能だ。

行為全体の性格をきちんと捉えるためには、もう一つのタイプの連鎖的運動があることをつけ加えておく必要がある。読者の方々は驚かれるかもしれないが、実は、**話すこと**も一種の運動なのだ。よくよく考えてみれば、話すという行為は連鎖行為になくてはならないあらゆる特徴を備えている。運動行為は分離した動作の系列から構成されるが、話すという場合は、舌や、唇や、声帯の動作が結合する。連鎖を構成する個々の動作は、置き換えることのできない共通の意味によって結合している。最後に、意味を変えることのない小規模な変更やずれ（たとえば、アクセントやイントネーションやピッチなど）は起こりうる可能性があり、実際いつでも起こっている。**レベルD**

が制御する労働の動作と有節発話との類似性は、先ほど引用したF・エンゲルスの論文ですでに強調されている。

はじめに労働が、しかる後には労働とそれに伴う有節言語が最も重要な刺激となって、猿の脳から人間の脳への移行を促し、構造はいかにも類似しているとはいうものの、容積においても完成度においても猿を遙かに凌ぐ人間の脳をもたらした。

脳及びそれに従属する感覚の発達、ますます発達する意識、及び抽象的思考能力は、今度は反対に労働と言語とに作用して、更なる発達を促す新たな刺激をもたらすことになった。

（F・エンゲルス『自然の弁証法、猿が人間化することにあたっての労働の役割』）

注目すべきは、大脳皮質のいわゆる言語中枢と呼ばれる部位、とりわけ損傷するとそのまま話す能力が失われる部位は、レベルDの神経‐運動器を表象する広大な脳領域の一部になっているということだ。

主な特徴

さて、**私たちが行為と呼ぶもの**の主要な特徴を概観したところで、行為が遂行されるレベルをもういちど特徴づけてみよう。

行為のレベルとそれ以前のレベルとのあいだにある第一の明確な違いについてはすでに述べた。つまり、「人間のレベル」と呼ぶにふさわしい権利を所有しているかどうかである。もう一つの特徴もまた、他のレベルからかけ離れている。空間レベルCは、古巣の錐体外路系に居心地のよさを感じているに違いないのだが、すでに半分は大脳皮質に引っ越してしまった。鳥類には、ワシやハヤブサやアホウドリのように、錐体皮質をいっさいもたないにもかかわらずとびぬけた「空間制御」のできる名人がいることを思い出そう。行為のレベルDに関して言えば、あくまで皮質とは不可分の関係にあり、あらゆる徴候から見て皮質なしに存在しえない。このレベルの発達過程は、きわめて特殊な構造をもつ新たな皮質領野の形成と密接に関連している。この領野は、最高次の哺乳類で徐々に現れはじめる部分もあるが、その他の部分は人間の脳でしか見られない。

先ほど、このレベルを説明するためにF・エンゲルスの有名な著書を引用したが、この中には、レベルDのもう一つの特徴である**人間の手との密接な関係**が鮮やかに描かれている。ただしこの特徴は、レベルDの脳中枢や神経路が、他の身体の筋よりも手の筋と密接に関係しているということを意味しているわけではない。そうでないことは、事故で両腕をなくした人が、足や口（歯で道具をくわえて）でいくつもの正確な運動を行う方法を学習できるという多くの事例で納得がいく。重要なのは、人間の手を道具としてみたとき、驚くほど動きが豊かで、正確さを要求されるあらゆる種類の労働動作に見事なまでに適応しているという事実だ。このためレベルDは、当然ながら実行器官として他の身体の部分よりも手を選ぶのである。行為のレベルDが手の発達を促したことは間違いないが、それによって手はますます前足からかけ離れたものになり、レベルDの向上を刺激し、促進した。共通の仕事によって結びつけられる二つの器官が、互いに相互作用し影響し合うことは、発達の歴史の中でしばしばお目にかかる。

最後に、やはりその他のレベルとは一線を画するレベルDの特徴をもう一つつけ加えておこう。胸腔や腹腔につまっている多くの内臓（たとえば、心臓、肝臓、胃、脾臓など）は対になっておらず、身体の左側か右側にはっきりと偏って位置している一方で、**あらゆる骨格‐筋系の運動器官は厳密に左右対称**である。この対称性に直接関連することだが、ここまでレベルA、B、Cで考察したすべての典型的動作と協応もまた身体の両側が対称に使われている。空間レベルに典型的な、さまざまな形態の移動運動や体操、アクロバットの運動、筋‐関節リンクのレベルBにある顔の表情やパントマイムや柔軟運動について考えると、これらの動作も完璧に左右対称である。つまり、右側と左側の役割が等しい。一方、**行為のレベル**によって制御される動作においては、未だにさっぱり不明で説明のつかない理由によって**右手が左手を遠く置き去りにしている**。右手は、正確さにおいても、新たな協応を発達させる器用さにおいても、あるいは力でさえも、左手を圧倒的に凌駕しているのだ。少数派に属するいわゆる「左利き」では左手が優勢を保っているが、左右が反対になっているだけでやはり片側有利のケースにあてはまる。**完全に左右均等**であるケース、つまり、**両手利き**で何かをする際に右手でも左手でも同じように巧みだというケースは、**ごくまれ**だ。

手や物体を操作する巧みさに関して、右手が左手よりも優位な立場にあるという点が言語に反映されていることは非常に興味深い。つまり、ほとんどのヨーロッパ言語において**巧みさ**という単語は「右利き」を連想させる**右**という単語と語源を同じくしている。[3]

この非対称性の本質が右手自体の独自性にあるのではないことは明白だ。レベルBやCに属する単純な運動ではみな、右手は左手とまったく同じように動いているからだ。重要なのは、**身体の右側**を制御している**左側の脳半球**が、ほとんどの人々では手の制御だけにとどまらず多くの機能に関して**主導権を握り**、優位な立場を築いているということだ（運動と感覚の両方の神経路は、身体の右側から左側に交差して、脳と身体の各部をつないでいることを思い出そう）。右半身が麻痺するとしばしば発話能力が失われるが、左半身の麻痺ではそんなことは起こらない。この観察から分かるのは、発話を制御するには同じ左側の脳半球の健全な働きがなければならないということだ。脳の左半球の健全さは、話し言葉を聞き取ったり、文章を読んだりするのに必要なほか、本書のテーマとは直接関連しないさまざまな能力に関係している。右半球に対する左半球の優位性（もちろん左利きの人では逆だ）は、純粋にレベルDで運動を制御している最高次の皮質領域に由来しているのである。脳の運動機構における二つの空間レベルのうち上階に住むほう（高次の空間レベルC2）として先に述べた錐体野に関しても、大脳半球の深いところに隠れているレベルC1（低次の空間レベル）やレベルB、Cの神経核に関する大脳半球も、**ほぼ左右対称**である。

進化の歴史から推測できるように、人間のもつレベルDをもたない哺乳動物の大脳半球も左右対称で、それぞれ対等だ。同じことは、赤ん坊の脳にもあてはまる。行為レベルの中枢神経機構が成熟する以前の、一歳半から二歳までの赤ん坊は、左右対象の脳をもつ。

ここで考慮しておくべきことがある。それは、レベルDの行為において右手が左手よりも優位な立場にあるために、**間接的にではあるが**一般的な手自体の発達も影響を受けて右手がより発達し、またすでにある各レベルでの協応性の向上にもこの影響が及ぶということだ。

重要なのは、人間が成長し成熟するにつれて（青年期以降に）、動作の中に目的と意味をもつ連鎖をなしたレベルDの行為が徐々に現れ、増えてくるということだ。この点については、後ほど「行為のタイプ」の節で詳細に考察するが、今は空間レベルの動作をやっとこなせるようになった五歳から七歳の子供について述べておこう。このころの子供は、歩いたり、走ったり、ジャンプしたり、よじ登ったりする。言い換えれば、自分にできるあらゆる移動運動を行って「楽しんで」いる。子供が「おうまさんごっこ」や、より近代的な移動手段である「うんてんあそび」をしたがるのには、ちゃんと訳がある。これらの遊びの本質は、走ることにあるからだ。対象物のレベルDで遊ばせようとしてもすぐにあきてしまうのも、理由は同じだ。いろいろな運動スキルや行為が発達し低次レベルを構成する運動を押しのけるようになると、低次のレベルは自然にこれらの行為やスキルのための**背景調整**をいくつも発達させ、蓄積しはじめる。このとき、明らかに、負担の大きい右手（あるいは反対の手）のための背景調整がどんどん増えていく。結局、次第に右手の行為が優勢になるため、こちら側の手はすべての背景レベルにおいても同じように協応のための「資金」を相当貯めることになる。優位な右手のレベルは、田舎で質素な暮らしを送る親兄弟や親類を支援して都会での職を斡旋する著名人のように左手を援助する。

3　フランス語では、「右」はドロワ〈droit〉で、「巧みさ」はアドロワ〈adroit〉である（反対語はゴーシュ〈gauche〉で、「左」もゴーシュ〈gauche〉だ）。ラテン語では、「右」はデクステル〈dexter〉で、「巧みさ」はデクステリタス〈dexteritas〉だ。英語ではラテン語とほとんど同じでデクステリティ〈dexterity〉である。イタリア語では、「右」はデストロ〈destro〉で、「巧みさ」はデストレッツァ〈destrezza〉となり、スペイン語では、「右」はディエストロ〈diestro〉で、「巧みさ」はデステリダー〈desteridad〉あるいはデストレーサ〈destreza〉となる。

右手の負担が増し、左手より厳しいトレーニングを積むうちに、筋の太さや強さまでが優位になってくる。その結果、たとえば**打つ、投げる**といったような空間レベルCに典型的な運動においてでさえ、大人の右手は左手より巧みになるだけでなく、強くもなるのである。

調整と自動化

このあたりで、行為のレベルに典型的な感覚調整と、レベルDで組み立てられる運動スキルならではの特徴について、いくつか述べておく必要があろう。

私たちは、いくつかの疑問から各低次レベルに関する議論をはじめた。感覚調整を伴う動作の制御に必要な感覚信号をどこから得るのか、それらの信号は何か、という疑問である。空間レベルCについて議論した際、ここで用いられる制御信号が感覚器官によって生成された生の直接的印象とはかけ離れていることをすでに発見した。この印象は、複雑に組織化され深く処理された空間の統合体、すなわち空間場に取って代わられる。この統合体はきわめて重要な特徴をもつ。これはすでに強調したことだが、**記憶**によって蓄えられた先行経験の痕跡を多く含むのだ。**行為のレベルDは行為を制御し**、動作リンクと呼ばれる行為の構成要素を制御するが、このときには、さまざまな感覚が入り交じったより複雑な**統合体**を用いる。レベルDは、直接的な感覚印象をほとんど用いない。その先導的な調整は、運動課題が解決できるか否かを左右するという意味で他のレベルの主導的な調整と同様に重要な調整に他ならないのだが、これはほぼ完全に［直接的な感覚ではなく］一般的な観念や概念に基づいている。詳しくは次のエッセイで見ていくことになるが、レベルDでは、行為の計画つまり要素間の順序や関係についての概念に基づいて先導的な調整を行うことになる。

したがって、レベルDを先導する調整は、運動課題の解決に向かって正しく事が進んでいるかどうか、現在の動作リンクが必要とされるものに他ならないかどうかについて、課題の本質と意味とに照らし合わせつつ、途切れなく意味ある観察を続けることに起源をもっている。その他すべての調整および動作リンクに関する詳細事項については、一つ残らず低次の背景調整に任される。このことによって、先導レベルDと背景の補助とのあいだには非常に特殊な関係が生じることになる。この関係については、ここで理解しておくべきだろう。というのは、手や対象物にまつわる巧みさ（これらについては後述する）は、この関係に直接左右されるからである。

有意味な行為連鎖はみな、**行為リンク**という要素から成り立つ。どの行為リンクも、低次の背景レベルにあるおおむね独立した運動行為である。有意味な連鎖が実現するということは、高次の空間レベルC2や、筋‐関節リンクのレベルBなどの上に行為リンクの系列が建築されることを示している。

しかしながら、これらの動作リンクは、低次レベルだけで遂行される純粋に独立した動作とは一線を画する二つの顕著な特徴を兼ね備えている。

はじめに、先導レベルDは、たとえていうなら自身の絶大の命令と監督のもとで生じるすべての動作リンクを熱心に見守る。下のレベルにかなり広い裁量権を与えるが、一つ一つの結果については自ら審判を下す。先導レベルが決まって行う調整はほんの一握りしかないが、それによって動作リンク全体の流れが一変してしまう。それはちょうど、師匠たる画家の一筆が、弟子の描いた絵全体の印象をがらりと変えてしまうようなものだ。低次の背景レベルも、これによってつくられる動作リンクも、連鎖全体の意味以外に、自分たちが独立に何かの意味を担っているなどとは瞬時も思っていない。これらが適切な連鎖になり、問題全体の解決に向かって進むためには、レベルDが必要になる。

第二に、動作リンクはきわめて特殊な起源をもつ。動作を構築するレベルはそれぞれ、特定の運動課題を解決するのに適した動作を組み立てる。低次の空間レベルC1は歩行や対象物の移動などを組み立て、高次の空間レベルC2は正確に投げたり、打ったり、当てたり、指を差したりする動作などを組み立てる。しかしながら、レベルCも、レベルBやAも、**対象物の意味や連鎖問題の意味を把握できない**。だからこそ、人間の行為のレベルであるレベル

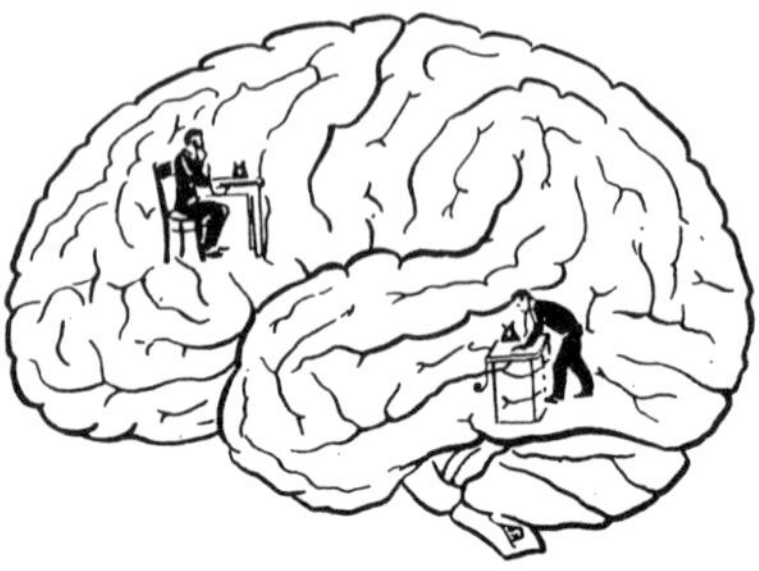

図 5-25　レベルDによる電話連絡

Dが発達したのだ。確かに低次のレベルは、自分自身で自らのために行為に必要な個々の動作リンクを形成する能力もなければ、その必要もない。

たとえば、低次の空間レベルC1は、マッチ箱にマッチを擦るという動作リンクに必要な調整をすべて備えている。しかしながら、このレベルが意味を把握することのできる運動課題のリストには、マッチ箱にマッチを擦るなどという課題はまったく含まれていない。いたずらザルならば偶然成功するかもしれないが、ふつうの動物ではそのような行為を引き受け、うまく遂行することなどできないであろう。この動作の意味と目的は、低次の空間レベルC1の上限を越えており、意味は把握できない。

したがって、低次の背景レベルが連鎖行為のための動作リンクを発達させることは、歩いたり、走ったり、投げたりする動作を自分自身の主導のもとで発達させることとは異なる。動作リンクは、正確で直接的な**行為レベルDの要求**にしたがうことによって発達することになる。第VI章でみていくことになるが、新たなるスキルを作り上げる際に中枢神経系はまず、ある行為のリンク系列のために最も適切な調整を行うにはどの情報を手にすればよいか、どの背景レベルが調整の責務を担うべきか見つけ出そうとする。そうして、ある動作リンクを組み立てるために低次のレベルへ要求を送る。それはあたかも、レベルDが下位のレベルBやCを電話で呼び出し、次のような指令を伝えているかのようである（図5-25）。「君の任務はある動作リンクを組み立てることだ。任務に必要なものは、すべて君が装備しているはずだ。装備からいえば、君に優る適任者はいない。これから送る計画書にしたがって任務を遂行してくれたまえ。」

今日の神経生理学では、そのような架空の電話を用いた通話がレベル間でどのように行われているのか、レベルDが背景レベルに必要事項を伝達するインパルスがどれなのか、まったく分からない。ただし、要求の切り換えを操作したり、要求を低次レベルへ伝達したりする**皮質器官は確実に分かっている**。脳の地図に興味をもつ読者ならば、図5-26で数字の4で示された錐体運動野のすぐ前に数字の6で示されたこの領野を見つけることができるであろう。行為のレベルで制御を担う部位は、**運動前野**と呼ばれている。これは比較解剖学によって示されたことだが、特定の微細構造をもつ皮質領野は**最高次の哺乳類だけ**に特定できるものであり、この事実はレベルDの起源と発達について今まで述べたこととよく合致している。このように、レベルDが受けもつ連鎖行為の大部分を通常構成する動作リンクは、（先導レベルの受けもつ最終的ないくつかの調整を除けば）低次の背景レベルによってまるごと制御されるが、これらを形成する際にはレベルDからの要求と動作の明細を皮質の運動前野を介して受け取ることが必要になる。すでに第Ⅳ章で述べたように、すべての背景調整はふつう意識の関与なしに自動的に行われる。同様に、ここに述べたタイプの動作リンクを形成する際には、最高次の調整がわずかに意識されるだけで、残りは自動的に行われる。

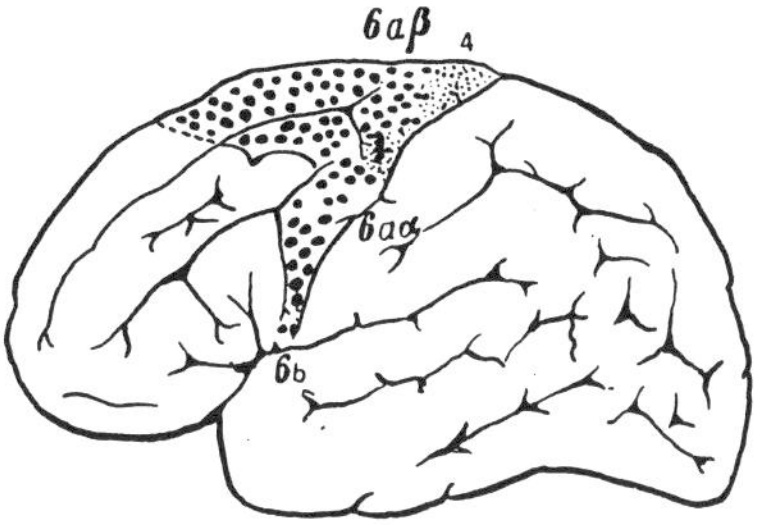

図5-26　人間の左脳半球．
錐体野（4），運動前野（6aα，6aβ，6b）を示す．

感覚調整の集合は、特殊な動作リンクを提供するために低次レベル（BとC）の機構で発達するが、これは「**高次の自動性**」と呼ばれることがある。日常会話では、時と場合に応じて、**運動スキル**、**特殊スキル**、**こつ**などと、異なる語で呼び分けられる。英語では、スキル〈skills〉と呼ばれ、ドイツ語ではハントフェルティッヒカイテン〈Handfertigkeiten〉あるいは単にフェルティッヒカイテン〈Fertigkeiten〉と呼ばれる。**高次の自動性**という用語は、他の用語よりも正しく厳密な表現だ。ちょっと長めの表現ではあるが、他の用語と混乱することもないだろう。正真正銘の高次の自動性が一般的にどのようにして自動性のグループを形成するのかという点については、第Ⅵ章でみていく。より正確な定義はそこですることにしよう。

高次の自動性は、レベルDに属する日常習慣的に行われる熟練動作すべてに浸透している。これはまた、レベルDに限らずその他すべてのレベルにも例外なく出現する。さらに、**ボヤリーニア**（貴族の妻）であるマメルファ・ティモフェーエヴナの**ブィリーナ**（ロシアに伝わる昔話）に出てくる、召使いを何人も抱える召使いのように、これらの自動性は、ときに背景レベルとのあいだでかなり込み入った構造を示す。

巧みさ《デクステリティ》の種類について

さて、ここまで運動競技や体操の動作、あるいは多くの労働や身を守る動作について一通り手短に触れてきた。そろそろ**巧みさ**を必要とし、**巧みさ**を示す動作の分類を提案してもよいころだ。私たちの動作は、起源や、意味や、多くの生理学的特性が異なる数多くの階層を成すため、おそらく**巧みさの現れかた**もまた、巧みさを示す動作の属するレベルに応じて異なるだろう。この推測が実際に正しいだけでなく、動作を構成するそれぞれのレベルの発達段階やこれらのレベルに生来の巧みさにおいて人それぞれ大きな個人差があることを、これから見ていくことになる。たとえば、読者はおそらく、高次の空間レベルC2の機能はすぐれているが、筋‐関節のレベルBはそうでもないという人に出会ったことがあるだろう。また別の人では、レベルBの働きは完璧だが、レベルCやDは平均以下だったりする。巧みな人といっても、必ずしもあらゆるレベル、あらゆる種類の巧みさを兼ね備えているわけではない。どのレベルが生得的によく発達しているかによって、巧みさはあるタイプの動作と行為に選択的に現れる。このとき、その他の動作は大きく見劣りすることになる。

これらの事実は、巧みさを適切に理解するためには動作構築の各レベルに関する知識をもつことがきわめて重要であることを物語っている。

運動を制御しているレベルが階層をなすという観点から巧みさのタイプを分類するため、手はじめに生理学的構成の面から、**巧みな動作**の**基本的**で顕著な**特徴**を定義してみよう。

どの制御レベルであれ、単独では巧みな動作を実現できない。このことは、本書の中に出てくる豊富な例からも立証されるだろう。躊躇なく「**巧みだ！**」といえる動作や行為は、少なくとも二つのレベルで組み立てられている。巧みな動作や行為の**先導レベル**は、**切り換えが可能**で、**資源を利用し**、**機動性がある**という目立った特徴を示す。いっぽう支え役の背景レベルも同様に、**調和がとれており**、**従順で**、**正確に**仕事をこなすという、目立った特徴を示す。私たちは以前に、先導レベルと背景レベルの関係を、騎手と馬の関係にたとえた。このたとえに戻るならば、巧みさは騎手だけでも馬だけでも実現できない。巧みさの域には、工夫家で機転の利く騎手と従順で正確に仕事をこなす馬とが一体になってはじめて到達することができるのだ。

人間では、筋‐関節リンクのレベルだけで行われる動作はごくわずかしかなく、しかもどれをとってもあまり大したことはできないので、ここには巧みさが示される余地がない。このレベルの動作に目標をもった正確さという概念が当てはめられない点については、すでに物笑いの種として好意的に取り上げたとおりである（レベルBはたしかに、深く信頼され、今なおかけがえのない中枢神経系のベテランとして賞賛に値する）。失礼のないように、もう一度尋ねてみよう。おとぎ話ならいざしらず、「男は巧みに笑った」とか「彼女が恐怖に打ち震えるさまはなんとも巧みだった」などという表現はふつうないだろう。

そうだとすると、人間で巧みさがはっきりと現れるのは、**空間のレベル**Cからである。今まで定式化してきたあらゆる巧みな行為の基本的な特徴にもとづけば、二種類の巧みさを区別することができる。一つめの巧みさは、空間のレベルCで遂行され、レベルBの背景活動で支えられる動作を指す（緊張のレベルであるレベルAは、健康な人であれば例外なくすべての動作に付随するので、ここでは触れない）。この種の巧みさを、**身体の巧みさ**と呼ぶことにしよう。二つめの巧みさは、最終レベル、つまり行為のレベルDで遂行される行為の中に現れる。このときには、空間のレベルCおよびときに応じてレベルBが背景で活動を支えている。この種の巧みさを、**手もしくは対

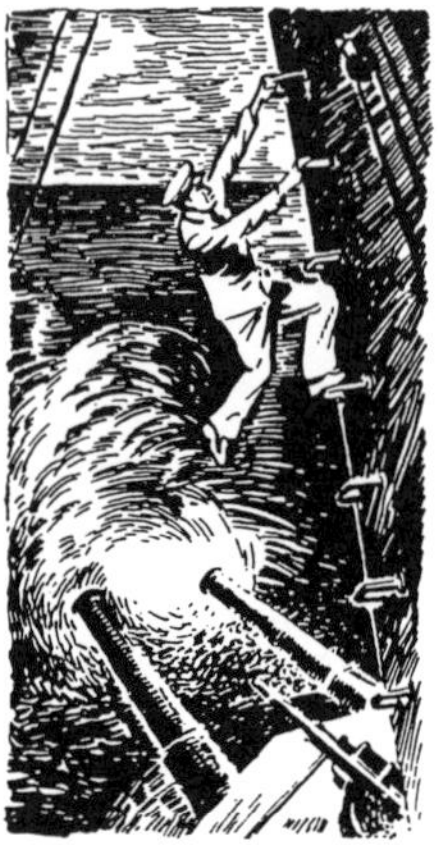

図5-27　マストを駆け上がる少年

象操作の巧みさと呼ぼう。最高次の自動性について前節で述べたことを残らず考慮すると、複雑な連鎖行為に含まれるレベルCの動作リンクは、それ自体がレベルCで制御される独立した動作と同じように身体の巧みさの特徴を示す。この場合、レベルBからの背景調整がどうしても必要になる。このため、手もしくは対象操作の巧みさを示すグループは、一つめのグループ（身体の巧みさ）に比べて構成が非常に複雑であるように見える。さらに両者は、なくてはならない補助的な背景調整をもたらす低次レベルおよびさらに細分化された下位レベルに関して異なる。一方、レベルDの行為に**身体の巧みさに満ちあふれた動作リンク**の構成をみることもあれば、**行為自体**が全体として、**手や対象操作の巧みさの徴候**すべてを示すこともある。さまざまな例によって、この多様性について理解する手がかりが得られる。巧みさの現れかたはさまざまだが、これらを分類することは、すべてを一緒にしてしまうよりも明らかに価値がある。

それでは、いくつかの例を挙げてみよう。船乗りの少年は、サルのように巧みにマストを駆け上った（図5-27）。マーケットの女店員があっと思ったときにはもう、少年は巧みにリンゴをつかんで逃げ去っていた。大佐は、パレードの観衆の前で巧みに馬を操った。体操選手は腕で身体を支えて巧みに台を飛び越えた。軽業師は巧みに二回宙返りした。

これらはみな、**身体の巧みさ**の実例である。どれも空間のレベルCで制御されており、筋-関節のレベル（B）からの背景調整によって支えられている。運動の構成を分数で表すことにして、分子に先導レベル、分母に背景レベルをおくと、これらの例はみなC／Bという式で表現される。

ここで、**手もしくは対象操作の巧みさ**の例を二つ示そう。これらの組み立てはおそらくずっと複雑だ。

兵士は茂みをかき分け、深い泥の中にはまり込んだマシンガンを巧みに掘り出した――D／C1。

時計職人は正確で巧みなピンセットさばきで、小さな腕時計に歯車を取りつけた――D／C2。

これらはおおよそ純粋に空間レベルの背景活動に支えられている先導レベルの例である。Cの後ろについている1や2の数字は、先に述べたレベルCをさらに細かく2つの下位レベルに細分化する際の番号である。レベルC1とは、**錐体外路運動系**に関連し、線条体によって支えられる、低次の古い側のレベルを指す。レベルC2とは、高次の皮質錐体路レベルのことだ。二つの下位レベルが受け取る感覚信号の違いは、それぞれが生成する動作の詳細（あるいは背景調整）に影響する。動作の中でも、**低次の空間レベルC1はふつう**、一般的に外部条件および**空間に対しなめらかで連続的な調整を行うという特徴をもつ**。この調整は、たとえば歩いたり走ったりする際に必要となる。**高次の空間レベルC2**の動作は、大脳皮質において高度に発達した感覚器官の表象に関係しており、**目標位置に対して正確に、そして精密に**動作終点が決まるという特徴をもつ。（たとえば、狙いを定めて投げたり打ったりすること）。二つの下位レベルの行為が同時に生じることもある。そんなときは両者の違いがはっきりしなくなる。そこで、これらの違いの詳細については深入りせず、ごく手短に触れるだけにしよう。

もう少し例を挙げて考えてみる。

看護婦は、刺すような痛みのある傷に、優しくすばやく巧みに包帯をした――D／(C1)(B)。

並外れた巧みさで、スキーヤーは急激なカーブやスラロームの旗門をすり抜けた――D／C1

全速力で駆ける馬にぶら下がって地面すれすれになりながら、騎

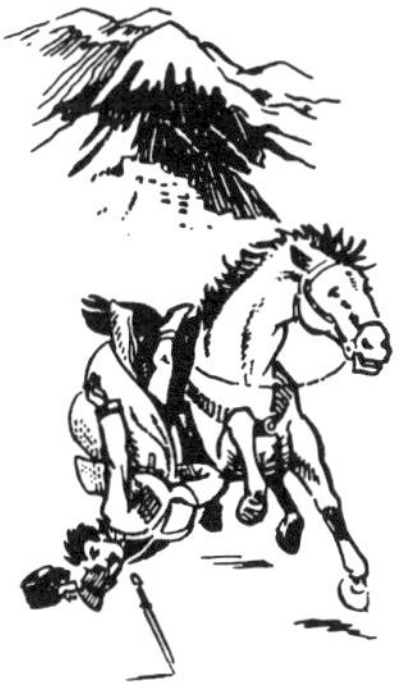

図 5-28　馬を操りながら地面に刺さった短刀を引き抜く騎手

手は取っ手まで地面に突き刺さった短刀を、歯でくわえて引き抜いた（図5-28）――D／(C2)(B)。

猛牛は怒り狂って闘牛士へと突進した。闘牛士は銅像のようにじっとしていたが、不意のすばやい動きで牛の延髄《えんずい》に音もなく正確に一突きすると牛は地面に崩れ落ちた。――D／(C2)(B)。

これら一連の例ではみな、空間レベルの背景活動は、明らかにレベルBからの背景調整を伴っている。ここではまた、C1とC2の下位レベルのうちどちらかが優先して活動する場合を選び出すことができる。C1およびC2レベルのうちはじめの例（看護婦と騎手）では、主として**身体の巧みさ**を伴う動作リンクが示されており、次の二つの例（スキーヤーと闘牛士）では、全体として**手もしくは対象操作の巧みさ**を示している。次に示すのは、すべての背景調整を伴った巧みさが現れた例である。

狂った犬のようにマリューータがペルスチェンに飛びかかった。しかし、首領のペルスチェンは驚くほどの巧みさでマリューータの心窩《みぞおち》を一突きし、片足で窓枠を蹴破ると、庭へ跳び出してしまった。

（A・K・トルストイ　『白銀公爵』　第二章）

スポーツマンではフェンシングやボクシングの選手、さらには職業人では外科医や皮職人の行為もまた、すべての低次レベルが活性化する巧みさの例として挙げることができ、D／(C1)(C2)(B)の式で表すことができる。

行為のタイプ

大人の動作では、レベルDの行為はきわめて豊富にあり、きわだった位置を占める。レベルDの行為のカタログを編纂するとなれば、空間レベルに属する動作のカタログよりもずっと厚くなるだろう。そもそも膨大な項目を整理することからして大変な作業だ。「調整と自動化」の節で議論した行為の特性を用いなければ、整理などできないだろう。この特性は、レベルDが、いわゆる「高次の自動性」によって制御される動作リンクから行為を組み立てるための習慣である。高次の自動性はみな、低次の構成レベルの一つがほぼ独立に制御する動作によって性格づけられる。複雑な動作連鎖の内側では、さまざまなレベルで組み立てられたリンクがたがいにつながっているが、その中にはいつも絶対必要なものとそうでないものとがはっきり見つかる。それぞれの動作で主導的な調整と背景調整を議論したのと同じように、行為の中で**主導的なリンク系列と、補助的すなわち背景にあるリンク系列**について述べることは理にかなっているだろう。

たとえば鉛筆を削る場合、課題の解決に直結する**先導役の**動作リンクは、刃を前に押して実際に木を削る動作である。ナイフを引いたり、切りくずを振り落としたり、払ったり、握りを調節したりする動作は、**背景となる**動作リンクの役割を果たす。ボクシングならば、相手にパンチを食らわすことと相手のパンチをかわすことが主導的な動作になることは明らかだろう。ボクシングの試合を見たことのある人ならばなじみ深いであろうが、パンチのあとに腕を引っ込めたり、攻撃と防御の中間にある多数の動作は背景リンクと考えられる。

このように、連鎖をなす行為に必要不可欠の主導的な動作リンクがどのレベルに属するかという観点から行為を分類することが可能になる。以下に分類を示すことにする。それぞれのグループで、特に日常生活、労働、身体運動、スポーツなどのゲームに含まれる行為を取り上げることにしよう。このような分類はつきなみなものだが、明瞭であるし、より高い理解に至る足がかりになってくれる。

手もしくは対象操作の巧みさは、レベルDが担当し、異なる低次レベルの背景活動によって支えられている行為であると定義したことを思い出そう。これから提案する分類の中でも、各グループについて巧みな行為の例と動作構成の特質について考えていくことにしよう。

A　グループ1

最初のグループにはまず、高次の自動性を欠いた行為を割りあてよう。このグループには、対象を注意深く見たり、感じたり、比較したりするなど、「偵察」的な動作が含まれる。また、三、四歳の子供でもできるようなごく単純な対象操作の行為、すなわちものを置いたり、箱に何かを入れたり、掛け金をはずしたり、箱の覆いを外したり、スーツケースを開いたり、家の絵を書いたりすることなども、やはりこのグループに属する。初心者の動作もまた、自動性の乏しいものとして分類できることは明らかだ。このような動作には、専門的な自動化がまだ発達していない動作や、他の課題を行うために発達した自動化をうまく再利用できない動作が含まれる。これは以前に述べたことだが、人はみな生活の中で背景調整の資金をこつこつと積み立てている。この蓄えは「脳のライブラリ」などと呼ばれる。このことからいえば、第一のグループは、低次のライブラリの中にちょうどよい補助が永遠に見つからない、あるいは少なくとも初期段階では見つからない動作のすべてを含んでいる。手の巧みさの定義にしたがえば、明らかに第一グループの行為はこの種の巧みさと関係がない。

B　グループ2

第二のグループに含まれるのは、もっぱら高次の空間レベルC2で組み立てられる動作リンクによって構成される行為だ。このレベルは、皮質錐体野のレベルであり、広い範囲にわたって正確で精密な知覚が可能な受容器を備えている。ここには糸を針に通す、薬瓶から一滴の薬を注ぐ、鉛筆を削るなど日常生活の行為が属する（図5-29）。（これらの例はもちろんごく一部にすぎない。それぞれのグループおよびその下位グループに区分けされる例も、いくつかの任意の実例をサンプルとしてあげるにと

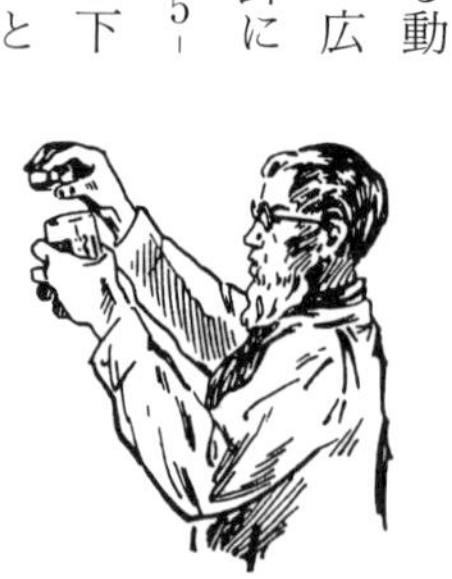

図5-29　レベルC 2の背景調整を伴う正確な行為

どめる。すべてのリストを列挙するのは無理な話だ）。レベルC2の背景活動によって支えられる専門的な動作や労働のための動作には、たとえば時計修理工や彫工の動作や、正確に機械を組み立てる動作が挙げられる。先ほど例に挙げた、驚くべき手の巧みさで婦人時計の小さな部品を組み立てる時計工はこのグループに入る。ゾーリャの小説『罠』にも、印象深いくだりがある。金細工師ロリエが、高度に自動化された作業をすばやくこなす場面だ。ロリエは、裸眼ではほとんど見えないような結び目をもった細い金のチェーンを作り上げていたのである。第二のグループには、精密機器を用いた多くの操作も含まれる（計算尺、マイクロメーター、「ライダー」と呼ばれる精密な化学天秤用の細いワイヤーの輪など）。さらには、旋盤工、彫刻家、レンズ磨き職人、外科医などの行う多くの職業的動作もこの仲間だ。これらの行為ではすべて、巧みさは急がず、しかし同時に躊躇のない、静かで精密な動作のなかに現れる。このような動作では、他のいかなる動作にもまして、錐体路系が詳細な制御ぶりを余すところなく発揮し、腕の関節の動きに関わる筋をちょうどよいレベルで収縮させ、筋単位をほんのわずかずつ動員し、同時に拮抗する筋の筋単位活動を一つずつ止めていく。おおむね視覚的な制御は、このグループに属する巧みな動作を成功させるうえで最も重要な役割を果たす。精巧な高次の自動性は、まるで意識の関与がないかのようにみえるが、視知覚を指や道具のごく微妙な動作へと変換することに関与している。このときには、視知覚が手にまるで溶け込んでいるかのように見える。

このグループに含まれる行為は、ほとんどが微細な指の動作なので、運動競技の動作が含まれないのも当然だろう。しかしながら、勝ち負けが直接手の巧みさに左右されるようなゲームやパズルの領域も存在する。これらの動作は、その主導的な自動性とともに、このグループに属している。たとえば、表面がガラス張りの箱の中に入った小さな金属球を、箱を揺らしたり傾けたりして小さな穴に落とすご存じのゲームや、バランスを取る必要のある小さく不安定な積み木や、トランプでつくる家、スピリキン［将棋の山くずしに似たゲーム］などである。

図5-30　レベルC１の背景調整を伴う行為

C　グループ3

第三のグループは、主導的な要素のほとんどが低次の空間レベルC1に依っている行為の集まりである。ここで、低次の空間レベルは錐体外路運動系の構造の頂点にある**線条体**神経核の活動にもとづくことを思い出してほしい。主導的な要素がこのグループに属する日常生活動作の例をいくつかあげてみよう。靴ひもを結ぶ、アイロンをかける、パン生地をのばす、髭を剃る、髪をとかす、ページをめくる、などである（図5-30）。先ほど議論した例——タバコに火をつけるまでの長い動作の連鎖——の中にも、このグループに属する行為がある。職業的な行為の中でこのグループに属するものは、列車の車両を連結させる、車や蒸気機関車を運転する、書類を綴じる、磨いてつや出しをする、洗濯をする、などがある。このグループでは、しばしば移動運動を含む身体の大部分を使った動作もある。このグループに属する動作のおもな特徴は、なめらかで、適応的で、しかも感受性の豊かな巧みさとでもいえようか。この領域までくると、運動競技やスポーツの動作が入り込む余地がある。たとえば、ロープや、棒や、縄梯子や、木の幹を登る動作、あるいはサイクリングやボート漕ぎのように複雑な器具を使う移動運動がちょうどこの領域にあてはまる。アクロバットに近い領域からの例としては、対象物のバランスをとる動作が挙げられる（たとえば額やあごに乗せた長い棒のバランスをとる動作）。

ここで一つ述べておくべきことがある。このグループに属する行為は、ほとんど例外なく低次の筋-関節リンクのレベルBにおける背景活動をおおいに必要とするという事実だ（図5-31）。この背景調整は、たとえば何かによじ登るとき（手の巧みさ）のようにときにレベルC1の線条体による背景調整と同等の

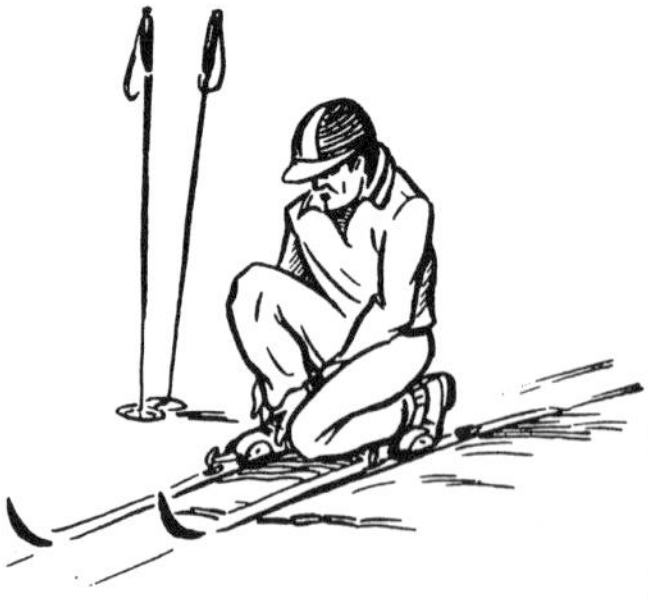
図5-31　レベルBの背景調整を伴う行為

役割を果たすこともあれば、レベルC1の担う背景調整がそれ自体複雑で、レベルBからの背景調整を借りることもある。そのような動作の例としては、列車の車両を連結させたり、電話線を引いたりするような動作が挙げられる（手と身体両方の巧みさ）。

D　グループ4

第四のグループに含まれるのは、**筋－関節リンクのレベルBによる背景活動が、明らかにレベルCによる空間的な背景調整よりも優位である行為だ**。このグループにあてはまる日常生活の動作としては、ひもを結んだり解いたりする、編み物をする、糸を巻く、髪を編む、石鹸で身体を洗う、服を着る、などがある。職業的な行為では、ハンマーを打つ、掘る、縛る、糸を紡ぐ、ハンドルを回す（ウィンチを回す、巻き上げ器で井戸の水を汲み上げる、ポンプで水を汲み上げる）、などが挙げられる。運動競技では、フレンチレスリングや、とりわけ柔道（以前は柔術と呼んだ）などが典型的な例として挙げられる。このグループの動作には、手先の早業にもとづいた手品師や泥棒や掏摸《すり》の動作なども含まれる。

E　グループ5

第五のグループは、**空間のレベルCと筋－関節リンクのレベルB両方**の関与が必要になる行為をひとまとめにしたものである。これらの動作を三つの下位グループに細分化するのはごく自然の成り行きのように感じられる。もっとも、実際に個々の動作を分類するのは非常に難しい。とはいえ、とにかくここでは少なくともこのグループの概略には触れておこう。というのも、このグループの行為は最も複雑で豊かな構造をもっており、当然ながら最も幅広い範囲の巧みな動作が含まれるからだ。その中には、最も意味深く興味深い動作もある。

細分化した三つの下位グループは、それぞれ低次レベルの組み合わせ方が異なる。すなわち、はじめのグループはレベルBと低次の**空間レベルC1**との組み合わせを、次のグループはレベルBと**高次の空間レベルC2**との組み合わせを用いる。最後のグループはBとC1およびBとC2の組み合わせ両方、すなわち**背景活動全体のオーケストラである**。

第一の下位グループは（レベルC1とBの組み合わせ）は、日常生活の行為でいえば、縫物をしたり、のこぎりをひいたり、時計のねじを巻いたり、野菜や果物の皮をむいたりすることだ。労働動作ならば、草を刈ったり、裁縫をしたり、仕立屋が衣服にひだを入れたり、印刷屋が紙をそろえて印刷機に入れたり、包帯を巻いたり、包装したり、縄で縛ったりする動作が挙げられる。身体文化やスポーツの分野では、スキーの回転、アクロバット、フェンシングの防御動作などの例をあげることができる。

第二の下位グループの行為は、錐体路系による正確さのレベルC2と身体制御のレベルBの二重奏によって支えられている。日常生活では、縫取りや、刺繍や、レース編みがこの仲間だ。正確で芸術的な鍛冶屋の動作や、注射をしたり吸角を使ったりする一連の医療行為は職業行為の例である。運動競技の動作では、フェンシングやボクシングの攻撃（打突）動作、アーチェリー、ビリヤード、ブーメランや銛《もり》や投げなわなど複雑な対象物を投げる動作が含まれる。先ほど、全速力で走っている馬に乗ったまま地面に突き刺さっている剣を歯で引き抜いたり、闘牛士がとどめの一撃を放つ例をあげたが、これらのすばらしく巧みな行為もこのグループに属する。

最後に下位グループの三番めであるが、これは先導的な立場に立つレベルDを低次のレベルC1、C2、Bがそろって支える最も一般的な行為である。例として真っ先に挙げられるのは、発話、書字という純粋に人間的な行為だ。正確な生理学的分析によって明らかになったことだが（これは本書の範囲を越えるが）、中枢神経系内にあって運動を構成するレベルはみな、最も複雑で意味深いこれらの行為を行う際には、上から下まですべてが重要で不可欠な役割を果たしている。[4]

この下位グループについては、日常の運動の中から実例を探し出すことはきわめて難しい。とうぜんながら、最も複雑なスキルであるこれらの行為は、運動を構成するレベルが高度に調和し協力しあう必要があるため、相当の練習を積んだあとでないと現れない。このため、この種の行為は主に専門労働やスポーツの専門領域で探す必要がある（図5-32）。

鋳造場で小さな鉄塊が圧延される様子を見たことのある人ならば、その場面は強く印象づけられているはずだ。ズボンに前掛けだけという半裸の労働者が、大きくそびえ立つ圧延機の前で構えている。目の前では湿った大きなシャフトが軋みながら高速で回転している。そのとき、金色に燃えさかるヘビのような親指大の鉄鋼がシャフトに挟まれたスロットから労働者めがけて飛び出してくる。労働者は、ヘビが飛び出すとすぐに、すぐ近くにチェーンで吊してある大きな火ばしでヘビの首根っこを捕まえる。彼は驚くほど巧みに、ダンサーが回転するかのごとく踵で反転し、燃えさかるヘビの頭を反対側で回転するシャフトのあいだにあるスロットへ放り込む。シャフトの回転は止むことなく続いているので、唸るスロットへ灼熱の鉄鋼を入れるタイミングがほんのちょっとでも遅れると、最初のシャフトから、工場の床でとぐろでも巻きかねない鋼鉄のヘビが容赦なく飛び出してくる。ヘビがスロットから飛び出したその瞬間に首根っこを押さえ損ねれば、錐《きり》がバターのかたまりを突き刺すようにヘビの牙が身体に突き刺さるだろう。押さえる場所を誤って、端から五〇センチメートルほどのところではなく、そこから少しでもずれたりすれば、熱くひしゃげた柔らかい本体をスロットへ放り込むことができなくなる。しかしそのような失敗は決して起こらない。労働者が、目にも止まらぬすばやさで灼熱の輪っかをかわすと、それはそのまま圧延機のスロットへ吸い込まれていく。

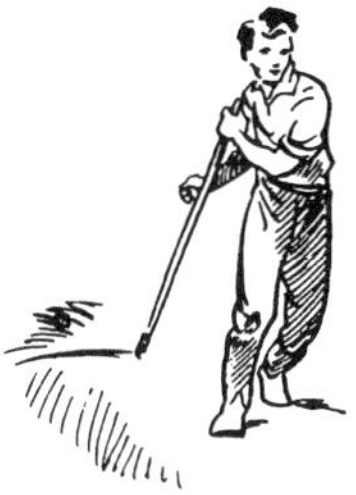

図5-32　低次レベルの背景調整をすべて伴う専門労働行為

4　これらの要因は、私たちの脳内に少なくとももう一つの皮質レベル――レベルE――が存在することを示している。このレベルは実際、人間のコミュニケーションという行為の先導レベルなのだが、本書の主題である巧みさとは無関係であるため、本書では触れない。

そしてまた彼は、狩人のように軽やかに、すばやく、縮められたバネのように柔軟に、そして静かに構える。そのさまは、死と隣り合わせのゲームをしているとはとうてい思えない。

このように、専門労働の動作の中には、きわめて複雑な第三の下位グループに属する行為の例が数多く含まれる。それらはみな資源を利用する無数の巧みさに支えられており、ほとんどが生命の危険に直面している。消防士、帆船の水夫、粗末な船で海にいどむ漁師、素潜りで海底深く真珠貝を探す海女《あま》などの生活は、そのような行為であふれている。この種の巧みさのすばらしさは、F・シラーによる物語詩『杯』の若き英雄によって余すところなく表現されている。ただし彼も、二度目の潜水では失敗してしまう。この下位グループに属するそれぞれの労働作業には、運動競技‐アクロバットの要素や危険な戦闘の要素が含まれる。この種の運動競技や戦闘の逸話は、プロの職業訓練と経験を幅広く描き出している。そのような動作では、すべてのレベルが複雑に絡みあい、同時に、最も挑戦的な部類に入る人間活動すべてが不可分に組み合わせられている。

戦闘の領域と重なっている運動競技やスポーツの動作の領域でまずはじめに思い浮かぶのは、銃剣術、フェンシング、ボクシングであろう。先ほどはあまり深く考えずに、防御行為を高次の空間レベルC1に、攻撃行為を低次の空間レベルC2に分類した。しかし実際には、これらは常に表裏一体となっており区別するのは非常に難しい。

ここでは、登山にかかわる行為の全リストを見逃すわけにはいかない。登山家には周知のことだが、このスポーツには多くの危険が潜んでおり、豊かな資源を利用する巧みな運動が必要になる。これに似た状況で、やはり似たような構造の行為が要求されるのは、猛獣ハンター、氷の丘を渡り歩く極地の冒険者、パラシュートが開かなかったり着地の際に何か問題が生じているパラシュート部隊の兵士などだ。しかしながら、スポーツの領域では、構造からみて明確にこの最高次の下位グループに属するような行為はあるが、危険の要素は含んでいない。この種のスポーツのゲームは、身体と手の多様な巧みさを発達させている。この種のスポーツには、テニスやゴロトゥキ（ボウリングの一種）がある。ラプタ（ロシア式野球）をその中に入れてもよいだろう。これらのゲームが、有名な生理学者Ｉ・Ｐ・パブロフをはじめ、数多くの傑出した賢人たちを惹きつけてやまないのは決して偶然ではない。

子供の運動形成

第Ⅳ章の第3節で子供の運動発達について議論したが、それは二歳までにとどまっていた。重要な点は、すでに述べたように、この歳になるまでにすべての脳構造と神経伝導路は十分に成熟しきって、動作を構築するすべてのレベルの相互調整とそれらの能力の発達という手間のかかる仕事がはじまっているということだ。各レベル自体の特徴を明らかにする前にレベル間の相互調整を語ることができないのは明らかなので、この「第二の幼年期」について述べるのはもう少し後にしよう。

ここで手短に、二歳から成熟の最終段階となる一四、五歳までの子供の運動発達について述べておくことにしよう。

運動機能と呼ばれる運動の領域は、子供の成長に伴ってなめらかに上昇するような発達曲線を描かない。他の領域の発達にも見られるように、運動機能はしばしば停滞したり、急上昇したり、ときには一見低下することさえある。このような変動は、思春期を目前にした年齢でとりわけ顕著になる。この時期、思春期を直前に控えた少年少女はふつう非常に不器用で、ぎこちなく、のろまになる。いろいろなものにぶつかったり、皿を割ったり、床にいろいろなものを落としたりし、靴底をすぐにすり減らしてしまう。ただし、このあとすぐに見ていくことになるが、これらは要するに一時的な後退にすぎない。

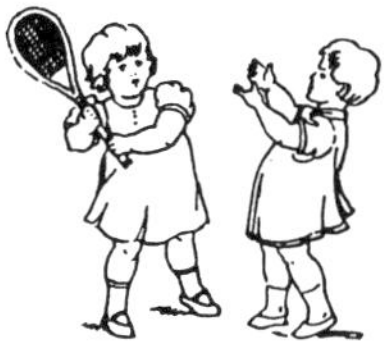

図5-33　子供の運動

二歳の終わりから三歳にかけては、高次の運動系における最後の成熟が進行する（図5-33）。この年代になってはじめて、子供は数多くの**レベルＤに属する行為**を首尾よくこなせるようになる。この歳は、子供が「高等なサル」を卒業して、サルには絶対にできないような動作をはじめて獲得する時期だ。対象物を操作する行為の領域では、子供は、自分の身の回りの世話（服を脱ぐ、身体を洗う、スプーンで食事する）をおぼえはじめ、おもちゃで上手に遊んだり、積み木をしたり、砂でパイを作ったりし、鉛筆で何かを書きはじめる。この時期には、ちょうど今述べたような動作において手の左右差が観察できるようになり、右利きか左利きかがはっきりする。同時にまた、それ以前のような単にばらばらな単語をならべただけの発話ではなく、文章をきちんと正確に組み立てて話すことができるようになる。

次の期間は三〜七歳で、この時期に生じる主要な出来事は、**利用できるあらゆるレベルの量的な強化と調整**だ。解剖学的には、生まれて三年も経てばすべてのレベルの準備体勢が整い、実質的に稼動しはじめる。これはすでに本章で見てきたことだが、高次の若いレベルはより複雑な構造をもつ動作を制御できるが、同時に前もって準備された背景調整を必要とする。動作を構築するレベルは、器にたとえることができるかもしれない。つまり、大きくなって容量が増えるほど、中身を満たすのに時間がかかる。

このため、人間のもつ動作構築のレベルすべてが利用できる場合でも、子供が実際に使うのは早く中身がいっぱいになる、よりやさしいレベルであることが多い。これらのレベルはほとんどが錐体外路運動系のもので、移動運動や体操のような動作をつかさどる線条体のレベル、つまり低次の空間レベルC1以下にとどまっている。

三〜七歳の子供は、不器用な小熊のようなよちよち歩きとは対照的に、非常にすばしこく、活発になる。すばやく器用に走りまわり、ジャンプしたり登ったりできるようになる。リズム感覚も身につき、友だちの回すなわをとても得意げに跳ぶ。顔の表情もずっと深く豊かになり、何か話すときには活発に迷いなく身振り手振りを用いる。人まねもきわめて得意になり、ジェスチャーによる言葉当て遊びをすると、子供が何の動作をしようとしているのかすぐに想像がつく。また、友だちの運動音痴ぶりを、残酷なまでの芸術性でもって、滑稽にまねすることもできる。

しかしながら、そんな子供でも、正確さのレベルC2あるいは特に行為のレベルDに属する作業をさせると、とたんに弱々しくなりあっという間に作業をつづけられなくなってしまう。この年代の子供が休みなく動きまわることはご存じのとおりだが、ただ単に運動欲求が特に強いからそうなるわけではない。子供は、座っているときにはあまり周りに注意を向けず、すぐに退屈してしまう。子供に何か正確さを要求する課題（たとえば裁縫や書き取り）をさせると、チャンスがあればすぐに逃げ去り、線条体の羽を大きく広げて遊びまわる。M・グレヴィッチ教授がきわめて正確に指摘したことだが、子供が休みなく動きまわっているようにみえるのは、あくまで外見上にすぎない。子供の動作はみな自由で、負荷がなく、労働といえるようなことは何一つしていない。つまり子供は、抵抗を克服するような動作を行っていないので、特に大きなエネルギーを消費しているわけではない。

この年頃にさしかかった子供の動作で錐体外路運動系が優勢になっていることは、動作が自然になめらかで優美になることからよく分かる。筋‐関節リンクのレベルに固有の動作が一般に上品で美しい理由は以前に述べた。この年齢の子供がもっている背景調整は、まさしくこのレベルにあたる。

次なる運動発達の期間は、おおよそ七〜一〇歳にわたる。この時期には、高次の空間レベルつまり錐体路のレベルC2が背景調整を蓄積しはじめる。子供の運動には次第に二つの新たなレパートリー、すなわち**力と正確さ**が加わってくる。

この発達は、子供が徐々に習慣としていくゲームと労働に反映される。わずかここ数年のうちに科学として発達しはじめた運動科学の知識なしに、人々は昔からの生活の知恵によって非常に賢明かつ正確に、労働のスキルを教えるのに適した子供の年齢を把握していた。この年ごろはちょうど錐体路運動系が生産的になる時期である。もちろんこの年ごろの子供はまだ我慢強さも集中力も十分ではないが、細かい精密な動作を発達させはじめ、テーブルに座っているあいだ他のことに惑わされなくなりはじめる。子供の書き取りは、クルミ大の文字を書くところからはじまるが、そのうち字は徐々に小さく整っていき、字の太さもモスタッチョーリ［イタリアの太いパスタ］ほどではなくなり、鉛筆の芯を折るのも一日二回程度ですむようになる。少年は投げたり打ったりする動作が上達し（大喧嘩するようになるもの偶然ではない。窓を割る回数や、喧嘩で鼻血を出す回数はこの時期が最も多い）、狙ったところに投げられるようになる。小学校低学年のころに高次の空間レベルC2に属するスキル、つまりいま述べたような正確さを要求される投打の動作や空間的に正確な動作などを学習しはじめるのは明らかだ。この年頃に音楽演奏を教えはじめるのは、しごく理にかなっている。

一〇～一一歳をすぎると、成長を続ける有機体の全体に関わる大規模で複雑な再構造化の時期がはじまる。この時期は、約一四、五歳ごろ、ちょうど思春期の直前から思春期が終わるまで続く。この段階を特徴づけることは簡単ではない。

この時期、運動を構成するそれぞれのレベルは、一方で組織的にスキルや背景調整を蓄積しつづけている。行為のレベルは、人生の最初の一〇年間は私たちの分類でいう第一のグループの段階（すなわち、背景調整のない行為）に留まることを強いられているが、その後ありとあらゆるスキルの基礎となる最初の高次の自動性をついに獲得しはじめる。この時期には、子供に手作業を教えることは可能であるし、積極的にそうすべきである。この年齢になると、子供にさまざまな行為への興味をもたせたり、ものを作ることへの欲求をかきたてることは簡単だ。この時期に幸運にも子供の興味や才能を見つけることができたなら、大いなる進歩が期待できる。

もう一方で、いったん現れたように見えた協応のレベル間の調和や協力関係は、再び多くの側面で崩れる。この崩壊は、各レベルの側に責任があるわけではない。身体の中であらゆる内分泌腺の機能が大きく変化し、きわめて複雑な内部環境の化学的な状態が変化するために生じるのである。代謝を根本から再構造化し、あらゆる器官の分泌および排泄を切り換えることは、有機体にとってその他の身体機能を犠牲にしてもやり遂げるべき緊急の課題として受け取られる。このため、動作はのろまでぎこちなく、だらしなくなり、反応は遅くなり、一時的に巧みさが失われ、時には筋力までもが低下する。よく知られていることだが、この年ごろにさしかかったティーンエイジャーは私生活でも不意の変化を経験し、ときには実際に神経が参ってしまうこともある。

しかし、人生の階段を一歩上がれば、そんなことはすっかり忘れ去られてしまう。一時的な運動の乱れはどれもみな脳運動系の障害とは無関係なので、ティーンエイジャーが外見上不器用になり労働やスポーツでの運動スキルのトレーニングが遅れても、誰もたいして気にかけないのである。逆に、たとえば外科医の指示などがあって、医者から直接運動を止められない限り、運動協応のレベルをまんべんなくみな教育し続けることは特に重要である。そのような系統的な努力が害を及ぼすことは決してなく、むしろ大人になりつつある子供の運動能力と一般的な感情生活に有益な影響をもたらしてくれる。

第VI章　練習と運動スキル

運動スキルについての誤った考え

古来より、人間（および類人猿の一部）だけがもつ、他の種には決してみられない独自の性質は賢人たちの興味を惹きつけてきた。機械や道具は、**使い続けていると消耗する**。つまり、すり減ってガタガタになり、**次第に性能が衰えてしまう**。究極の機械とは、いつまでも修理の必要がない機械である。「人間という機械」についていえば、事情がまったく異なる。ある活動の経験を**長く**積めば、その分だけ**上達**する。生物は仕事をしたからといって消耗するわけではない。逆に、より強く、すばやくなり、持久力が向上し、より器用に、巧みになる。とりわけ、繰り返し行った活動についてはこのことがよくあてはまる。このような生物の特徴は、**練習可能性**と呼ばれている。

ある現象に気づいたりそれを実際に利用したりすることよりも、その現象を説明することのほうが難しいというのは、よくあることだ。練習可能性も、誰もが知っているものの、いざ説明するとなると大変だ。動物にもこの能力があることが分かると、人々は動物を飼い慣らすようになった。トレーニングと練習によってスキルを身につけさせ、役立てようとしたのである。しかしながら、生物と機械の基本的な違いは要するに一体何であるのかという点については、容易に発見できなかった。

今はもはや無くなりつつあるが、古くから外科医が強く信じていた迷信がある。「生きものと、そうでない（死んだ）ものの違いは、いわゆる「生命力」があるかないかだ」という考えだ。「生命力」という概念を導入しなければ説明のつかない現象は数多くあった。生物は至るところで安全とよりよい生活を目指して精力的に奮闘している。傷口は閉じ、癒《い》える。骨は折れてもひとりでにつながってしまう。また、下等脊椎動物は自らの「修復」能力をもっている。トカゲにとっては切れた尻尾を再生することなど訳もないし、ヒトデの脚も切れてなくなればまた新しく生えてくる。

説明できない出来事があれば、すぐに生命力という用語がもち出されてきたため、科学者はもう一つ、練習による学習という現象の説明にも生命力がもち出せそうだと考えた。そのときの状況は、こんなふうだった。労働自体は、機械を消耗させるように生物も消耗させる。しかし生物では、消耗すると生命力が奮闘しはじめ、最も疲労した部分を真っ先に補強する。ちょうど指揮官が敵に最も激しく攻撃された部分を強化するようなものだ。仕事をすれば必ずどこかが摩耗するが、幸運なことに、磨り減った部分は生命力が無料《ただ》で修復してくれる。そんな都合のよい考えに注目したのは、労働を軽蔑し、大自然について悠然と思索にふけるだけのひまをもちあわせた古代の奴隷所有者だけだ。

この見方にしたがえば、最も練習可能性の高い器官は、仕事中に最も負担のかかる器官ということになる。この説を部分的に支持する証拠は、直《じか》に観察できる。手のひらの薄い皮膚には、摩耗を防ぐための肉刺《まめ》ができる。筋では負荷の種類に応じて、明らかに成長のパターンが異なる。走る人は足の筋が強くなり、鍛冶屋は腕の筋が強くなり、運び屋は全身の筋が強化される。しかし、ここで私たちは最初の問題に突き当たる。

仮に、練習による学習が、腱や、靭帯や、筋の成長に限定されるならば、たとえば右腕による練習の結果、この腕を使った仕事がみな上達するはずだ。しかし実際には、練習によって学習されるのは練習したのと同じような二、三の活動に限られ、その他すべての活動に関する腕の適性レベルは以前となんら変わりない。円盤投げを長いあいだ練習した選手は、腕が、槍や、ボールや、ハンマーや、砲丸をよりよく投げられるようになっていることに気づくだろうが、このような練習をしたからといってのこぎりを引いたりウインチを巻いたりする能力は何も変わらない。練習の結果、生命力によって耐久性と巧みさを与えられたはずの同じ関節、同じ筋、同じ靭帯が、練習していない無関係な活動では一向に性能が向上していないことをどうやって説明するのだろうか。

生命力という考えにまつわる迷信は、医学の世界でも、また実際に練習をしたり練習可能性を引きだそうとするときにも有害である。まず第一に、この説からすれば、組織が成長し、回復し、癒着結合する能力は明らかに組織の柔軟な子供のときに最大であると考えられる。そのため、最も挑戦的な動作は子供のころに練習をはじめる必要があることになる。そんなことをすれば、無惨にも子供の身体には障害が生じ、サーカスの観客を喜ばせるための「ゴムのようにグニャグニャの子供」が出来上がることになる。

第二に、運動の結果は、腕自体や腕の筋や靭帯に宿ると仮定されているため、また別の考えが浮かぶ。外科手術によって筋や靭帯を直接矯正し、その機能を向上させることができるのではないかという考えだ。たとえば、掌にある多くの小さな骨と関節は、軟部組織の中に入り込んで靭帯によってきつく覆われている。もともとがこのような構造になっているため、一見したところ手は十分な働きができないように思える。巷の医者たちは、自然のしでかしたこの誤りを直すことなどわけはないと信じていた。それも、ウォーミングアップによって筋を解放するのではなく、適切な外科手術で可能だと考えていた。たとえば、ピアノ演奏家たちは、薬指と中指の腱をつなぐ靭帯に大きな問題を抱えていることがあり、「矯正」手術を受けることがある。これらの指を分離する手術をすると、きまって悲惨で取り返しのつかない結果になる。音楽家は悲しみに満ちた目でだめになってしまった手を見つめ、生意気な非難に対して自然が復讐したのではないかと考える。

このような見方は、一九世紀になって活発に神経生理学的研究が行われるようになると劇的に変化した。脳の役割が次々に明かされ、動作の制御中枢と運動の記憶は脳内に宿ることが発見された。このため、身体器官を用いた練習によって脳が変化することや、運動スキルが、腕や、脚や、背中ではなく、もっと上にある脳の奥深くに刻み込まれた痕跡であることが明らかになった。

これらの痕跡はいったい何なのだろうか。またそれらはどのようにして脳の中に形成されるのだろうか。これらの質問に対する答えは、あるアナロジーの助けを借りて探し求められた。しかしこのアナロジーは、当初とても役立つと考えられていたのだが、後になってまったくの見当はずれであることが判明した。それにも関わらず、生理学者や教師、医者の心を数十年間も惹きつけてきた。すべてのはじまりはイヌだった。

ご承知のとおり、口の中に食べ物を入れると唾液が出る。食べ物に水気がないときには、特にたくさん出る。食べ物は、口内の粘膜を刺激する。この刺激が感覚神経によって唾液脳中枢とでもいうべき部位に伝えられると、脳中枢は規則正しく刺激に反応して、入力された神経信号に応じた唾液腺に信号を送る。この現象は、口の中に唾液腺のあるすべての動物で観察され、その再現性たるやまるで機械のようであり、いつでも、どこでも、小さな仔グマでさえも同じように生じる。このような生まれつきの機構は**反射**と呼ばれている。

ロシアの生理学者I・P・パヴロフは、消化の研究でノーベル賞を受賞した著名な研究者であるが、その後彼は以下のような事実を発見した。腹を空かせたイヌが、毎日毎日繰り返し餌をもらう三〇秒前にベルや口笛の音を聞いたり、ある色の光を見たり、あるいは別の刺激を受け取ると、徐々に唾液を分泌するようになる。ただし、餌をもらったときでも、餌を見たときでもなく、刺激となる信号が提示されたときにだ。この方法によって、どんな信号でも唾液反射を誘発できるようになることが明らかになった。数百もの組み合わせで信号と餌を提示した結果、身体の一部をつついたり、引っ掻いたり、光を点滅させたり、咳をしたり、虫の鳴き声を聞かせたり、手ばたきをしたり、とにかく何であってもイヌに唾液を流させることができた。このような効果をもちうるのは、トレーニングに用いた刺激だけであることは確かだった。つまり、食べ物による口への刺激の代用になるのは、トレーニングした刺激だけだった。腹を空かせたイヌでも、はじめての信号に対しては唾液を流さない。通りすがりの野良イヌを一〇〇〇匹捕まえてきて虫の鳴き声を聞かせても、あるいは光を点滅させても、せいぜい耳をピクっと動かす程度が関の山で、唾液を流したりするイヌなどいない。さらに、実験室で飼っているボビックは虫の声に、ジャックは光の点滅に、ミルカとトビックは研究者の尽きぬ想像力から生まれたまた別の条件刺激に唾液を流しはじめた。

それぞれのケースで、人工的な方法によって**新たな反射**が誕生したことは明らかだ。唾液反射は一般的な生得的反射だが、これはそうではない。この反射は、**イヌの私的経験による強化**を反映したものだ。I・P・パヴロフはこの人工的な反射を「条件づけられた」反射と呼んだ。これは、生得的な無条件反射と対比させた呼び名だ。

新たな反射のための神経回路は、脳の中でどのように発達するのだろうか。この問題に対して、以下のような説明が提出された。周知のとおり（読者にはすでにお話しした）、聴覚や、視覚や、触覚は、脳皮質に広大な領野をもっており、対応する感覚器からの神経路がそれらの部位に到達する。ここで次のような**仮定**をしてみよう。それぞれの感覚、感覚器から脳へと伝えられたそれぞれの感覚印象に対して、たとえば神経細胞のような特定のごく小さい「中枢」があって、そこにそれぞれの感覚印象が到達し、ちょうどミツバチの巣の区画ごとに入る蜜のように、次々に隣どうしの位置を占める。虫の声や光がはじめにイヌの脳にたどり着くと、それらの感覚は空いている細胞を新たに見つけ、その場所を占める。ここでもう一つ仮定しよう。これらの細胞と唾液腺とのあいだには神経結合があるが、なんらかの理由で神経信号を伝達できない状態にあると考えるのだ。特別な意味をもたない印象と餌とをパヴロフが行ったように繰り返し結びつけると、二つの中枢の間の経路が「踏み均《なら》され」て徐々にインパルスが伝わるようになる。どうしても必要な古いゴムのチューブを見つけたとしよう。縫い針を取り出して、中の埃やゴミのかけらを掻き出す。するとどうだろう。針がチューブの中を抜け、水が少しずつ流れ出すと、ゴミを洗い流してチューブの中はさらにきれいになり、ついには嬉しい水しぶきを浴びることができるようになる。神経路にインパルスが通る様子を生理学者が想像すると、ほぼこのようなシナリオになる。[1] イヌの実験によって、神経路を踏み均すことは大変な作業で、ゆっくりとしか進行しないことが示され、新たな経験を吸収したり、新たなスキルを獲得するために長く困難な練習が必要になるという事実の説明が与えられた。

動物における条件反射（はじめに唾液反射、後に運動反射）の発見は、実際、生理学の分野における大きな成功であり、科学的思考を大いに喚起した。この発見により、生命力説に最後の一撃を食らわせることができた。きわめて広い意味で、説明すべき事実はいくつもあった。脳における神経路の踏み均しという考えは、学習し、練習し、スキルを獲得し、さらには一般的にあらゆるタイプの個人的経験を蓄積する能力の説明に用いられるようになった。

しかしながら、人間の運動スキルとイヌの条件反射とを同等に扱うことは、重大な誤りを導く危険があり、これにしたがった医学的な治療は生命力説の教えに則《のっと》るのと同じくらい有害になる。そして幸運なことに、この勢いはあっという間に衰えた。

第一に、すでに示したように、自然の条件下で経験を獲得すること、さらにいえばそもそも外界の印象を吸収することは**能動的**なプロセスであって、**受動的**なプロセスでは**ない**。生き物は、毛虫やカタツムリから人間に至るまで、印象の流れに対して受動的に身を委ねているわけではない。印象は摑みとるものだ。このプロセスは、イヌが実験室の実験台に縛りつけられて、見たり聞いたりするものに反応できなくされている状況と比較することなどできない。

この事実に加えて、別の重大な疑問が湧き上がった。この新しい脳内の結合が困難な作業であり、ゆっくりとしか進行しないという疑問だ。条件反射が形成されるまでには、まるまる数カ月もかかる。現実の日常生活では、イヌでも人間でも、何十回も繰り返してやっとある印象をおぼえ、記憶に固定するわけではない。新しい印象に慣れるのに数カ月もかかるような動物が、生存競争に勝ち残れるわけがない。そんなぼんやりした種は、厳しい現実に立ち向かうことなどできず、滅亡の一途をたどることになるだろう。

1　条件反射は、脳の中で新たな神経路が成長することによって発現するわけではない。というのは、生まれた後には中枢神経系の神経線維は新たに成長しないことがはっきりと分かっているからである。

経験上よく分かるはずだが、サルはいうにおよばず、イヌやウマはさまざまな出来事をたった一度で理解し、おぼえる。人間では、文字どおり学習しなければならないような場合にのみ繰り返しが必要になる。意味を把握する課題であれば、繰り返す必要などない。自然の条件下では一度の提示で済むのに、条件反射の実験では何度も繰り返し提示しなければならない。これは大きな違いだ。この基本的な違いは、主として環境によるところが大きい。自然の、通常の生活では、動物は自分にとって重要ではない印象を無視し、命に関わるような重要な印象[2]を能動的に摑みとる。実験室内の環境では、動物が能動的に関与する余地のないまま否応なく出来事が起こり続ける。

運動スキルは発達に時間がかかる。結果だけみれば、それは条件反射と似たようなものであるかのような印象を受ける。しかしながら、これからみていくように運動スキルはどれも複雑であり、この複雑さのために、運動スキルが発達する際には連続するいくつもの段階を経る。これらの段階のいくつかを観察するのは簡単だ。たとえば、自転車をこぎながらバランスをとったり、水に浮いたりする能力は、段階を追って学習される。

この誤ったアナロジーが原因となって、実質的な損害が生じることは明らかだ。はじめに、生き生きとした活動的な興味とは無縁の、完全に受動的な学習プロセスを信じてしまうと、機械的な受動的学習の考えが直接浮かんでくる。たしかに、実験室の実験台に括りつけられている寝ぼけ眼のイヌは、まったく何の興味も示すことなしに条件反射が発現するようになる。思慮深い教師も賢い学生も、そんな退屈で気の進まない繰り返しがいかに非効率的であるかを知っている。

次に、スキルが洗練されていくことと、脳の中で神経路が踏み均されることを同一視するのは大きな誤りだ。この方法は、きわめて効率が悪い。たとえば、棒高跳びのスキルを身につける場合でも、神経路を塞ぐいくつかの分子を退《ど》かすために、膨大な力を費やして何度も何度も繰り返し練習しなければならないことになる。練習において繰り返しが重要なのは事実だが、これには別の理由がある。動作や行為の**繰り返し**は、何度も（より良く）**運動課題を解決し**、解決に至る**最良の方法を発見する**ために必要なのである。課題を何度も解決することが必要なもう一つの理由は、自然の条件下では外的条件が毎回異なり、動作のプロセスもまた決して完全に再現されることはありえないからである。その結果、**課題のさまざまな変化に適した経験を習得し**、とりわけ動作の感覚調整を行う基盤となるあらゆる印象をうまく使えるようにする必要がある。この経験は、たとえわずかであれ後々課題や外的条件が変化しても、混乱することなくすばやく適応するために必要となる。

練習可能性はどのようにして発現するか

第III章で私たちはすでに、絶え間なく込み入り熾烈になり続ける生存競争がますます複雑で正確な動作を必要とするようになり、さらにはより重要なものとして**突然の、予期せぬ複雑な事態を解決する能力**を必要とするようになる過程を見てきた。原始的で未発達な古代の有機体は、生活経験を獲得するための記憶も、経験にもとづいて予期せぬ状況で問題を解決するための機知も、筋が脳によって生成された解決法を適切に実行できるようにするための巧みさも必要なかった。

その後、生活上要求されることが増え続けた結果、より発達した動物に典型的な、**トレーニングによって能力がより一層向上する**新たな脳構造の発達が自然に促された。動作を構築するレベルが若いほど、より有意味で複雑な問題を解くことができ、より柔軟で、適応的で、「可塑性に富んで」おり、そのため、より**練習可能性が高い**。

この考えはまた、動物の比較生理学によっても支持される。この学問は、本書全体にわたって発達の古代史を繙《ひもと》く鍵として役立っている。平滑筋しかない原始の軟体動物では、トレーニングなど論外であった。クラゲや、カタ

2　インタレスト〈interest〉という単語が、「おもしろい」（「なんておもしろい本なんだ〈"What an interesting story!"〉」）と「利益」「収入」（「わたしにはどんな利益があるの〈"What is my interest?"〉」や「ぼくには関係ない〈"I'm not interested."〉」）という二つの意味をもっていることは偶然ではない。厳しい生存競争によって、生物は生命に関わるような重要な出来事には否応なく注意するようになる。

ツムリや、ポリプ［ヒドロ虫類で口と触手をもつ固着性の個体］に何かを教えるなんてばかげている。ずっと高度に発達した節足動物（昆虫、クモ、ザリガニ）でさえ、まったくトレーニング不可能で、きわめて愚かだ。興味深いことに、地球上には百万種類以上もの昆虫がいる（その数はその他の種すべてを足し合わせたよりもずっと多い）が、人間が利用できたのはわずかに二種類、ミツバチとカイコだけである（残念なことに、人間はその間、節足動物を含むもっとずっと多くの種に利用され続けてきた）。これらたった二つの種でさえも、本当のところイヌやウマと同じように飼い慣らされているわけではなく、野生のままだ。養蜂家は何年ものあいだミツバチの巣箱と共に働くが、その養蜂家でさえ、ときにはミツバチに刺されるのを防ぐために防護ネットを被らなければならない。

かつて、よくトレーニングされたノミがサーカスで人気の的になったことがある。ノミのトレーナーは、新聞紙上で秘訣を次のように説明した。トレーナーは、ノミを、ガラスのカバーを乗せた浅い箱で長いあいだ飼って、ジャンプできないようにしてしまった。ノミの力強い後ろ足が弱り這い回ることしかできなくなってしまえば、あとは何の問題もない。ノミに引き具をつけて小さな荷車を引かせることもできるし、細いひもの片側をすっぱい酸で湿らせてもう片方をノミに括りつければ、ノミはひもを引っ張り、おもちゃの大砲が発射される。この出し物が観客を歓喜させるのは、エンドウマメほどの大きさの荷車や、マッチの半分ほどしかない大砲という、精密に作られた小道具によるところが大きい。トレーニングの入り込む余地はまったくない。

昆虫に条件反射を出現させることは、たとえ最も単純な形式であっても不可能だ。昆虫は環境の変化を受容できず、練習可能なレベルに達していない。

脊椎動物では、発達の階層における位置と、環境の変化を受容する能力や練習可能性とのあいだには直接的な関係がある。魚と両生類は、最高次の脳構造が淡蒼球であり、うんざりするほどゆっくりとであれば条件反射を発達させることができるが、トレーニングの余地はない。爬虫類についても事情はほとんど同じだ。すでに第III章で述べたが、環境の変化を受容する能力がなかったことがおそらく主な原因となって、爬虫類は大昔に滅亡の一途をたどった。鳥類は、線条体に加えて数多くの感覚皮質領野をもつため、さまざまな側面において、飼い慣らしたり、トレーニングしたり、練習したりすることができる。鳥類では、条件反射が容易に発達し、安定する（ニワトリ小屋の住人に典型的な条件反射を思い出してみよう。奴らは飼い主の「チッ、チッ、チッ」という聞きおぼえのある声に反応して突進してくる）。全体としてみると賢いとはいえないオウムでも記憶力は良く、洗練された模倣能力をもっている。最も高度に発達した肉食鳥類（たとえば、タカ狩りに用いるタカ。この鳥は、たくさんの細々《こまごま》とした運動スキルを学習することができる）は、ある種のイヌとほとんど同じようにトレーニングすることができる。狩りをする鳥と、鳥をトレーニングする調教師はどちらもロシア語でロフチ〈lovchiy〉（「狩人」、あるいは「狩り」の意味［“lovchiy” は鷹や鷹匠に対して個別に、“lovtsy” は狩猟一般に対して用いる］）と呼ばれている。巧みさ（ロシア語ではロフコスト〈lovkost〉）という単語が、同じ語根から派生したことは明らかだ。語源をたどることによって、民衆の知恵が、狩りをする鳥ロフチ〈lovchiy〉の協応スキルとその調教師の技を高く評価していたことがはっきりと示される。

　ただし、鳥類には共通する一つの弱点がある。最も高度に発達した鳥ですら例外ではないのだが、鳥類は不意に行ったことのない動作を組み合わせることが不得意なのだ。とはいえ、トレーニングしてもまったく意味のない冷血動物に比べれば、鳥類はわずかずつではあるが学習が進み、持続的で単調なスキルを獲得することができる。ただし、この能力には限界がある。

　次の発達段階まで到達できたのは、哺乳類だけだった。

ひとくちに哺乳類といっても、きわめて愚かで才能のない動物からサルのように天分に恵まれた動物まで、中身は多種多様だ。哺乳類の大脳皮質がより発達し、分化すると、高次の運動構築レベルに適した制御中枢が形成されるようになり、動物の**練習可能性**が高くなって、予期せぬ状況に遭遇しても**機転の利いた運動**でその場を切り抜けられるようになる。

したがって、練習可能性は進化の歴史のなかでも比較的新しく出現したといえる。要するに、練習可能性の年齢は最古の大脳皮質と同じだ。原始的な動物の世界には練習可能性など存在しなかった。その頃の動物はみな、ときに長い一生を送っていたが、生まれてから死ぬまで何一つ学習しなかったのだ。

これから述べる結論は、いささか予想外かもしれない。しかし、十分に深く考えてみると、今まで述べたことから自然に導かれるものだ。すなわち**巧みさ**は、進化の歴史の中では、**練習可能性の妹**にあたる。巧みさは練習可能性よりも後に生まれた。確かに、予期せぬ新たな状況ですばやく解決策をみつけたり、新たな運動の組み合わせをすばやく創り出す能力は、月並みで時間のかかる練習可能性が現れた後に出現し、より高度に発達した脳構造が必要となる。事実この能力は、巧みさの土台となる。巧みさが練習可能性より若いという結論は、観察によって直接裏づけられる。不器用なカニやロブスターは論外としても、すばやく、敏捷で、羽まで生えているバッタでさえ、やはり不器用に悩まされている。裏返しになったカニの動作はいかにも不器用だ。バッタは、すばやく、遠くまで一跳びできるので、優雅で巧みさを備えた動物であるかのような印象を与える。しかし、コジマー・プルトコーフの詠《よ》んだ句は、本当のところを正しく捉えている。

バッタ跳ぶ　目前の網　知らずして

確かに、バッタがジャンプしてうまくいった試しはあまりない。読者の方々も、暇があればぜひ外に出て多種多様な昆虫の行動を観察されてはいかがだろうか。百聞は一見に如かずである。

巧みさとすばやさとを混同すべきでないことはすでに述べた。後者のすばやい動作を行う能力は、小さな魚や、トカゲや、ヘビなど多くの下等脊椎動物で数多く見いだすことができる。しかしながら、ここで述べた高い基準に見合った真の巧みさは高等な鳥類からしか見つからず、最高次まで到達するのは哺乳類だけである。

これらの観察によって、練習可能性と生命力とを結びつける立場に対するもう一つの強い反論が可能になる。確かに私たちは、生命力と呼ばれるもののはっきりとした例を知っている。失ったものの代わりに、新たな手足や新たな尻尾を生やす能力がそれだ。これらは、低い発達段階にある動物で生じる。ヒトデの腕部は切れてもすぐにまた生えてくるが、トカゲやカエルの脚は切れたらもとには戻らない。トカゲは新しい尻尾が生えるが、フォックステリア犬ではそうはいかない。練習可能性は逆に、最近の現象であり、下等な動物から高等な動物になるにしたがって増大する。

さてそれでは、人間においてもやはり、運動を構築する原始的なレベルから現代のレベルへと段階を経るにしたがって同じように練習可能性が増大していくのだろうか。このことをはっきりさせておくことは、非常に重要だ。第Ⅳ章や第Ⅴ章ですでにみたように、人間は脊椎動物に存在しているすべてのレベルを、多少の修正や変更を加えつつ保持している。魚やカエルには、実質的に練習可能性はない。このことは、魚やカエルでは高次の神経核に相当する人間の脳部位が担当する筋‐関節レベル（B）にも練習可能性がないことを意味するのだろうか。線条体システムは、低次の空間レベルC1が担当する人間の動作、つまり歩行や、運動競技あるいは体操の動作の多くを制御する。このことは、線条体が高次の制御を行う鳥類のように、人間でもこれらの動作にあまり練習可能性がないことを意味するのだろうか。

この結論はおそらく誤りであろう。人間の高次レベルは、より柔軟性が高く練習による変化が大きい。したがって、巧みさを発揮するためのよりよい土台となるのは間違いない。この最後の点は、以前さまざまなレベルの分析をしたときに明らかになった。教育の実践家にとって重要なのは、動作を正確に分析し、どのレベルに属しているのかはっきりさせることだということは、ここで分かる。そのような分析ができれば、ある動作にどの程度練習可能性があるのか、どれだけ発達が難しいのか、どのくらいの時間をかけて発達するのかすぐ見当がつく。

人間の練習可能性は階層レベルによって異なってはいるが、最も低いレベルであっても下等脊椎動物よりはずっと練習可能性が高い。このことは、以下の事実に直接関係している。つまり人間においては、低次レベルがみな、高度に発達した運動皮質によって制御されている。動作の発達と形成に運動皮質が参加していることは、重要な事実だ。皮質が行為のレベルで必要な背景調整を指令する方法や、この目的のためにいわゆる運動前野を利用する方法はすでに説明したとおりだ。空間のレベルは、間違いなく、低次のレベルにちょうどよい動機づけと激励を与える役割も果たす。大脳皮質は、より原始的な低次レベルと通話する適切な言語を見つけだしており、この言語を使って人間におけるそれらのレベルの練習可能性を劇的に引き上げているのだ。

運動スキルとは何か

一九世紀、ヘルムホルツがはじめて神経にそって伝わるインパルスの速度を測り、一秒間に約一〇〇メートルの速度であることが見いだされて以来、数々の事実が蓄積され、人間や高等哺乳類の神経系は非常に高速な器官であることが示されてきた。私たちの祖先は、不遜にも、思考が稲妻よりも速かろうと考えていたがそんなことはなく、私たち人間は脳の処理速度が電気や光の現象よりもずっと遅いという事実と共に生きていかなければならない。それにもかかわらず、人間の中枢神経系には、千分の一秒、あるいは一万分の一秒のうちに計測できる出来事がある。興奮の波は脊髄の指令細胞から筋までの間を三〜四**ミリ秒**（ミリ秒とは、一秒の千分の一のこと。**ミリメートル**や**ミリグラム**も同様）で駆け抜ける。大脳半球の一方から反対側への伝達時間は一ミリ秒以下だ。筋は、電気的インパルスに応答して一ミリ秒の一〇分の一以下の時間で収縮可能である。神経興奮の波がある神経細胞の側枝から別の神経細胞へとジャンプするのに要する時間も、同じくらい短い。現代のデータからいえば、人間の神経系は非常に高速な生物器官である。このような速さと、神経系が一つの新たな結合路を「踏み均す」のに何カ月もかかるという考えとが、どうやって共存できるのか理解しがたい。このきわめて高速な装置を、写真を写すのに耐え難いほど長く露出時間を要する感度の低いフイルムにたとえてしまった理由は、不注意以外に考えられない。

私たちは、次のような事実にもまた直面している。脳は、あるものごとをほぼ一瞬のうちに考えたり記憶したりすることができるにもかかわらず、運動スキルを発達させるためには長いトレーニング期間が必要となる。しかしながらこれは矛盾ではない。もしスキルが、痕跡を脳へと（練習をはじめた日から最後の日まで）ひたすら刷り込んでいくことによって発達するのであれば、どうしてそんなにばかばかしいほど長くかかるのか理解しがたい。だが私たちは、スキルが神経系によって能動的に組み立てられることを知っており、この組み立てのプロセスは、設計図を描いたり、敷地を用意したり、基礎工事をしたり、壁のレンガを積んだりといった、家や工場を建てるときの段階に似たいくつかの連続する段階があり、それぞれに時間がかかることを知っている。

運動スキルを組み立てる際の段階をすべて説明する前に、第II章で述べた基本的な事実についてもう一度十分に注意深く考えてみよう。

私たちの効果器は、膨大な数の冗長な自由度をもっている。**このため、筋への運動インパルスは、それ自体どれだけ正確なものであったとしても**、意志に対応した**正確な動作を保証しえない**。筋は弾性をもつため、硬い棒とは違って注意深く正確に力を伝えることができない。長い体肢は可動範囲がきわめて広く、さらに私たちは、さまざまな方向から加わる外力に直面している。このため、ある筋に指令を送ったとしても、体肢が実際どのように動くのか脳は前もって知ることができないという状況が生じる。すでに第II章でみたように、**体肢を制御可能にする方法は一つしかない**。つまり、動作がはじまった瞬間から、脳が継続的に注意深く**感覚器からの報告にもとづいて動作を監視し**、その場に応じた**調整**をしながら動作を操る必要があるということだ。また、すべての感覚器が例外なく、器官の**固有感覚機能**と呼ばれるこのような付加的な役割を果たしていることもすでに述べた。

外部の条件は時々刻々と変化しているため、動作は感覚調整を土台としてはじめて制御可能となる。したがって、同じ動作を繰り返すときには、**脳から筋へ異なる運動インパルス**が下行していることになる。

トレーニングを積んだ運動選手のランニングフォームは、いつ見ても同種のコインの絵柄のように一緒だ。ただし、同じフォームになるのは、脳が筋へまったく同一の運動インパルスを届ける能力をもっているからではなく、**感覚調整が間違いなく働いているからに他ならない。**さらにいえば、ランニングとは似ても似つかぬばらばらでみっともない一〇歩のステップが刻まれるだけだ。最悪の場合、走者はよろめき、二歩めには転んでしまうだろう。走路が傾いていたり滑りやすくなっているときには予期せぬ外力が加わるが、このときには迅速に外力に対する補償をしなければならない。そんなとき、脳に適応力がなければ、ひたすらむやみに同一の指令を繰り返すばかりだ。

したがって、これが最も重要な特徴だが、非常に単純で単調な動作に含まれる**運動スキル**であっても、「**運動の公式**」や「**運動の決まり文句**」**であろうはずがない。**これは、運動スキルと条件反射が同じものだと思っている人たちを含めて、大勢の人々に誤解されてきたことだ。したがって、運動スキルを、脳の運動領野のどこかに存在する刻印や痕跡だと考えるのは誤りなのだ。

一方、感覚調整を引き受ける脳の感覚野も、変わりばえしない調整の決まり文句を作り置きしたりはしない。外力や外乱は変化しやすいので、これらの影響を反映する調整も不変ではありえない。最後に、スキルに含まれる動作もやはり、適応的な変動を予備としてもっておく必要があり、この予備分はレベルが高くなるにつれて増えていくはずだ。このため、**脳の感覚系**は、いつも同じ決まり文句ではなく、特別で、特定の**操作性を蓄積し**、**貯蔵する**必要がある。脳の感覚系による学習が徐々に進むと、動作のプロセスを反映する知覚と感覚の言葉を聞くなり、調整のために筋へ送るべき運動インパルスの言葉へと即座に通訳するスキルが身についてくる。このような、感覚の言語から調整の言語への翻訳を**神経インパルスの通訳**と呼ぶことにしよう。

したがって運動スキルは、**運動の公式ではなく**、どこかの運動中枢に刻み込まれた**筋力の発揮**に関する公式でももちろんない。**運動スキルは、何らかのタイプの運動課題を解決する能力である。**ここに至って、神経系がスキルを発達させる際にどれだけたくさんの仕事を抱え込むことになるか、実際に帳尻を合わせたり考慮したりしなければばならないずれや、変動や、特例がどれだけ多いかはっきりした。いつの日か直接の外科手術によって、小さなピンセットで神経を掘り進み、小さなブラシで中を磨き上げれば、脳の神経路がきれいに「踏み均されて」何でもできるようになると期待している人もあろうが、ここでそんなことを言うつもりはない。学習された動作を**実際に何度も繰り返し行う**必要があるのは、感覚調整の土台となる**すべての感覚を実際に経験する**必要があるからだ。スキルは、脳の感覚野がさまざまなずれや変更すべてに慣れ、将来のあらゆる通訳のための「語彙」を結合させるために、**何度も**繰り返す必要があるのだ。当然ながら、最も実用的で正しいトレーニングは、最小限の努力でさまざまな種類のよく計画された感覚を経験し、これらすべての感覚を、意味を理解しつつ吸収し記憶する上で最適な条件を創り出すように組織化されるだろう。

運動スキルの構築

先導レベルと運動の構成

ここで、運動スキルの歩んできた道に目を向けてみよう。運動スキルの種類は多様なので、一つのスキルだけをとりあげてもスキル全体の発達や性質について語り尽くすことはできない。そこで、基本的な例としていくつかの運動スキルを用いることにするが、それ以外のスキルも、問題に対して別の見方を可能にするためにとりあげてみよう。

すでにみてきたように、運動スキルに関する旧来の理解には二つの基本的な誤りがある。まずはじめに、スキルは、中枢神経系が好むと好まざるとにかかわらず、中枢神経系の中に入り込み定着すると誤解されていた。本当は逆で、神経系はスキルに従属するのではなく、スキルを自らの内部に組み立てる。つまり、**練習とは能動的な組み**

立てのプロセスである。次に、スキルは神経系に徐々にゆっくりと入り込んでいくと誤解されていた。ちょうど、釘をハンマーで打って徐々に壁に打ち込んだり、衣服に、はじめは一〇％、次に二五％、その次に七五％というふうに徐々に染料をしみこませていくようにだ。神経路が開通するまで、舗装工事をずっと続けるようなものだ。本当は逆で、スキルの構築は、あらゆる構築や発達のように、質的に大きく異なる別々の段階から構成される。**スキルの構築は意味のある連鎖反応であり**、各段階を省略したり、入れ換えたりすることはできない。これは、コートを着る前にコートのボタンを掛けたり、タバコに点火する前にマッチの火を吹き消すわけにはいかないのと同じことだ。スキル自体は均質なものではない。先導レベルおよびその背景調整、高次構造および補助構造、異なる自動性、調整、および通訳など、これまで議論してきたすべてのものが含まれている。スキルが誕生し、発達し、一生を送る過程も、同じように均質ではない。この歴史を、サイクリングと棒高跳びという複雑さの異なる二つの代表的なスキルを用いて順次紹介してみよう。そのほか、スポーツや、労働や、日常生活のスキルからの例も顔を出すことになるだろう。

私たちが**新たな運動課題**に出会ったとき、まずはじめに問題となるのは、やはり責任をもって面倒を見る保護者となる**先導レベル**をはっきりさせることだ。しかしながら、健康な成人ならば、まったくはじめての運動課題を行うときであろうがなかろうが、この問題は解決ずみだろう。そもそも成人であれば、今までの人生で出会ったことのないような運動課題など存在しないと断言できるであろうし、少なくとも最初は**行為のレベル**Dが先導して制御する必要があるはずだ。誰しも少年時代や青年時代を通じて、空間のレベルCだけで人間の動作をほぼすべて独立して先導したなんらかの経験をもつ。この理由に加えて、成人ではほとんどの動作がレベルDで制御されているため、このレベルDは新たなスキルを構築する責任者になることに慣れている。似たような運動スキルでも、成人における発達と、高次の空間レベルC2より上のレベルをもたない赤ん坊や動物における発達とが異なるのはこのためだ。

ここで注意すべきことがある。とりわけこの習慣のために、行為のレベルDはいつもスキルを習得しはじめるとき先導的な役割を果たしてしまう。空間レベルCが当然制御の担当を交代して受けもつべき場面でさえ、レベルDが先導してしまう。たとえば、このプロセスは、水泳のような典型的な移動運動を学習しはじめた場合に生じる。この事実が示すのは、**先導レベルの交代**が困難で骨の折れるプロセスであり、すばやく簡単にできる背景調整の交代とは好対照をなすということだ。それゆえ、水泳のようなスキルは、子供より大人の方が自動化するのに多くの努力を要し、時間がかかる。子供の場合には、このようなスキルはすぐに空間レベルCによって制御されるようになるからだ。このような空間的スキルは、子供のころに学習しておくべきだ。そうすれば少ない労力ですむ。

新しいスキルを構築する二番目の段階は、**運動構造の構成**［組み立て］として定義されている。第一の段階（すなわち、先導レベルを選択する段階）はあまり時間がかからないので、実質的にはこの段階から学習のプロセスがはじまることになる。

空間のレベルによって制御される単純な動作に関する限り、運動の構成は動作のパターンや性質のあらゆること――これはしばしば運動構築と呼ばれる――に関わっている。運動競技や体操のスキルでは、運動構成は、ほぼ動作のスタイルと呼ばれるものに相当する。たとえば、幅跳び、平泳ぎ、クロール、バタフライには、西洋式のスタイルと東洋式のスタイルとがある。生理学者ならば、それぞれの移動運動に対してそれぞれ異なる運動構成を割り当てるだろう。

レベルDに属する複雑な連鎖反応を構成する際には、分離した運動リンクの構造とそれらの動作リストの両方を使う。たとえば、壁にねじ釘を通すという運動を組み立る際には、錐《きり》を取り握る、穴を開ける、ドライバーとねじ釘を手にとる、ドライバーを回すなどの動作を用いる。

ほとんどのスキルでは、運動構成は問題なく決まる。私たちは、子供のころから多くの動作やスキルを観察してきた。自転車に乗る練習をはじめた人は、おそらく子供のころ三輪車に乗った経験があるだろう。これら二つのスキルには共通する動作が多い。運動競技や体操の動作、あるいは労働に関わる動作では、ふつうコーチや指導者がいて、動作を実演し、説明してくれる。また、部分に分けて示すこともできる。それにもかかわらず、運動構成を決定するときには面倒が多く、苦労することもある。

スキルを学習しようとして面倒な問題が生じるのは、たいてい自分一人だけでやろうとしているときだ。運動構成を発明することに、しばしば多大な時間を費やしてしまう。ロビンソン・クルーソーは、無人島でひとりぼっちになったとき、若いころに単純な職業的スキルを学ぼうとしなかったことを深く後悔した。彼は結局長い時間を費やして、仕立屋や、建具屋や、陶工の基本的なスキルを学習するはめになった。だが、問題に直面するのは初心者だけではない。特に、棒高跳びなどでは、何十回も繰り返し見ても肉眼では見分けがつかないようなきわめてすばやい数多くの微調整が含まれる。たとえ何か気づいたとしても、それを実際に自分の身体で行うのは難しい。たとえば指導者とまったく同じように腕や体幹をひねりなさいと言われても、簡単にはできない。さらには、体つきや、筋肉や、とりわけ各脳レベルの構造や発達具合は十人十色であるため、あるスキルの概略をおおよそ獲得した後には、身体運動構成をいろいろと調整して、学習者本人の個性にうまく合わせる必要がある。ときに学習者は、台を飛び越えやすくする腕のひねりかたや、道具や補助具を操作する特定のやりかたなどをみつけることがある。ここには、才気溢れる同胞スタハーノヴィッチ（スタハーノフの後継者たち。スタハーノフは一九三〇年代半ば、ソビエト社会主義共和国連邦において「コミュニスト労働の強化」を目指した社会運動のきっかけになった人物）が労働の最前線でみせたような、発明と合理化のための余地が大いにある。

調整の同定と分配

誰もが知っているように、何千回であっても何かを**見る**ことと、実際にそれを**やってみる**ことはまったく違う。よくあることだが、経験豊かな専門職人の熟練したパフォーマンスを見ると、思わず自分でもすぐに同じことができるような気がしてしまう。しかし、そんな目で職人を見れば、口に出さない気持ちに気づいた職人が自分の仕事場に私たちを招いてくれる。すると初心者は、忘れようのない妙に気まずい落胆の念に駆られることになる。ふだんは従順で完璧なまでの協応性をもつと思われているにもかかわらず、そんなときの右手は、まるで痺《しび》れ凍りついてしまったかのように不器用になり、思いどおりに動かなくなる。成人では、そのような居心地の悪い状況を避けるための「抑制中枢」がすでに強く発達している。しかしながら子供は、とても簡単で真似しやすく思えるときには、たいていそのような状況に飛び込んでいく。そんなわけで、男の子は父親が仕事に出かけたあとひげを剃ろうとして鼻や耳に切り傷をつくり、女の子は母親のいないときに縫い物をしようとして布をずたずたに引き裂いてしまう。まるで裏返った虫のようなぎこちない動きは、次のようにしても体験できる。鏡の前で、右手を直接見えないように紙で隠すと、鏡に写った手しか見えなくなる。この状態で紙に長方形を描き、その中に二本の対角線を描き入れて、封筒のような形をつくってみよう。

手が思いがけずいうことを聞かなくなる理由は明らかだ。私たちは、小さい子供のころから、行為のレベル、および特に空間のレベルに属する運動スキルの豊富な資源を蓄えている。これらのスキルの各側面については、ずっと前に正確に学んだはずだ。私たちの行為は、これらの一般的でよく学習された動作を次々に組み合わせて行われる。練習は、**効果器自体や**、関節や骨や筋ではなく、いくつかのレベルの脳によって制御されている器官の、**特定の活動領域**に効果をもたらす。精巧に作り上げられた動作はそれぞれ、中枢神経系の中に「拡大解釈」の可能性を創り出し、別の類似したスキルへの転移を可能にするが、汎用の発達を可能にするわけではない。私たちの右手は、多くの精緻化されたスキルを実行する際に従順であるため、どんな動作を行うときにも等しく従順であるかのように思ってしまう。だが、この考えは正しくない。

これまでの章で述べたことをすべて考慮すれば、「運動構成がきわめてはっきりしているにもかかわらず、最初の段階では動作をうまく行うのがなぜ難しいのか」という疑問で混乱することはないだろう。筋の発揮する力と動作の関係が、ちょうど蒸気エンジンの硬いロッドと車輪の関係のように単純であれば、手の動作を心の中ではっきりと「見える」ように再現することなど、長方形の枠をただなぞるくらいに造作ないはずだ。ところが実際には、はっきりと動作のイメージが描けたところで、実行に必要な**調整**や筋のふるまいを指示するのに必要な**暗号解読**に関するアイデアが少しも浮かばない。熟練工が行う、見る限りは明らかで単純な動作を観察することはできても、外からはその中に隠された調整や脳の中で行われている解読作業を見ることはできない。第二の局面（運動の構成）と第三の局面（調整の生成）の違いは、まさにこの点にある。つまり初心者は、第二段階では運動スキルに含まれる動作を**外側から見る**方法を決定し、第三段階ではこれらの動作と感覚調整を**内側に感じる**方法を学習する。このとき練習の第三段階では、課題を何度も繰り返すことが重要になる。それによって、あらゆる外部条件の変化を十分に感じ取れるようになり、環境の変化に反応して適応的な動作が行えるようになる。S・ゲラーシュタイン教授は、この段階を、想像しうる限り課題と環境が変化する遊園地の中で「スキルを遊び回らせる」というにふさわしいと述べている。

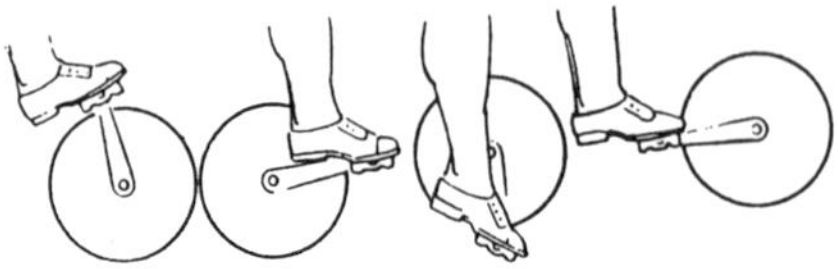
図6-1　正しいペダルの踏みかた

例として挙げられるスキルはいくらでもある。感覚調整が発達するのは、いつも決まって運動スキルの構築をいわば「計画」するときだ。計画はふつう最も労力を必要とする。たとえば初心者が自転車を漕ぐときには、まずはじめに正しく脚を回す動作のパターンを感じ、左右のペダルから交互に伝わる特徴的な抵抗を感じる（図6-1）。腕は、ハンドルの動きを「勉強」して、腕自身がもつ支持機能をどのように組み合わせればよいのか学習する。自転車が左右に傾く感覚と、傾きに対するハンドル操作の影響についての感覚を洗練し、発達させるには、より長い時間がかかる。空間に関連した先行経験にもとづいた古い本能ならば、自転車が左に傾いたときにはまずハンドルを右に回そうとするだろう。ゆっくりとこの本能は克服され、自転車に乗る人は独力で、あるいは教師の援助によって、ハンドルを左に回して自転車の支持点を重心が移動した方向へ動かし、崩れたバランスを取り戻すことを学習する。このことに限らず、**外側からは見えない**ことはたくさんある。これらは、学習者が自分自身の経験――時に痛い思いをするような経験――によって積み重ねられていく。このとき、もし初心者がスケートボードに乗って何度も何度も転んだとすると、あちこちにできた新しいこぶは、発達しはじめた感覚調整の痛々しい痕跡といえる。学習者は徐々に、他人の動作を外から見たときにはとても観察しえなかった感覚が入ってくることを知りはじめ、彼の中枢神経系はゆっくりと特定の場合にどのような種類の感覚調整が必要になるのか実感しはじめる。

明らかに、この作業の四分の三ほどが意識下で進行するのだが、**賢く注意を払うことでこのプロセスは格段に短くなる**。

同時に、感覚調整にまつわる経験の積み重ねによって、これらの調整が内的に選択されるようになる。初心者でも何を調整すべきかはすでに分かっているのだが、どのような種類の感覚がそれらの調整にもっともふさわしいのかはっきりとは分からない。中枢神経系は、ある問題に対して最もすばやく効果的に対応でき、明確で精密な調整を可能にする感覚情報の種類や、在処《ありか》や、調整方法を探す。次なる段階は、動作を導いて険しく狭い道をとおり抜けさせるためにもっとも適した道具を**どの背景レベル**がもっているのかを明確にすることだ。

第一段階では、スキルの発達は二つの異なる方向性をもつ。基本となる最も重要な調整が明確になったとき、そのスキルを担当する先導レベルが独力でこれらの調整を行えるときもあれば、そうでないときもある。前者の場合には、動作ははじめ「松葉杖をついたかのように」不器用になる。このとき、先導レベルの利用できる感覚のしくみは、レンガの家を建てるとき一時的に使う木の足場にあたる役割を果たす。動作がこれらの代用品で行われているあいだに、低次のレベルが実際に適切な背景調整すなわち**自動性**（これについては後ほど議論する）を精緻化する。たとえば、やすりがけや、芝刈りや、細かな指の動きを使うピアノ演奏のスキルでは、学習の第一段階では、やすりや、芝刈り機や、指の動きは視覚によって、意図的によく見つめて確認される。このような代理制御のもとで動作を多少なりとも正確に遂行する能力のおかげで、これらすべての動作に対する本物の**調整**がより早く精緻化するようになる。この調整は、筋‐関節の自己受容器**感覚**の助けを借り、筋‐関節リンクの背景レベルBによって高度なスキルで制御される。

また先導レベルが独力で調整できない場合には、先導レベルが背景で働く補助的な調整――ただし、それなくしては動作が進行しえない調整――を停止してしまう。たとえば、歩行について考えてみると、先導レベルC1には、動作の「操縦士」の機能を遂行するのに必要なすべての意味ある調整能力が備わっている。しかしながら、必要な**シナジー**が欠けている場合、シナジー自体は操縦や最終目的地や動作の目標とは関係ないものの、動作はめちゃくちゃになってしまう。水泳やサイクリングといった移動運動では、このような場合が頻繁にみられる。初心者の動作は、はじめはいつも覚束ないもので、何度繰り返してもそのたび水の中に沈んだり、自転車ごと倒れたりする。どの場合も（スケートや、綱渡りや、グライダー飛行などを含む、似たような活動も同様に）、ある**絶対普遍の法則**とでも呼べるものがあてはまる。第一に、ときたまこれらのスキルは、まるで天啓を受けたかのごとく一瞬にして習得されてしまうことがある。第二に、いちどスキルを学習してしまうと**決して忘れることはない**。そのスキルを使わなくなって何年経とうが、どんなに健康状態が悪くなろうが関係ない。水に浮いたり、自転車やロープの上でバランスをとったりするような基本的スキルは、決して忘れ去られることがない。これは、たった一度見た海が忘れられなかったり、たった一度食べたものの味が忘れられないのと同じことだ。

先ほど述べた、この種のスキルに特徴的な、理解における突然の飛躍は、その瞬間に、適切な背景レベルで発達してきた**背景調整**が活動しはじめたことを意味する。この決定的な瞬間を迎えるまでは、動作は首尾よく進まない。というのは、先導レベルが適切な調整を行えず、他のさまざまな種類の動作で状況を切り抜けることを可能にする代理役もうまく働かないからだ。水泳やサイクリングの「秘訣」は、**特殊な身体動作にあるのではなく、特殊な感覚と調整にある**。この事実を知ればもう、運動の秘訣がなぜお手本で教えられないか（**どんな動作でもお手本を見

せることはできるにもかかわらず）、なぜ一生のあいだ決して忘れることがないのか説明できるだろう。

レベルBに独占されているこれら特殊な感覚と調整はさておき、二つの下位レベルから構成される空間レベルCも、最高次のレベルである複雑な行為のレベルDも、ある運動スキルに必要とされるような**あらゆる調整を無難にこなすための適切な手段をもっていない。**このため、ある種の調整を担当する**専門家としてどの背景レベルを採用すればよいか**という問題が生じる。新たな運動スキルを身につけることは、ちょうど家を建てることに準《なぞら》えられるだろう。建築計画の第一段階では、建築技師に必要なものは紙と製図用具だけだ。しかしながら、実際に建築工事がはじまると建築技師は助手を雇わなければならない。これは何も、単に技師ひとりの手足では労働力が足りないからではない。技師の手がいくら設計図を書いたり計算をしたりするスキルに長《た》けているといっても、レンガを積んだり、窓枠を取りつけたりすることにかけてはレンガ職人や大工の手には遠く及ばないからである。同様に、運動スキルでも、必要な調整を探して決定する段階の次に、それらを**各背景レベルに割り当てる**段階が続く。自転車や、棒高跳びや、フィギアスケートや、体操を学習している人は、自己受容器からの信号や平衡器官からの信号などを徐々に利用できるようになる。自己受容器からの信号は筋‐関節リンクのレベルBによって高度なスキルでもって捕捉されて利用され、平衡器官からの信号は緊張のレベルAにおける最も繊細で適切な反応を導く。これはまだスキルを**内部で計画している**段階であるが、計画を実行に移すのはもうすぐだ。

背景調整の割りあて

さて、次の第四段階もまた、運動を構成する段階の中で質的に大きく異なる。ここで読者に質問したい。あなたは、単調な「むち打ち」や「彫刻の動作」を見たことがありますか？

ときに本段階はトレーニングの大部分を占め、とりわけ重要な役割をはたす。本段階は、前の段階で決定し割りあてられた調整を**実際に背景レベルに委託する段階**だ。

すでに述べたことだが、背景調整を適切なレベルにまで下げることは、運動の**自動化**という現象にあたる。ここでまず、自動化という名前が用いられる由来について説明しておこう。

運動スキルを構成する第一段階では、動作制御のすみずみにわたるまで意識的な注意が配分されている。ときには細々《こまごま》とした部分や不得手な部分に注意することもある。そんなときには、注意の向かう先が混乱し、重要な調整や、動作の出来を左右する決定的な調整を見失うこともある。私たちはこれまで、さまざまな制御場面でいかに膨大な作業を必要とするのか、それぞれの制御においていかに豊かな調整を伴っているのか、いくつかの例を通してみてきた。たとえば歩行、走行、水泳、跳躍などの移動運動などである。たとえ特別な注意のトレーニングを積んだとしても、これらの調整をくまなく把握することなど明らかに不可能だ。そこで救世主として低次の背景レベルが登場し、自動的に交代して制御を担当する。

ここで重要なのは、以下の点だ。つまり、動作が複雑であろうが単純であろうが、あるいは深い意味に満ちていようがカエルにでもできることだろうがそんなことには関係なく、人間は**先導レベルが制御する対象に関係のある情報しか自覚できない**、ということだ。意識はこのようにして成り立つ。原則として、意識のスポットライトは一度に一つのレベルしか照らすことができない。ただし、レベルを順々に移動させることは可能だ。このため、背景レベルの制御へと移行した調整はみな、それと同時に**意識の外へ出てしまう**。すなわち、意識下で自動的な調整がはじまるのである。ただし誤解は禁物だ。動作や動作要素の制御が**自動化**されていたからといって、これらは必ずしも身体に染みついた習慣のように静的で不変になるわけではない。自動化されたスキルと習慣との違いを的確に述べた人がいる。その人はこう言った。「私たちはスキルを制御するが、習慣は私たちを制御する」(図6-2)。自動化した制御はときおり、

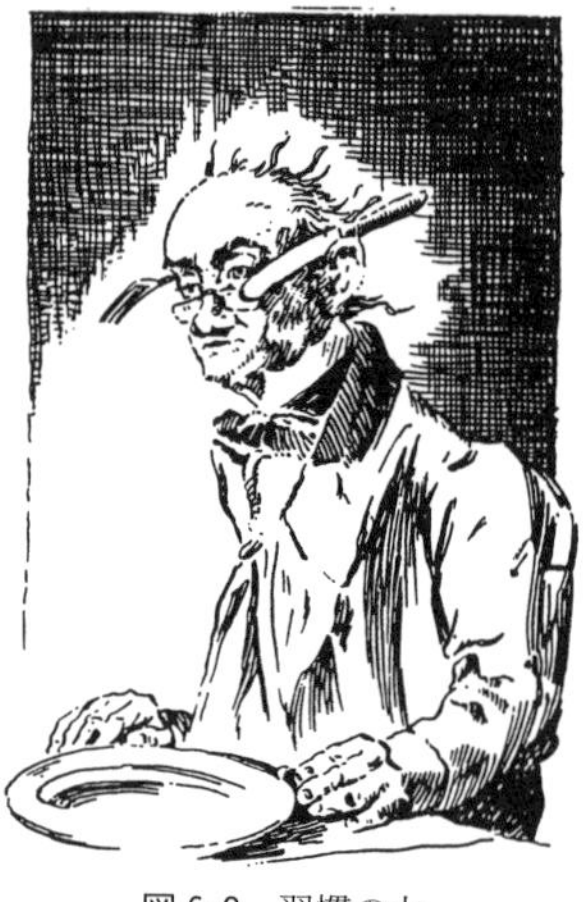

図 6-2　習慣の力

どんな意識的動作よりも柔軟で適応的になる。自動化した動作は、実行にあたって意識的な注意が必要ないという、分かりやすい独特の特徴をもつ。

自動性のもつこのような特徴が重要な意味をもつのは明らかだ。自動化の際には、適切なレベルが調整を受けもつようレベルの切り換えが行われるとともに、調整が自動化することによって、より少ない注意で動作遂行が可能になる。これにより、重要でない些末《さまつ》な点に注意を浪費することなく、動作にとって最も重要で必要不可欠な点だけに集中することができるようになる。

自動化は簡単にできあがるものではない。運動スキルを構成するために必要な時間の大部分を占めることもあるだろう。これは一つに、動作に必要な調整や、調整を担当するにふさわしいレベルをみつけるのに時間がかかるためだ。だが、もう一つ、もっと重要な理由がある。

必要となる低次レベルの背景調整自体は、背景レベルがはじめから行うことのできる単純な反応とはほど遠い。サイクリングや棒高跳びのようなスキルではとりわけそうなのだが、背景調整は、しばしばそれだけでほぼ運動スキルに匹敵する。背景調整は、かんしゃく玉の中に隠されたおもちゃのようなものではない。つまり、はじめからできあがっているものでもなければ、背景レベルのライブラリの中でいつ出番がきてもいいように待ちかまえているようなものでもない。練習して発達させなければ使えないのである。

場合によっては、必要な背景調整としてずっと前から精緻化されており、いつでも使える状態にあるひとまとまりの独立したより単純なスキルがあてはまることもある。ときに応じてそのような背景スキルはわずかに「磨き」をかけられ、必要とされる背景の役割をはたす。もちろん、スキルをはじめから発達させなければならない場合もある。

独立した背景スキルの例としては、走り幅跳びや、走り高跳びや、棒高跳びの助走があげられる。走ることは、完成度はさまざまであろうが、人それぞれ小さいころから低次の空間レベルC1の動作として仕立てられてきた。ただし、ジャンプのためには、走り方を修正して動作を**ランニングから助走へと変更する**必要がある。これら二つのスキルはもちろん同じではない。とりわけ、片手に長いポールをもって走るときにはずいぶん勝手がちがう。しかしながら、先導レベルDがランニングをほんのちょっと修正して、先導役の立場から背景役の立場へと変更すれば、助走はできあがってしまう。

ランニングという移動運動は、サッカーやテニス、動いている電車の中での移動、草刈りをしながらの移動などにおいて同じように背景のスキルとしての意味をもつ。

また別の場合には、ある背景レベルによって制御される運動スキルの中に含まれる動作や補助動作が独立した意味をもたないこともある。そのような動作は、スキル全体の文脈から切り離されると何の運動課題も解決できない。たとえば、円盤を右手にもって回転する円盤投げの複雑なシナジーや、同じくらい複雑な、棒高跳びで棒を離す直前に逆立ちした状態で行うポールのひねり動作のようなシナジーがそれにあたる。バイオリンを弾くときに弓を右手で操作するときの動作や、縫い物をするときの手や指の繊細な動作も同じだろう。これらの動作および動作要素はみな、意味あるひとまとまりの動作や行為に組み込まれ調整の対象となってはじめて意味をもつ。棒高跳びの選手は、自分勝手に逆立ちの姿勢をとればいいというわけではない。ポールがある位置へきたときに、しかも身体がバーに触れずに飛び越せるような体勢でこの姿勢をとらなければならない。バイオリニストは、高次の「音楽的な」脳中枢よる制御を持続して、弓の方向や、速度や、弦への圧力が、求められている芸術的印象を創造するように調整しなければならない。動作が文脈から切り離されると、名人の目で見ようが映像に記録して再生しようが、正しい動作なのかそれともバイオリンをギーギー不快に唸《うな》らせるだけの動作なのか見分けがつかなくなる。

このような、動作を制御はするものの、独立した意味をもたず、それ自体が別の動作に役立つわけではない背景調整のことを自動性と呼ぶ。これらはさらに、高次の自動性（レベルDの行為を補助するもの）と低次の自動性（低次の空間レベルC1の行為を補助するもの）とに分類されることもある。ただし、この分類はレベルの区別のみで、それ以上深い意味はない。たしかに、高次レベルの自動性（特殊スキルあるいはこつなどと呼ばれる）は、低次の自動性よりもずっと数が多く、複雑で、多様だ。これらについてはすでに、行為のレベルDについて述べたときに示した。

第一のタイプの背景調整と同様に、初心者は自動性を知らない。初心者はこれを発達させるか、あるいは記憶によって低次レベルのライブラリの中にすぐに使える状態でしまっておかなければならない。後者の場合には、「引き出し」から取り出して仕立て直すだけで、新たな運動課題にあてはめられる。明らかにこの種の自動性は、以前に別のスキルの一部として発達したものだ。なぜなら、**自動性はみな独立した意味**や独立した起源を**もたない**からだ。

初心者はおそらく、自転車に乗るときに、三輪車の乗りかたを学習したときにおぼえたペダルの漕ぎかたやハンドルの回しかたについての自動性がしまってあったことに気づくであろう。パイロット候補生もおそらくまた、自転車に乗ったり、自動車を運転したり、そのほかバランスをとったり手足の動作を協応させたりするような自動性を発達させることにつながる、予期せぬ身体運動によって獲得されたたくさんの自動性が蓄えてあることに気づくだろう。

Xというスキルのために獲得された自動性が、別のYという新たなスキルで利用されることを、**スキルの転移**、または**トレーニングの転移**と呼ぶ。このきわめて重要な現象は、いまのところあまり理解されていないが、深く分析する必要がある。

スキル転移の本質である、獲得されたスキルを「拡大解釈」する能力は、長いあいだ謎に包まれていた。この謎が深まったのは、次のような事実による。つまり、互いによく似た二種類の動作でもわずかなトレーニングの転移しか示さないこともあるのに対して、一見互いに大きく異なる動作、たとえばスケートとサイクリング、短距離走と走り幅跳び、あるいはフィギアスケートと射撃といった種目のあいだにさえ明らかに強い転移の影響が認められるのだ。

このような混乱の背後にある誤りはみな、次の事実から引き出されたものだ。つまり、**転移**の原因を動作の構成や**動作の外見上の類似性に求めていた**という事実だ。運動スキルや小学校で習うスキルにおける転移の効果を説明するために発達した理論に、スキルの転移は同一の要素とでも呼べるものに基づいているとする統一理論があった。残念ながら、この理論は現象を正確に予測することができなかったため、不十分であった。真実は、これから行う分析によって明らかにされていく。

トレーニングの転移は、以前に精緻化された自動性を利用することによって生じる。ただし、自動性は**動作そのものではない**。**自動性**は、動作および動作の構成要素を制御する**調整である**。このため、動作が互いによく似ているように見えても、まったく異なる調整に基づいている場合には（たとえば、バイオリン演奏と、やすりがけやのこぎり挽きのように）、転移の兆候は見えない。反対に、はっきりとした転移の影響が認められる動作のあいだには、同一の、あるいはよく似た**一群の調整**が簡単に見つかるはずだ。たとえば、サイクリングとスケートには非常に明確な共通の要素がある。つまり、どちらも（自転車のタイヤとスケートの刃という）**幅の狭い支持面の上で動的なバランスを保持する**ことに関係する。標的への射撃とフィギアスケートのような大幅に見かけの異なるスキルであっても、非常に重要な一群の調整を共通にもつ。つまりどちらも、目で見て的確に判断し、姿勢を制御し、バランスよく**安定した**正確な動作を行い、そして最後に、完璧に**特別なタイミングを検出**しなければならない。

トレーニングの転移は、スキルどうしだけでなく、身体の器官どうしで、あるいはトレーニングした器官からトレーニングしていない器官へ向けて生じることもある。たとえば、左手だけでトレーニングしたにもかかわらず、その効果が左右の手に現れたときがそうだ。この種の転移は、**切り換え**と非常に密接な関係がある。切り換えについては、あとでまた触れることにしよう。

ここで以下の点を強調しておこう。動作を、その組み立てのレベルおよび自動性の構造から分析することができると、努力がきちんと報われるようになり、より効率的な練習ができるようになる。

動作を素晴らしい成功に導く秘訣は、「スキルの階層」を使うことだ。各スキルは、以前に獲得したスキルがつくり出した自動性を最大限に利用でき、同時に自動性のライブラリ集に加えられたものだ。

スキルの転移は良いことばかりかといえば、そんなことはない。ここで負の面にも触れておこう。負の面があらわになるのは、新しいスキルをつくりあげていくプロセスが、現在のスキルには適さず、むしろじゃまにさえなる古い頑固な自動性に悪影響を受けたときだ。たとえば、私たちはみな小さいころから、車で右に曲がるときにはハンドルを右に回すという自動性を発達させている。子供の三輪車や「木馬」にはじまって、この自動性は自転車や、あらゆる型の車や、おそらくは飛行機やグライダーにまでうまく転移する。ハンドルをまわす角度と実際に車が曲がっていく方向のあいだに量的な違いはあるが、たいして問題にはならない。同じ角を曲がるのに、大きなトラックではハンドルを一八〇度回すところでも、自転車では一〇度で済んでしまうこともある。しかしこの違いは視覚の助けを借りて意識下ですぐ補正されてしまう。車が曲がるときによく観察すれば、ハンドルの角度が目からの情報にもとづいて即座に変化する様子がよくわかる。しかし簡素なつくりの手こぎボートでは、動作が逆になる。つまりボートを**右**に回そうとするなら、手は自転車や自動車を**左**に回す動作をしなければならない。この古く根の深い自動性を克服するのがどんなに難しいか、だれもが身にしみてお分かりのことと思う。このため、モーターボートや快速艇の新しく高性能なモデルの製造者は、ずっと前から自動車の原則にもとづいたハンドル機構に切り換えている。

このような、古い自動性と新しいスキルのあいだに起こる**干渉**の例をいくつかあげてみよう。万年筆からボールペンに持ちかえてもひっきりなしに起こるインクボトルへペンを浸す取り憑かれたような自動性、ずっと前に外された今はない照明のスイッチやドアの掛け金へ自動的に手をのばす動作、正しいスキーの動作を妨げる、スケートで身につけた数多くの自動性などがそれだ。古い自動性を徐々に克服し取り除くために、スキル構築の第四段階がそうとう長引くことがある。

動作の自動化

自動化――背景で働く自動性を新たに精緻化し、動作の調整を一つずつ低次のレベルへ切り換えていくこと――は、止むことのないプロセスである。第五章で行為のレベルについて議論した際、顧客のレベルが背景レベルへ適切な自動性を発注する方法について述べた。成人では、新たなスキルはほとんど皮質にある行為のレベルDの制御下で構築されるので、自動性に対するこれらの注文はほとんどの場合において皮質の運動前野を介して伝えられる。まず、先導レベルの調整は、練習している動作要素をとりあえず適当に支える。その後しばらくして、適切な背景レベルでの調整が成長し強化される。背景レベルは、（水泳の練習をする子供を手助けする大人の手のように）今まで支えてくれていた先導レベルから離れて独り立ちし、新たな自動性を一手に引き受けるようになる。この時点で、**自動化が完成する。**

ここまでの議論で、どの運動スキルもいくつかの自動性をもちうることが明らかにされた。つまり、運動スキルはさまざまな面において背景調整を必要とするため、スキルを獲得するプロセスでいくつもの自動化の契機はそれぞれ独立して生じるのだ。たとえばサイクリングなら、まずバランスをとるという重要な第一歩があり、正しく軽やかにペダルを踏んだり、ペダルから足を滑り落とさないようにしたり、ブレーキをかけたり、手放し運転をしたり、急ハンドルを切ったりすることが自動化していく。

このような自動化の特徴から、直接つぎのような結論が引き出せる。つまり、自動化は徐々に生じるのではなく、いつも**突然の転機**として現れるということだ。（条件反射の実験で徐々に唾液の量が増えていくように）「通路を踏み均していく」のとはわけが違う。むしろ、「あ、そうか！」や「これだ！」という経験に近い。運動選手ならば、突如として水が自分を支えてくれていると感じたり、自転車がまるで補助輪をつけたかのように安定しはじめる瞬間をおぼえていることだろう。

自動化に特有の特徴はまだある。この特徴は、動作の制御を**別のレベルに切り換える**、あるいは**質的に異なる調整**へと移すという自動化の本質的な側面に由来するものだ。自動化がいつも質的な飛躍になるのはこのためだ。動作の特定段階の調整を支える感覚器の構成が変われば、調整は根本から変化することになる。したがって自動化の飛躍はそれぞれ、熟練動作の遂行において突如現れる劇的な向上につながり、同時に動作の質的な変化につながる。

たとえば、金属にやすりがけをしたり、草刈りをしたりするとき、動作の中心となる部分の制御は、目から筋－関節感覚器へ移行する。この感覚器はシナジーと筋－関節感覚のレベルの中心的な道具であるため、作業の質が劇的に向上する。たとえば、やすりで磨いた表面はツルツルでピカピカになり、草は一面きれいに刈り揃えられる。停止棒のところにぴたりとドアが吸いつけられるようにホームに滑り込んで止まる電車をみれば、空気ブレーキを操る運転手のスキルがどれほど自動化されているのかわかるはずだ。

もう一つ、自動化の質的な移行に関連して、広く知られた興味深い特徴がある。自動化の際には、しばしば**筋－関節リンクのレベル**Bへ調整が譲り渡される。このレベルは視覚を用いないので、このとき**視覚制御の停止**という、よく知られた現象が伴う。練習を繰り返すと、不意に課題のところどころを目を閉じてもできることに気づくことがある。以前には意図的に見つめることが必要であったのに、もうそんなことは必要なくなってしまう。だれしもこのような自動的な移行を自分自身の経験として思い出すことができるはずだ。結び目をつくったりほどいたりすること、ネクタイをしめること、ドレスのひもを結ぶこと、楽器を演奏すること、ボートを漕ぐことなど、自動性を観察してみて、もしそれが視覚制御から解放されているようなら、その自動性が筋－関節リンクのレベルで発達しているよい兆候である。

背景調整の調和を奏でる

本章では、トレーニングのプロセスを個々の段階ごとに区切っている。しかし、わざわざ言うまでもないことかもしれないが、この区切りはあくまで慣習的なものであり、実際のプロセスを単純化しすぎているきらいがある。実際には、段階の境界はあいまいであり、さらには隣どうしの段階が部分的に重なり合っていることもしばしばあるだろう。ただし例外はあるだろうが、この分割はおおむね正確だ。

これから議論する次の段階は、実際には前の段階のあとに突然生じるわけではない。前の段階は、仕事を終えたらドアをバタンと閉めてすぐに出ていってしまうわけではない。実際はそれとは正反対で、多かれ少なかれ複雑なスキルの自動化は、たった一つの段階ではなく、いくつかの連続した段階を経て生じる。第五段階で起こる出来事は、自動化のプロセスが完了するずっと以前から少しずつスキル発達の一般的プロセスに溶け込んでいた。この段階は、**背景調整どうしの調和をつくる段階**と名づけられるだろう。スキルの発達を舞台での上演にたとえてみるなら、一つ前の段階は俳優に役を割り振り、台本を手直しし、台詞を暗記するのに費やされる。ここでやっと、リハーサルの段階まで漕ぎつけられた。

スキルを構築するプロセスはずいぶんと進行したが、完成にはまだほど遠い。すべてを首尾よく修得したと感じるまでには背景調整と自動化についてまだたくさんの作業が残っている。背景調整を修得する際にまず問題となるのは、調整や自動性にはいろいろなレベルのものがあるが、それを実現する筋や関節や骨のレバーはみな同じものであるということだ。このため、レベルが相互に邪魔しあうのを防ぐような調節が必要になる。**古い自動性と新たに練習した動作の要求とが一致しないために起こる干渉**についてはすでに述べた。このときには**新たにつくりあげられた自動性**どうしが干渉し合っているが、その後、相互調節を経てやっとおたがいに協力しあって働きはじめる。そのような調節は、たとえば自転車の乗り方を学習しているときに起こる。乗りはじめのころは、姿勢と握る動作の専門家である緊張のレベルAがハンドルの握りを制御することによって、確実で慎重にハンドルが握れるようになる。同時に、低次の空間レベルC1は、自転車のペダルが踏み込まれるたびごとに手を敏感に反応させてハンドルに適切な圧力をかけることを教える必要がある。このときレベルAの固執的な握りと、おなじ腕の筋を使うレベルC1のすばやく鋭敏な反応とが競合する。これらのレベルどうしの競合を回避できるようにするために、遅かれ早かれ、これら二つの自動性はどちらも共通の言語をみつけるだけでなく、緊張のレベルで下位の自動性とでもいうべきものを作り上げる。この自動性はやがて、より経済的な緊張という手段によってハンドルの舵取り反応を支えはじめる。練習の第一段階で生じる印象的な衝突はこれだけではない。ハンドルでバランスをとるというレベルC1に属する制御と、自分の意志で曲がろうとしてハンドルを回すという錐体路のC2レベルに属する制御もそうだ。同じような干渉は、ペダルをこぐ動作とそれを反対回しにしたブレーキ動作［西洋の自転車はペダルを反対回しにしてブレーキをかける］とのあいだや、ふつうに走るときの自動性といびつでグニョグニョした長い棒を運ぶときの自動性とのあいだなどで観察できる。

往々にして、悩ましい障害の起源が何であるのか、観察でも見分けられないことがある。あるいは、どの背景調整どうしが二人で乗るべき筋‐骨格のあばれ馬の上で一本の手綱を仲良く分け合えずにいるのか、はっきりさせられないこともある。そんなときでも、障害があるということははっきりわかる。周知のことであろうが、要するに獲得がとんとん拍子に進むスキルなどまずないということだ。さきほど述べた質的な飛躍とステップは、しばしばスキル学習の**遅れ**や、停滞や、さらには一時的な後退を伴うことすらある。生徒はしばしば絶望して叫ぶ。「もうちょっとで完璧だったのに**!**　なんでまたばらばらになってしまったんだ**!?**」

経験豊かな教師はいつも、生徒の落胆に打ち克つことができる。教師が生徒に向かって次のように説得するのはまったくもって正しい。「あきらめるな。トレーニング計画を変更して少し休んでもいい。気晴らしに別のことをしたっていい。今は少し後戻りしているかもしれないが、それでも根気よく練習を続けていれば**一気に一ランク上**

のパフォーマンスが訪れるときがやってくる」。教師の言葉が正しい理由は以下のとおりだ。つまり、そのような遅れ（ときおりはっきり「創造的休止」と呼ばれることもある）の先には**いつも自動化の飛躍が控えている**からだ。ただし、あらゆる飛躍が一つ残らず遅れを伴うわけではない。それぞれの遅れや一時的な後戻りが示すのは、不可欠の背景調整のあいだに平和に共存できない干渉があるということだ。最終的には、中枢神経系が背景機構どうしの折り合いをつけるか、あるいはそれが無理ならば、より柔軟でより適切な新しい自動性をつくりだすことによって、この状況から抜け出る道を見いだす。ただし新たな自動性を創造するには時間がかかるので、この創造的な休止が生徒を落胆させることになるのだ。

干渉による明らかな遅延や、ほとんど完璧に仕上がったはずの動作の質的低下を感じたときにトレーニングをむりやり続けることは、目に見えるほどの有害な結果をもたらすことさえある。本節はこの警告で締めくくろう。もし中枢神経系に複雑な状況を分析する十分な時間が与えられず、たがいに反発し合う調整の機構を両方とも使わざるを得ない事態に陥ったら、でたらめに調整して**質の上で妥協してしまう**かもしれない。このとき、どちらの調整に関しても誤差の許容範囲を広げ、たがいに折り合いがつくようにして、両者を共存させることになる。この妥協は、たとえばややこしいピアノのパッセージを弾く練習をしているときや、体操あるいは運動競技の練習ですべての手足を複雑に強調させた動作を行うときに生じる。トレーニングの初期段階において、もし調整をおおざっぱに二つのグループに区分すると、精密さと正確さのための調整は非常にすばやい動作とは共存できず、スピードを増すための調整を行えば高いレベルの正確さは実現しえない。その結果、動作は要求されたリズムには追いつけても、乱れて不正確になってしまう。実際のところ、教師はそのような妥協を「悪癖」と呼んでいる。悪癖は非常に有害だ。というのは、いったん身につけてしまうと、なかなか取り除けないからだ。このため、干渉と遅延には十分に注意を払う必要がある。教師としては、中枢神経系の「創造的休止」をあてにして、トレーニング予定の中に完全な休息を挟んでもよいし、あるいは脳が複雑な状況に対する正しい解決法を見つけだせるようにトレーニングのアプローチと練習を根本的に変えてもよい。

標準化

今までの研究者たちが単調な詰め込みのプロセスを見てきたいっぽうで、私たちはすでに、スキルを精緻化するゆるやかなプロセスの中にいくつもの段階があることを目のあたりにしてきた。私たちがこのプロセスを不思議に思うのは、時間がかかるからではなく、ひかえめなスケジュールの中にうまく収まってしまうからである。しかしながら、まだすべての段階を検討し尽くしたわけではない。運動スキルが完全に発達するためには少なくともあと二つの段階が必要になる。これら二つの段階は非常に重要でしかも時間がかかるので、しばしば先行するすべての段階よりも時間がかかってしまう。二つの段階は、最後の仕上げとして最終的な調節を行う段階、およびスキルに磨きをかける段階と考えられるだろう。これらはどちらが先でどちらが後とはっきり分けられるものではなく、互いに堅く結びついている。ただし、意味と目的は異なるので、ここでは別々に検討していこう。二つの段階はそれぞれ、**運動スキルの標準化**、**および安定化**と呼ばれている。

以前に議論したことだが、自動化した運動の多くは驚くほど正確に各運動要素（周期）が繰り返されるという特徴をもつ。歩くときの脚運び、泳ぐときに水をかいたりボートを漕いだりする動作、経験豊かなプロの行う跳躍やとんぼ返りは、一つ一つがまるで整列した兵隊のように似通っている。似たような同一性は、空間のレベルで制御されている動作にも見受けられる。たとえば、何かを握ったり、指さしたり、打ったり、突いたりする動作の最終段階がそうだ。しかしながら、この種の同一性は、自動的に生じるわけではない。レコードを繰り返し再生するとまったく同じ音が出てくるが、これとはわけが違う。さらに、そのような同一性は、脳の運動中枢にある「決まり文句」か何かのようなものによって生じているわけでもない（脳の中に「決まり文句」のようなものが存在しないことはすでに証明した）。本当は正反対で、中枢神経系はこの同一性をときに多大な努力によって達成しており、動作は感覚調整を用いて注意深く動作を追跡することによってはじめて同一になりうる。しかしながら、事実、とりわけ難しい仕事をするときなど、そのような事情を考慮しないことには何一つできない。もし脳が、さまざまなタイプのスキルを遂行する際に、労を厭わず同一の動作が繰り返されるよう努力するのであれば、この同一性はきっとなんらかの意味で重要であり、役立つに違いない。私たちは、新たなスキルをトレーニングするとき、まずはじめに神経系がどれだけ苦労してこの動作の標準化の段階まで達するかを観察することができる。歩きはじめの乳児では、一歩一歩がそれぞれ異なっている。成人でも、ジャンプしたりボートを漕ぎはじめたりするときなどには、同じことが起こる。そのような動作の標準化レベルは、スキル発達の程度を知るための指標として用いることもできるだろう。

なぜ神経系は、こんなにも苦労してまで幾多の障害を乗り越え、標準化を求めるのだろうか。この問いに対する答えは、あいにく動作構築のレベルによって異なる。

歩いたり、走ったり、ジャンプしたりするような移動運動は大きなシナジーだ。このときには、一〇〇近い筋が順序よく協応して活動している。しかしながら、筋の数自体はこのような動作を制御する上での主要な問題とはならない。身体の可動リンクは数多くの関節によって結びつけられており、豊富な自由度をもっている。その結果、足や、脛《すね》や、大腿や、肩や、前腕の動作は、多くの相互作用力が働いた結果生じることになる。これらの力の数と強度は、とりわけ比較的**速い動作を行う際に**増大する。**動作の速さが増すと、増加率の二乗に比例して相互作用力が増大する**。言い換えれば、速さが二倍あるいは三倍に増えると、相互作用力はそれぞれ四倍あるいは九倍に増えるということだ。相互作用力、すなわち他のリンクへ作用するなんらかのリンクからの力は**反作用**力と呼ばれることもある。

走ったり、ジャンプしたり、何かを飛び越したりするような大きなシナジーの動作を行う際の反作用力は非常に大きくてしかも変動するため、そのようなすばやい動作を協応させようとしてもときにはほとんど解決不可能な問題に直面してしまう。これらの力によって、筋の出す力は打ち消され、リンクは互いに押し合い、望んでもいない方向に手足が押されてしまったりする。これらの相互作用は非常に複雑なので、そのようなシナジーを実行可能にするよう運動を組み立てることはきわめて難しい課題になる。私たちの器官には膨大な数の自由度があるため、動作の経路（軌跡）を選択して組み合わせる際にもやはりいくらでも自由が利きそうなのだが、そうはうまくいかない。関節の可動域によって大まかに決まる膨大な数の組み合わせを一つ一つ検討すると、神経系はそれらの組み合わせの一つ一つをあきらめざるを得ない結果になる。それぞれが反作用力によって壊されてしまうからだ。

　これでもうはっきりしただろう。もし反作用力が破壊的な能力を発揮することのないような動作パターンを見つけだすことができたならば、中枢神経系は命綱にしがみつくかのようにそのパターンを捕まえて離さないはずだ。経験的に言えることだが、ここで議論しているようなタイプの大きなシナジーについては、自己崩壊的でない動作パターンをもつものは一つか二つ、明らかにほんの少数しかない。これらのフォームは質的に大きく異なっており、そのあいだは実現不可能なパターンで埋め尽くされている。仮に、文章をつっかえながら読むように動作をゆっくりと行えば、広い関節可動域のおかげで何千ものやり方が可能になる。しかしながら、現実の問題を実際に解決しようとして動作を一気にすばやく行おうとするならば、可能性は絶望的に制限される。

　一方で、よく観察してみると、生体力学は思いがけずとても価値ある贈り物を私たちに与えてくれたことが分かる。少数の実現可能な動作パターンの中には、さらに数は少なくなるが非常に重要な特徴をもつグループが存在するのだ。このフォームにおいては、**反作用力**が動作のじゃまをしないだけでなく、動作を**直接的に支え**、**ある種の安定性を与える**ように動作が組織化される。体肢の分節や体肢全体が予定した軌跡からずれたときには、このずれがただちに反作用力を生じさせ、体肢を見えないレールに押しもどす。このような動作は、溝にそって転がり落ちるボールにたとえることができるだろう。もしボールがなんらかの理由で溝の底から外れて縁《へり》のほうへ上がってきたときには、重力によってもとに戻る。このような動作は、**力学的に安定している**といえる。

ここで読者はおそらく、運動競技や体操の動作にはいわゆる**スタイル**がなぜほんわずかしかないのか理解できたことだろう。これらのスタイルは実際、まったくの偶然によって発見された、ある程度の**力学的安定を特徴とする**運動構成である。跳んだり泳いだりするための新たなスタイルを発明するのがなぜこんなにも難しいのか、今となっては理由はもう明らかだ。そもそも可能性はわずかしかなかったのであり、しかもそれらの大部分は、全世界の運動競技選手が協力して探すことによってすでに発見されてしまったからだ。

それでは、本書で議論しているいくつかのタイプのスキルにおける**動作の標準化**について細かく説明していこう。この標準化は、私たちが練習するどんな動作であれ、単独で起こるわけではない。まずはじめに、実行可能なパターンをみつけ、感覚調整の助けを借りてこれらのパターンを安定にするよう大いなる努力をしなければならない。このときには、感覚調整によって外力の破壊的影響から動作が保護され、守られる（**実行可能**な動作の反作用力はもはやそれほど危険ではない）。動作を何度も繰り返した後には、探索と調節のプロセスを監督する中枢神経系は遅かれ早かれ力学的に安定した動作パターンを発達させる。そのようなフォームがみつかったときには、保護者としての感覚調整の役割は、直ちに小さくなる。代わりに反作用力が登場し、ゆがみを生じさせるような外力の影響に対抗して動作を保護する役割を引き継ぎ、ほとんど自動的にその仕事を行う。このプロセスは、すべての感覚機構や、注意や、筋に対して、明らかに利益をもたらしてくれる。第一段階では、外力と反作用力による破壊的影響に対して能動的な筋活動による防衛が必要だ。ところが標準化によってこの状況は劇的に変化する。このときから、かつて外力と同盟を結び一致団結して動作に攻撃を仕掛けていた反作用力は、我が軍に寝返る。もはや反作用力は外力に攻撃を仕掛け、敵の攻撃を封じることに成功している。一方で、感覚調整はひと休みして、自ら手を出さずに味方が次々に勝利を収める様子を見つめている。

人間はいつもこの安堵感を明らかに感じているが、それが由来するところを発見するのは容易ではないだろう。筋系とすべての中枢神経系とがこのように解放されることは、陸上競技の選手にとって非常に高い価値をもつ。選手たちはこれを**リラクセーション**と呼ぶ。リラクセーションは、筋を弱めたり関節を緩くしたりするたぐいのこととは明らかに違う。力学的な動作の安定性を獲得するとき実際にリラックスさせているのはただ一つ、感覚調整による強力な手綱さばきだけだ。これは、動作を軌道に乗せておくために必要だったのだが、いまやこのノルマは自動的に達成されるようになり、しかも運動生理学株式会社のあらゆる部署で大幅なコストダウンが図られるというおまけまでついている。

もう一つ触れておくべきことがある。それは、相当の努力を費やして不安定で自己崩壊的なパターンの動作を**実行することが仮に可能だったとしても**、それを何度も繰り返すことは、**まるで非現実的な相談だということだ**。このため、そのようなパターンは学習されない。いっぽう、安定したフォームは、再現しやすいため、おぼえやすくもなる。この結果、**成功しない、悪い動作は記憶に固定されない**一方で、**運動問題の解決に成功した方法はしっかりと記憶される**傾向が生じる。この傾向は、アメリカの心理学者であるソーンダイクによって定式化された「効果の法則」の一例だ。この法則は、幅広くいろいろなところに当てはまる。

空間レベルに属する、正確な狙いをつける動作に関する限りでは、これらに固有の標準化に対して、別の、より単純な説明ができる。以前に述べたように、空間のレベルは動作を幅広く変動させる能力をもち、適切なときにこれらの切り換えや変更を高度なスキルで行うことができる。しかしながら、多くの場合において、動作が成功するかどうかは、動作全体もしくは部分の**正確さあるいは精密さ**に依存している。レベルCの感覚調整は高度に発達しているため、そのような状況でも完璧に対処できる。わずか〇・一ミリメートルの誤差さえも許されない動作（たとえば正確に注射したり、針に糸を通したり、彫刻するときなど）では、事実必要に応じた正確さで動作は遂行される。その結果、スキルを備えた人は何度やっても同じように繰り返すことができる。

スキルが発達する際には動作の正確さや精密さが向上することになるが、このときには動作の標準化、あるいは動作各部の標準化がどうしても必要になる。

安定化

いよいよスキルを仕立てる最後の段階、**安定化**の段階になった。スキルが発達する際、この段階は先ほど説明した標準化と同時に生じる。しかし、標準化とは目的も意味も大きく異なる。

ここでUさんとYさんという、同じ動作の運動スキルを発達させている二人を想像してみよう。あるとき二人は、学習した動作を披露することになった。たとえば、跳び箱を跳んだり、平行棒で逆立ちをしたり、芝刈りをしたりする。ところが注意深く観察してみても、どちらのパフォーマンスが優れているのか甲乙つけかねる。動作は二人とも正しく、合理的で、適宜的だ。同じように余裕があり、優美だ。はたしていったいどちらが優れているのだろうか。

さて、ここで動作を行う条件に複雑な要素を加える。もし二人が課題を明るい光のもとで学習したならば、光を遮ってみよう。芝を刈るなら、短い鎌を使ったり、長さの不揃いな草を刈ったりしてみればよい。棒高跳びなら、風の強い日やトラックが湿っている日にやってみよう。暗算をしながら体操をしてもいい。そうすれば、予想外の結果が観察できる。まず、Uさんはいとも簡単に目の前の障害を乗り越えてしまった。Uさんの動作は障害などものともせず達成される。しかしながらYさんは、不安定で、混乱し、不器用になり、動作はまったく自動性を失ってしまった（**脱自動化**した）かのようになり、スキルはまるではじめから存在していなかったかのように消え去ってしまった。二人の動作は、温室の中にある限りではどちらもうまくいく。しかし、そよ風が吹き込めばその奥にある違いがすぐに露呈してしまう。

脱自動化、すなわちすでに発達し自動化したスキルの崩壊は、運動スキルにとって危険な大敵だ。十分に武装し、敵に備えなければならない。運動スキルを自動化するためのレベルの切り換えが完了したときには、**スキル**の主要な段階は**すでにできあがっている**。しかしながら、写真用語を借りていえば、スキルはさらに**定着**させなければならない。定着すなわち安定化の過程を適切に検討するためには、若いスキルが直面する破壊的な力の種類と、異なる動作の組み立てのレベルで用いられる自衛の種類とをはっきり理解する必要がある。

破壊的な影響は、大別して三つのグループに分割できる。第一、第二のグループはそれぞれ内部および外部に起源をもつ二次的な障害だ。これは、運動課題それ自体とは何の関係もないが、課題解決のじゃまになる存在だ。内的な障害の原因としては、疲労や、頭痛その他の病気や、感覚器の機能不全や、注意集中を妨げる不安などがあげられる（脱自動化の原因となるもう一つの原因については後ほど議論する）。同様に、付随的な外的原因としては、注意をそらす雑音や、寒さや、衝撃や、ゆれなどがある。安定しよく発達したスキルは、あらゆる破壊的影響に対して一般的にたった一つの盾——一般的な持久力と安定性——を使い続ける。より安定した神経系をもつ人は、神経質になりにくく、いらいらしにくいなどの傾向がある。このような人は、破壊的な影響に対する抵抗力が強く、スキルの脱自動化を防ぐことができる。

第三のグループが及ぼす破壊的な影響は、前の二つとは大きく異なる性質をもつ。それは、**運動課題自体の中に現れる困難**によって生じる。ご承知のとおり、必要な動作を変更も修正もなくただ繰り返すときでさえ、力学的に安定な動作パターンの助けをある程度借りない限り、感覚調整による入念な準備作業が必要になる。このことは、**動作の水準を保つために**動作調整に適した豊富な経験を積まなければならないことを意味する。この動作調整は、主にスキルをつくりあげる最終段階で獲得される。**変更や課題の複雑化からスキルを防御する**ためには、この種の経験が必要になるだろう。豊富な経験を積んでいれば、びっくりしたり、準備していなかったときでも、あわてず変更や複雑化に対処できる。道具や、材料や、型や、形や、仕事場や、環境がいつもと違うと、初心者は混乱し、せっかく自動化した動作がもとにもどってしまう。このときには、初心者がたとえその課題を静かで何が起こるか予測可能な条件で修得していても無駄になる。ロシアの文学作品には、二人の人物による美しい芝刈りの例がある。二人はちょうどさきほどのUさんとYさんに相当する。次に挙げる例は、『アンナ・カレーニナ』からの引用だ。

この小説はロシア文学界の偉大なる巨匠L・N・トルストイの作品だ。芝刈りをするのは二人、経験豊富な労農夫チートと地主で「素人」のレーヴィンだ。二人とも平地の草は順調に刈り取ることができた。

レーヴィンは、百姓たちにおくれをとるまい、なんとかして仕事をよく仕上げたい、という以外にはなにも考えず、なにも望まなかった。仕事の最中に、自分のしていることを忘れて、気がらくになるような瞬間が見出されるようになり、そういうときに彼の刈った列は、ほとんどチートのと変らぬくらいよくそろった、見ごとな仕上がりになっていた。レーヴィンは刈り進むにしたがって、ますます多く忘我の瞬間を感じるようになって、その時にはもう手が鎌をふるうのではなくて、鎌自身が、たえず自己を意識している生命に満ちた肉体をひっぱってゆき、あたかも魔法にでもかかったように、仕事のことなどなんら念頭にないのに、それが正しく、見事にひとりでに行われてゆくのだった。

(岩波文庫、中村融訳)

ここに私たちは、よく自動化され、なめらかで、首尾一貫した動作が内側からどのように感じられるのか、きわめて明瞭に描かれているのを見る。ここで、破壊的な影響をもたらす複雑化に目が移る。

ただ苦痛なのは、この無意識に行われていた運動をやめて、ものを考えなければならぬときだった。つまり、小高い丘とか雑草にまじったスカンポをよけて刈らなければならないときだった。**爺さんはそれをわけもなくやってのけた。**小高い丘へかかると、彼は動作をかえて、あるいは踵で、あるいは鎌の先で軽く叩いては両側からその丘を崩していった。そして、そうしながら、たえず注意を怠らずに、目の前にあらわれてくるものを観察していた。レーヴィンにも、あとからつづく若者にも**こうした動作の転換はむずかしかった。**彼らはふたりとも**緊張した動作をくりかえして**仕事に熱中するだけが精一ぱいで、とても動作を変えたり、しかも同時に眼の前を観察するなどという余裕はなかった。

（岩波文庫、中村融訳、太字は引用者）

チート老人が若い仲間よりも外部条件の変化に対してより適応的であることは明らかだ。どんな要因についても条件が複雑化しないときには、老人と若地主の芝刈り能力の違いはほとんど区別できなかった。しかしながら、適応的な変更を迫られたときには、その差がすぐさま露呈した。諸々の環境変化が、自動化したチートの動作にはなんら影響しなかったことを、トルストイが熟練した筆で美しく強調したことに注目しよう。トルストイは単に、どんな変化もまわりで起こっていることに対するチートの注意を妨げることはなかったと書いているにすぎない。

　運動を構築するレベルは、それぞれ独自に一般的な活動の手段と活動のモードをもつ。とりわけ、各レベルは対立する妨害的影響に対して異なる作用をする。**筋－関節リンクBのレベルの主要な武器は、標準化**および力学的に安定した動作パターンを精緻化することだ。レベルBが、安定し標準化した動作パターンへ向かう傾向をもつことは、ずっと前から生理学者たちが気づいていた。ただし、誤った理解をしていた。つまり、「レベルBの運動中枢はそれぞれの自動性についての型版あるいは公式をもつ」という仮定にもとづいた解釈を試みていたのである。私たちはもう、動作パターンがどのように出現し、これらの安定したパターンがある程度の困難や障害をどのように克服するのか知っている。私たちは、ぬかるんでいる道を走り、波をかきわけて泳ぎ、雪上を覆うクラスト［雪が再凍結してできる硬い雪面］の上をスキーで滑ったりすることができる。状況がずっと複雑になると、こういった受動的な自己防衛では解決できず、より高次の、より操作性の高いレベルの助けを求める必要が生じる。ここで、大脳皮質の出番がやってくる。

　破壊的影響をくい止めるための空間レベル、および特に行為のレベルの主要な武器は、高い**切り換え可能性**という特性である。スキル発達の後半では（もちろんこれはおおよその分割だが）、さまざまな変更や、複雑化や、変動の「シミュレーション」が起こる。明らかに、これらの練習段階では、初心者は注意深く配列された変更にできるだけ多く**目的を自覚して直面する**ことが非常に重要である。スキルを精緻化しはじめたばかりのときには、そのような意図的な変更は危険かもしれない。初心者をすっかり混乱させかねないからだ。学習のプロセスが完成に近づくにつれて、これらは徐々に適切になる。ここでの主要な目標は、初心者にできるだけ数多くの変更を学習させることではない。さまざまな複雑化に実際に立ち向かうという過程の本質は、**豊かな資源の利用性**、つまり予期せぬ状況に直面しても混乱せずにすぐさま解決を見いだす能力を発達させることにある。先導レベルが資源を利用する能力は、すでに確認したように、**巧みさにとって必要不可欠なものだ**。高次のレベルに属するスキル同様、それは拡大解釈つまり**転移**に向かう傾向を表す。**練習可能性自体は学習によって身につけられる**。これは大脳皮質システムのほとんどすべての特性についていえることだ。**より程度の高い練習可能性は、資源を利用する能力、すなわち適応的な操作能力によって示される**。これは、発達したスキルを崩壊と脱自動化から守り、スキルの最終仕上げ――**スキルのつや出し**――を行う。

別のタイプの破壊的な影響についても述べておく必要があろう。これはスキルの発達途中でしばしば現れ、その後、実際的な応用の際にさえも現れることがある。この破壊的な、**動作を脱自動化へと向ける影響が観察されるのは、動作がいつもと違う別のレベルでの制御に切り換わったとき**だ。

私たちは、通常、動作の先導レベルが自覚されることを知っている。背景レベルで生じるあらゆるプロセス、あらゆる自動性および補助的な調整は、意識の及ばないところで進行する。このため、**背景機構の一つに意識的な注意を固定する**ことはおおむね、**その背景レベルを一時的に先導レベルとして扱う**ことを意味し、これが破壊的な切り換えにつながることになる。

先に述べたように、先導レベルを切り換えることは、困難で厄介なプロセスだ。もしこれを真剣に長期的な目標のもとで再学習の一部として行うとすれば（たとえば大人が新たな方法による移動運動を学習するとき）、切り換えはかなりの時間と労力を要する。もしこのような切り換えが先に議論したような状況で一時的、短期的に生じたならば、必ずといってよいほど動作の破壊や脱自動化が起こるだろう。これは、『アンナ・カレーニナ』からの例を挙げるならば、レーヴィンの身におこったことだ。

刈り取った草の列をチートのところと同じくらいきちんと揃えようと、仕事のできばえだけをリラックスして考えているとき、仕事は順調に進んだ。ところが、自分の仕事ぶりを意識し、もっとうまくやろうと努めはじめると、彼はたちまち労働のつらさを感じ、列の刈りあともきたなくなった。（岩波文庫、中村融訳）

ここで、この場にふさわしい笑い話を紹介しよう。ヒキガエルとムカデにまつわる話だ（図6-3）。

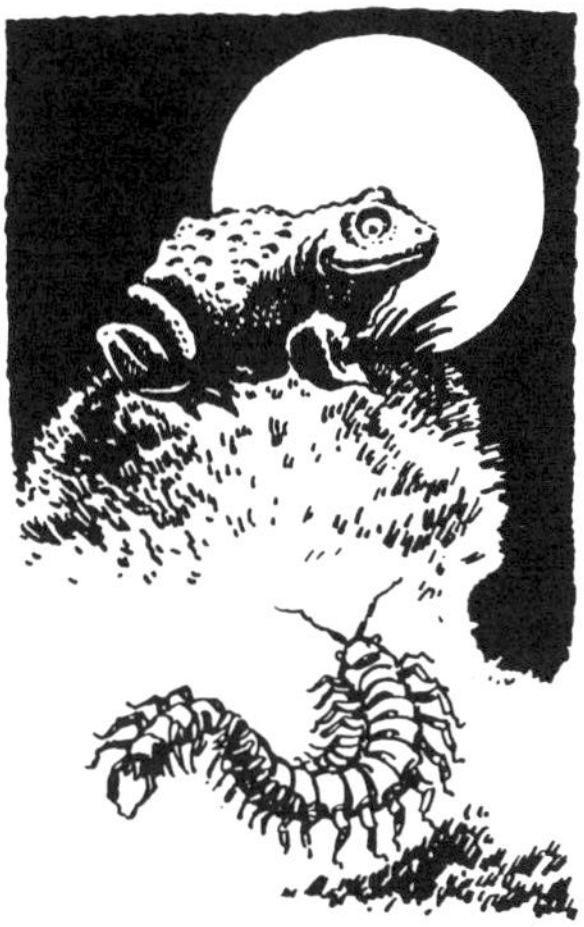

図6-3　ヒキガエルとムカデ

いっぴきの年老いた醜いヒキガエルがハンモックに寝そべっていました。燦々《さんさん》と輝く太陽のもとでは、色つやのよいムカデが楽しげに踊っています。ヒキガエルはぶつぶつとつぶやきながら、その様子をうらやましそうに眺めていました。ムカデは陽気に、そして器用に踊り、砂の上に複雑きわまりない模様を描き出していました。輝く太陽がヒキガエルの目をじりじりと焼くいっぽうで、ムカデのつやつやした背中は光を受けて、まるでダイアモンドでできたネックレスのようにきらきらとまわりじゅうに光彩を放っていました。

ヒキガエルは楽しそうなムカデがうらやましくなり、意地悪してやろうと思い立ちました。ヒキガエルはさも感動した様子でニヤニヤしながらムカデのところまで這い進み、ゲロゲロ鳴いてこう言いました。

「ゲロゲロ。きみはなんて器用で美しいんだゲロ。もしぼくにそんなことができたなら、すべてをなげうってもいいくらいだ。きみの技の秘密を教えてほしいな。きみのダンスはとってもすばらしいんだけど、ぼくには見当もつかないことがたくさんある。どうか答えてほしい。二三番めの脚を上げているとき、一八番めと三九番めの脚はどうなっているの？　あと、一四番めの脚といっしょに動く脚はどれか知りたいな。それから、七番めの脚を前に動かしてるとき、三一番めの脚はどれが支えてるゲロ？」

ヒキガエルはそう言うと、まるまるした顔ににっこりとした笑みをうかべて返事を待ちました。

ムカデは考えはじめました。とはいえ、ヒキガエルの言った脚が何をしているのか一向に思い出せませんでした。でもそんなことではくよくよしませんでした。ムカデはヒキガエルにほめられ気をよくしていたので、ダンスの技を間近で見せてあげることにしました。そして自分でも、二〇何番めだか三〇何番めだかの脚が何をしているのかじっくり観察してみることにしました。脚の動きなんて、今まで一度も考えたことなどなかったのです。

ムカデは、背筋がぞっと寒くなりました。一歩たりとも動けなかったからです。いくら動けと命令しても、脚はまるで麻痺したかのように知らんぷりを決めこむのでした。それぞれの脚を動かす順番について一生懸命に考えれば考えるほど、脚はうろたえ、地面にはりつき、ガクガクとふるえるばかりでした。とうとうムカデはへとへとになって背中からばったり倒れ、気絶してしまいました。

ヒキガエルはゲロゲロとのどを鳴らしてハンモックに這いもどりました。心地よい復讐の満足感に浸されながら。

似たようなことは、誰もがおそらく経験したことがあるだろう。ヒキガエルの役割を演じるのは、動作の詳細を見てこの自動性を意識的に制御しようとする私たちの欲求だ。しかしそんなことをしても、失敗に終わるだけだ。

教師の動作を意識的に見つめ、自らの動作に意図的な注意を向けるのは、スキル発達の初期段階でスキルの運動構成を定義しているときにだけ意味がある。ひとたび自動性が精緻化され動作が無意識化した後には、それを動作のカーテンの裏側に追い求めることは、無駄であり有害にさえなる。筋‐関節リンクのレベルBを信じることが必要だ。信じれば、ほとんどの場合救われる。

では、スキル発達の最終段階においては、何に注意を絞ればよいのだろうか。答えは明快だ。注意を向けるべきは、自覚できるレベルである。このレベルは、動作の成功を左右する最も重要な主要素である。したがって、**運動課題をできるかぎり正確かつ適宜的に解決する欲求**に集中すべきだ。この欲求によってもたらされるのは、動作全体に対する基本的で有意義な調整だ。たとえば、自転車に乗ることを学習した人は、自分の脚や腕に注意を向けるのではなく、自転車の行く先にある道に注意を向けるべきだ。テニスプレイヤーならばボールや、ネットの上端や、敵の動きに注意を向けるが、自分の脚やラケットに注意を向けたりはしない。このような、**問題に対する集中**によって、先導レベルの能力は最大限に引き出される。

もっと望ましくない結果を導きかねない原因がまだある。これはある意味で、今述べたことの正反対の原因といえる。もし動作が適正な先導レベルで学習されていたならば、注意をその自動性に向けたり背景活動の詳細に向けたりすると、最悪の場合一時的に脱自動化が起きてしまう。最終的にそれをもう一度再構築することは、特に難しいことではない。ちょっと不安定になったからといって気絶してしまうのは、おとぎ話に出てくるムカデだけだ。しかしながら、ときおり**誤った先導レベルで**特定の動作に関連した**スキルを発達させてしまう**ことがある。この場合、教師が生徒のスキルのできばえをチェックして、正しい先導レベルを用いたときにだけそれでよいと言うと、生徒はわけがわからなくなって脱自動化が起こり、ほとんど調整できなくなってしまう。学習者は、いつもと勝手がまるで違う別のレベルへすぐさま切り換えたりすることなどできず、突如として動作は混乱する。このようなことは、たとえば、ピアノの生徒が難しい曲の一節を「指の移動運動」として、つまり低次の空間レベルC1で学習しているときに生じる。スピードと正確さに関する限りパッセージはきちんと学習されている。だがこのとき教師は、学ぶべきは指の曲芸ではなく、芸術的な印象と意味をもった音を引き出すことが本質にある芸術を実践することだ、と生徒に自覚を促すことになる。教師はこのことをもっと簡潔に表現して次のように言う。「弾いているメロディーに耳を傾けなさい」。すると生徒はおとぎ話のムカデさながらにふるまいはじめる。ただしこのときの理由はまた別で、生徒は今までスキルの構築に用いていたよりも**高いレベルで動作を行おうとする**ためにできなくなってしまうのだ。解決法は一つしかない。全体の動作を一から学習し直すことだ。ときにこれは、まったくはじめてのことを習うよりも難しい。

似たような崩壊と脱自動化は、運動競技や体操、あるいは労働の動作でも生じる。もし生徒が、木でできたかんなの模型を前後にリズミカルに動かす動作としてやすりがけを学習したならば、あるいはベンチに腹這いになって手足を空中でばたばたさせる動きとして水泳を学習したならば、**その時間と労力は無駄になり、現実の条件でその「スキル」を試したときには、ただ脱自動化だけが生じることになる。**

スキルと練習についてのこの章はこの辺までにして、最後に一般的な結論で締めくくろう。

練習によって中枢神経系は踏み均され、ある痕跡が刻印されるという立場の信奉者は、どういうわけか一つの重要な事実を見過ごしてきた。人間は、その動作ができないから学習するのである。だから、スキル発達の第一歩においては、踏み均されるべき路などどこにもなく、刷り込もうにも、できる動作といえば誤った不器用な動作しかない。

この理論を信奉する人々の用いる意味で何かを刷り込むためには、条件反射の実験における条件刺激のように何度も正確かつ同じように繰り返されなければならない。しかしながら、もし生徒が未熟で不器用な動作を繰り返すだけならば、この練習では何の向上もありえない。練習の本質と目的は、**動作を向上させること、すなわち動作を変化させることだ。**したがって、正しい練習とはすなわち、**反復なき反復**である。どういうわけか踏み均し理論の信奉者はこの点に気づいていないようだが、どうすればこの矛盾を克服できるだろうか。

実際のところ、この矛盾は見かけだけのものだ。このことを示すデータは十分にある。要は、正しく組織化された練習の際には、生徒は、ある運動課題を**解決する一つの方法**を何度も繰り返しているのではなく、**解決のプロセス**を繰り返すことによって、解決法を変化させ、改善させているのである。明らかに、路を踏み均して刷り込むという理論は、変化するという事実が本質であり重要である現象を説明できない。私たちは、本書で表明した立場のほうが運動スキルの精緻化と定着を説明する理論としてははるかにふさわしいと考える。

第Ⅶ章　巧みさ《デクステリティ》とその特徴

巧みさ《デクステリティ》についてすでに分かっていること

最初の章で巧みさを主題として取り上げて以来、巧みさはずっと背景にあった。これまで私たちは、運動器の制御にまつわる問題や地球上での動作の発達史に順次親しんできた。そして、私たちの動作を制御する脳の構造や、目的および複雑さの異なる動作を制御するレベルを分析した。最後に、運動スキルを構築するプロセスについて概観した。これらの章を通じて、巧みさそのものについて議論することはなかったように思える。

ところが、これまでの章の中で提示されたすべての話題についてもう一度考え直してみれば、巧みさについてたくさんのことを学んだことが分かるだろう。運動生理学の知識によって巧みさについてより深く分析して性格づけをする準備ができた。これからみていくように、私たちは最初に比べると巧みさについてすでにそうとう熟知している。まずは、重要な点についてまとめておこう。

はじめに、私たちの運動器官はかなり厄介な道具であり、**制御にあたって深刻な問題を引き起こす**という結論に達した。

制御上の問題は、**受動的な**要素、つまり数多くの自由度をもつ骨格‐筋器官からも生じれば、**エンジン**、つまり複雑で癖のある生理学的、機械的特性をもつ筋からも生じる。運動課題が複雑になると、それにつれて適切な動作もより正確に、複雑にしなければならなくなり、効果器が特定化、個別化して制御は難しくなっていった。

進化と発達にともない、変化する新たな環境に対してすばやく適応したり、予期せぬ標準的でない運動課題を解決したり、不意の逆境を切り抜けたりする能力の必要性が高まったため、運動の制御はさらに困難になった。

そこで「**運動の機転**」が、ますます価値あるものになった。先史時代のトカゲは、融通がきかず、学習せず、皮質のない脳とともに消え去り、運動皮質と錐体路系をもち、練習し学習する能力を利用しはじめた若くて元気な哺乳類にとって代わられた。動物王国にその後じわじわと広がっていった人間は、脳にいくつもの発達した皮質システムを備えており、予期せずに新しく出現した膨大な数の動作や行為を獲得していた。

運動器がうまく操れるようになり、それによって動作と行為の世界が豊かになると、ますます明確な役割が運動制御の女王に与えられるようになった。それが巧みさである。

運動発達の歴史のなかでは、練習可能性は比較的新しい特徴だが、巧みさはより新しい。**巧みさ**は神経系とスキルの関係を決定する**能力**である。運動の巧みさのレベルが決まると、どれだけ首尾よくしかもすばやく運動スキルを発達させられるかが決まり、どの程度まで完璧になるのかが決まる。**練習可能性と巧みさ**は、どちらも**練習次第で向上する可能性のある能力**であり、どちらも**すべてのスキルより上位にあって**、スキルを支配し、スキルの本質的な特徴を決定している。

さらに私たちは、人間の運動制御についてそれぞれのレベルごとに心理物理学的な特徴を分析してきた。これにより、一般的な動作発達の歴史においても個体の発達においても、巧みさは可能な動作すべてにあてはまるものではなく、**最高次の皮質レベル**だけに典型的なものであり、その実現にあたっては低次レベルを補助的な背景として利用することが明らかになった。巧みさは高次のレベルだけで観察される。このレベルは、豊かな意味をもち、まず第一に**練習可能性**を、第二に**切り換え可能性**あるいは**機動性**をもつ。

さまざまな動作構築を全体にわたって分析したときに、私たちは巧みさの非常に重要で一般的な特徴を知った。これはおそらく、あらゆる巧みさの実現にあたって典型的な特徴と言えるだろう。この分析によって明らかになったのは、巧みさを示すにはいつも**少なくとも二つ以上のレベルが同時に協同して機能し**、一方が他方を制御することが必要になることだ。この協同作業は、馬と騎手にたとえられた。先導レベルである騎手は、非常に高い操作性、豊富な資源の活用性、切り換え可能性、そして柔軟性を示すことが要求される。騎手の背景レベルになる馬も、ある瞬間に、あるいはあるスキルに特徴的な先導レベルからの指令にしたがって容易に制御でき、信頼できることが重要になる。

レベル間の二重奏をとおして実現するというこのような巧みさに固有の特徴にもとづいて、私たちは**発現した巧みさを二つの種類に分けること**を提案した。**空間のレベル**Cで発現し、背景ではしっかりと筋‐骨格レベルに支えられているものについては、**身体の巧みさ**と呼ぶことにした。先導レベルを分子、背景となるさまざまな低次レベルを分母にとると、身体の巧みさはC／Bと表される。

行為のレベルDによって出現し、背景としてさまざまな低次レベルに支えられている巧みさは、**手もしくは対象操作の巧みさ**である。

人間では空間レベルがはっきりと二つの下位レベルに分かれる。皮質レベルと皮質下レベルである。また、手や対象操作の巧みさを支える背景はレベルBによってもたらされる。このためレベルDは、当該の行為のための主要な自動性を制御している背景レベルの組み合わせにもとづいて、さまざまな下位クラスに細分化された。これらの下位クラスは、レベルDを分子とした分数で示され、いくつものふさわしい例が示された（第V章を見よ）。

最後に、巧みさの概念を理解するうえで重要なもう一つの要因について述べた。異なるレベルの運動制御は人それぞれ発達具合がまったく異なる。一般的な運動の協応性の発達具合がとても高かったりあるいは低かったり、あるいはその中間の人がいる事実に加えて、私たちはしばしば**運動を制御する各レベルの発達具合やレベル間の関係**

が異なる人を見かける。

精神的な能力の分野では、数学の得意な人が社会科学や語学を苦手としていたりその逆であったりする。似たようなことが、動作の協応の領域でも生じる。高次の空間レベルC2が担当する目標を正確に狙う動作ならばわけもなく修得してしまう一方で、筋‐関節リンクのレベルBの動作、つまり大きな、幅広いシナジーを必要とする動作の苦手な人がいる。また、レベルBの背景に支えられて低次の空間のレベルC1で制御されている移動運動に長けている一方で、手の動作はそれほど得意でないという人もいる。さらには、レベルBが最も発達していて、それより高次のレベルはどれもBには見劣りしてしまうという人もいる。そのような人は、レベルAの支えによって、優雅で、上品で、美しい身のこなしができる。そういった人たちを見ると、高度な運動の協応も可能だろうと思えるが、実際にはすべてのレベルが協力し合う大規模な動作はできない。

そのような個人間における運動能力の質的な違いはずっと前から気づかれていた。それらを分類しようとする試みは今までにいくつもある。読者はこの理論に出会ってまだ間もないのだから、**運動のタイプやプロフィール**を分類する最良の方法が本書の理論にもとづくべきだとは断言できないだろう。とはいえ、**全体のレベル**というものは、人によって発達のしかたが異なっている。もしX氏とY婦人が低次の空間レベルに属するなんらかの動作が得意ならば、第Ⅴ章で示した分析と記述の方法にもとづいてこれらの人たちがどのような種類の運動を首尾良く行うことができるかを予測できるようになる。明らかにある下位レベルに特徴的な二、三の動作は、この特定の人の特定のレベルに属する動作の全体を予測する手がかりとなる。

同じ原則が巧みさにもあてはまる。もしX氏が、ある記号で表される式によって特徴づけられる動作（たとえばD／C1）を巧みに行うことができるならば、同じグループに属するその他すべての動作も巧みにやってのけられると確信をもって予測できる。このため、運動の巧みさについても**個々のタイプやプロフィール**を分類することができるだろう。

以上が、一つ前のエッセイでまとめられた巧みさについての主要な結論である。それでは、この能力についてより詳細な分析をしてみよう。

どこでどのように巧みさ《デクステリティ》は現れるのか

導入となる最初のエッセイで、導入としてごく一般的な**巧みさの定義をした**。この定義によれば、巧みさとは、**あらゆる状況**で、**問題に対する正しい解決策をすばやく見つけるための運動能力**、すなわちいかなる条件下でも運動の機転を示す能力であった。ここでひとまず、しばらくはこの定義を脇におき、言語と単語の意味に感覚を預けてほしい。次の例に出てくる動作は巧みだといえるだろうか。

短距離走者がトラックを走っている。彼は、ライバルたちをごぼう抜きにしてしまった。彼のストライドは長く、一挙手一投足が非のうちどころなく美しい。隅々まで分析しても、やはり合理的で、目的にかなっていることが証明される。

この例は、運動の純粋な完成形を示しているが、巧みさについて述べているといえるだろうか。おそらく誰もが「いいえ」と答えるだろう。**巧み**という言葉にはふさわしくないように感じる。この美しい動作は、巧みだと判断するには何かが足りない。次の例はどうだろうか（図7-1）。

彼は敵よりも先に森の入り口までたどり着かなければならなかった。敵は走りながら銃を撃ち、彼を森に逃げ込ませまいとしていた。野原はでこぼこだらけだった。彼はいちど湿った草ですべって転びそうになった。

靴はもう泥だらけだったが、五感は研ぎ澄まされていた。彼は、自分の脚の間から、ときどき敵の姿をちらりと見て、次に相手がどう動くか予測し、同時に自分が次の一〇メートルをどう進むか計画した。ついに彼は、草むらのかげにかくれた溝の上を鳥のようにとび越し、森の入り口にたどりついた。

この兵士の命を救ったのはほかでもない巧みさだと胸を張って言えるだろう。この例と、先ほどあげた例との本質的な違いは何だろうか。

どちらの場合でも、動作は走ることであった。しかしながら、これらの場合を比較すると、一つの結論が導き出される。それは、**巧みさは**どうやら**運動それ自体にあるのではなく**、制御も予測も不可能な環境からの影響や、**変わりゆく外界の条件との相互作用によって現れてくる**ということだ。走ること自体の中には巧みさは含まれない。巧みさは、走る人が外的に与えられた問題を解決するために動作を調整する中に含まれるのである。

先ほど挙げた二つの例は、偶然に選ばれたわけではない。動作の種類にかかわらず、巧みさに潜む能力は動作自体にではなく動作と環境とのあいだの相互作用に現れる。相互作用がより複雑で予測困難になればなるほど、人はそれらをよりよく克服し、その動作はより巧みになる。

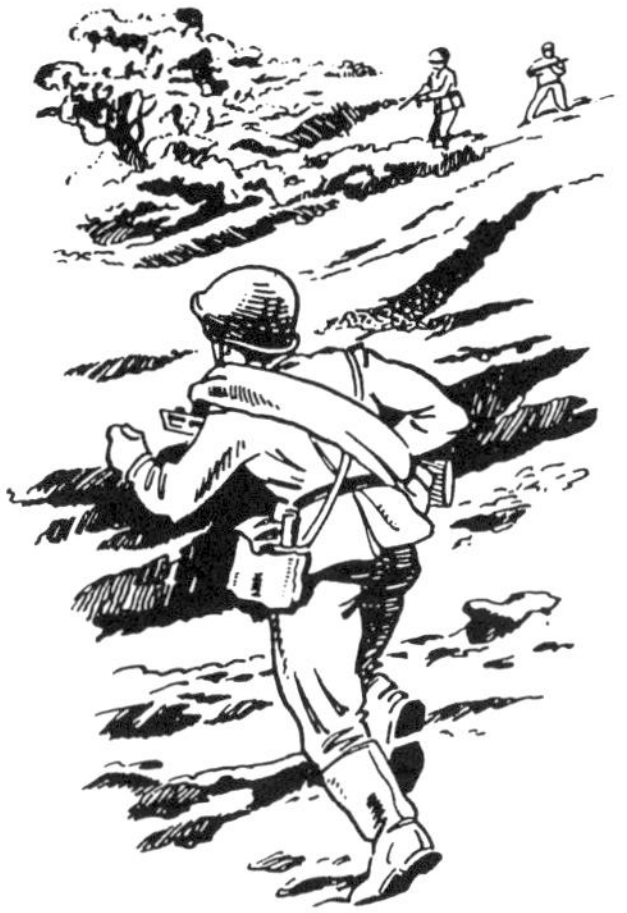

図7-1　戦場の兵士

労働動作の巧みさに私たちが魅了されるのはそのためだ。とても手際のよい熟練工にかかると、彼の手のもとで、ものがあたかもそれ自体の意志で生まれてくるかのような印象を受ける。しかし似たような動作であっても、たとえばジェスチャー遊びでまねしているときのように手に何ももたず動作だけを行っても、誰も巧みだとは誉めてくれない。このことから、陸上のトラックをただ走るだけでは巧みだとはいえないが、ハードルを越えながら走ることは、しばしば巧みさの好例となる。また、単に歩くという動作でも、たとえば山登りの競技で細い岩棚の上を歩くときにはたちまち巧みさの必要な行為に変わる。同じ理由で、床の上を四つん這いで走るのは、巧みさからはほど遠いばかりかむしろ反対語に近いが、縄梯子を手と足を使って駆け上がるには、高度な巧みさが必要になる。船乗りの少年が、大雨の中、クモの巣のように揺れる縄梯子を伝ってマストに駆け上がったならば、それを見た人は最高の巧みさを目撃したことになる。

だから、誰もが認めることのできる巧みさの本質的な特徴の第一番目は、巧みさが常に外部の世界を参照しているということにある。

もう一度例に戻ろう。次に紹介するのは、パリで開かれた国際大会で起こった出来事である。この逸話は、今は亡きS・ズナメンスキー博士の語った話にもとづいている

一〇キロメートルの長距離クロスカントリー競技では、ソビエトチームの代表としてグレゴリー・ズナメンスキーとセラフィム・ズナメンスキーという有名な兄弟が走っていた。九キロメートルの地点で、フィンランドのチームが故意にセラフィムの足を鋭いスパイクのついた靴で踏みつけた。足には激痛が走り、傷口から出血した。走者は足を引きずりはじめ、レースに勝つ見込みはなくなった。しかしながらチームの戦術としては、フィンランドチームより先に、少なくとも5位以内でゴールするという課題が残っていた。そこでセラフィム・ズナメンスキーは渾身の力を振り絞りすぐ後ろにいたA・ペトロフスキーに大声で叫んで先に行かせ、耐え切れぬ痛みを抱えながらその後に着いていった。彼の目の前にはぼうっと虹の輪が広がり、後ろからは荒い呼吸音が迫っていたが、ズナメンスキーは振り返ることもできなかった。コーチは叫んだ。「ベストを尽くせ」。ズナメンスキーは五位でゴールし、チームを救った。

この有名な運動競技選手のまれにみる自制心、忍耐力、そしてスキルを賞賛せずにはいられない。しかしこれもとびぬけた巧みさの例といえるのだろうか？

次の例もまた、実際の出来事にもとづいている。数年前に、モスクワの競技場で起こった出来事だ。


ソビエト屈指の棒高跳び選手が勢いよく助走し、ポールの端をボックスの真ん中に差し込んで、空へと舞い上がった。このときポールが折れてしまった。彼はもうバーの近く、四メートルほどの上空にいた。この選手が四メートルの高さから落ちてきたとき、場内の観衆は息をのんだ。しかし選手は落ち着いてすばやく動作を切り換え、宙返りを決めて、足から着地した。


この動作は、巧みだといえるだろうか。結果がすべてを物語っている。ここでは、とっさの機転に対する場内の歓声と同じくらい、**巧み**という言葉がふさわしい。

これら二つの例の比較にもとづいて、巧みさの新たな特徴を定式化することができる。第一の例では、選手が非常に挑戦的な条件に直面し、あらん限りの力と、持久力と、走るスキルとが必要になった。しかしながら、次の一・五キロメートルのあいだ**予期せぬ要素は現れず**、したがってすばやく、賢く何かを変更する**必要がなかった**。二番目の例は正反対だ。ジャンプを開始する際の最初の動作も、最後の動作（宙返り）も選手にとって不慣れな難しい動作ではない。問題の核心は、**不意に変化する環境の中で**すばやく正確に解決策を見つけだすという点だ。

巧みさの条件に関するこの特徴は、偶然の出来事という意味ではない。動作が単調に、外乱なく進み、何も予期せぬ出来事が起こらなければ、巧みさの出る幕はない。巧みさが登場するのは、さまざまに環境が変化してスキルによる調節が必要になり、進行中の動作を精密に切り換えることが要求されるときだ。より予測しづらい大規模な変化に対する調節は、より高度な巧みさが必要になる。

ボクシングやフェンシングの選手が受動的なトレーニング器具で練習しているときには、彼らの動きは美しく、すばやく、強いかもしれない。しかしその動作は決して巧みさを伴っているとはいえない。この能力は、ボクシングやフェンシングで生身の敵を相手にしたときだけ真価を発揮する。このときには、それぞれの瞬間が予期せぬ出来事に満ちており、それこそ一〇〇分の一秒の遅れが命取りになりかねない。

同じことはサッカーや、テニスや、ホッケーなどにもあてはまる。「止まっているボールを巧みに叩く」とはいえないが、「勢いよく飛んできたボールを巧みにかわす」というのは適切だ。後者の場合には、当たる直前になっても、ボールがどこからどのように飛んでくるのか見当がつかないという点が重要だ。

すばやく精密な切り換えは、別の種類の身をかわす動作でも生じる。試合で追い越そうとしている味方に道を譲ったり、実生活でこちらに突進してくる敵をかわしたりするときなどがそうだ。このような巧みさを必要とする行為が成功するかどうかは、動作が切り換えられるかどうかによって決まる。たとえば、何かに手でぶら下がっている人が手を滑らせた瞬間落ちないように別のものをつかんだり、誰かに向かって投げつけられたものを途中で遮るときには、動作の切り換えが重要になる。上から逆さまに落とされたネコは、落下の高さがたとえ一メートルしかなく着地までの時間が〇・五秒に満たなくとも、空中で巧みに体をひねり足から着地する。トレーニングを積んだイヌは、対象物がどこに飛んでいっても、どんなふうに投げられても。投げられた物体を巧みに正確に捕まえる。アザラシもまた、鼻でボールをキャッチするのが得意だ。これらはみな、先ほど定義した巧みさの特徴を示す例である。この特徴は、**即座性**と名づけることができる。

多くの動作と行為においては、さきほど議論したような、絶対に予測できない出来事などはない。しかし、これらの動作はそれにもかかわらず、はっきりとは予測しがたい外界の事象に対するすばやく正確な**動作の適応**が必要になる。ジャグラーがボールや皿をたくさん頭の上に放り投げたならば、自分で一つ一つの動きを完璧なまでの正確さで予測することなどできず、それらをずっとよく見続けなければならない。このときジャグラーは高度な巧みさを披露していることになる。軽業師が長い棒を額の上で支え、棒の上で少年が体操の技を行っているとき、この軽業師は棒にかかる力や傾きの方向を予測することができる。棒を垂直に保つ能力および垂直からはずれたときにすぐさまもとにもどす能力は明らかに巧みさの現れである。

巧みさを伴うあらゆる動作と行為がかならず即座性の要素をもつ必要があるかどうか決めるのは簡単ではない。たくさんの例をあげたが、中には明らかに巧みな動作であってもこの要素がはっきりとは分からない例もある。有名なスポーツマンであり科学者であるN・G・オゾーリンは、このような例をたくさん挙げている。走り幅跳びの際に、予期せぬことが起こったりするだろうか。もし競技中に、やる気と身体資源を総動員して予期せずいつもより強く踏み切ることによってより長くジャンプできたならば、空中での調整が必要になる。高跳びにおいても、選手はしばしば空中に跳び上がってからバーが予想よりも高いところにあることに気づくことがある。もし選手が豊富な資源を有効に活用でき、巧みさを備えていれば、動作をところどころ微調整し、バーに触れずにその高さをクリアすることができるだろう。「実生活の」動作はどれも、小規模ではあるがさまざまな予測できない出来事に対する**適応的な切り換え可能性**の要素を含む。したがって、とてつもない巧みさという大きな金ののべ棒は別として、私たちの日常行う動作の中にも川底の砂金のごとき小粒の巧みさは至る所に散らばっている。

巧みさ《デクステリティ》には何ができるか

私たちはここまで、巧みさに関して二つの重要な特性を補足してきた。つまり、巧みさが常に環境に関係していること、そしてそれが常に即座性の要素をもつことを明確にした。ここで、その内的特徴に分け入り、理解を試みよう。**巧みさとはいったい何を行い、いったい何を可能にするのだろうか。**

これまでの分析で、身体と手の巧みさに関する数多くの例によって、まずはじめに、**巧みさは運動課題を正しく**

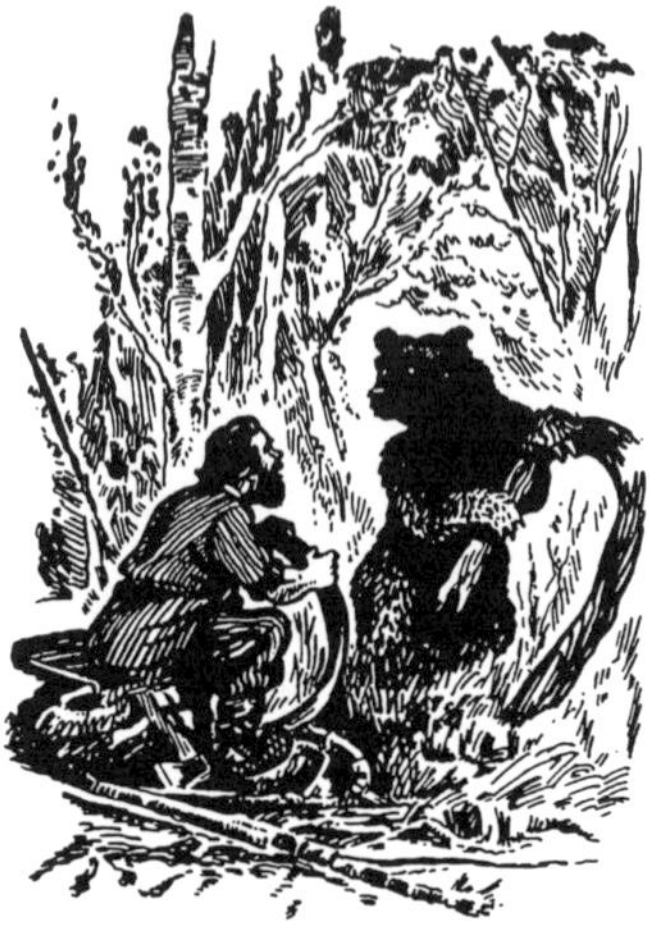

図 7-2　クマはカバとニレの木をみなずたずたにしてしまった．なにもかもが無駄に終わった．

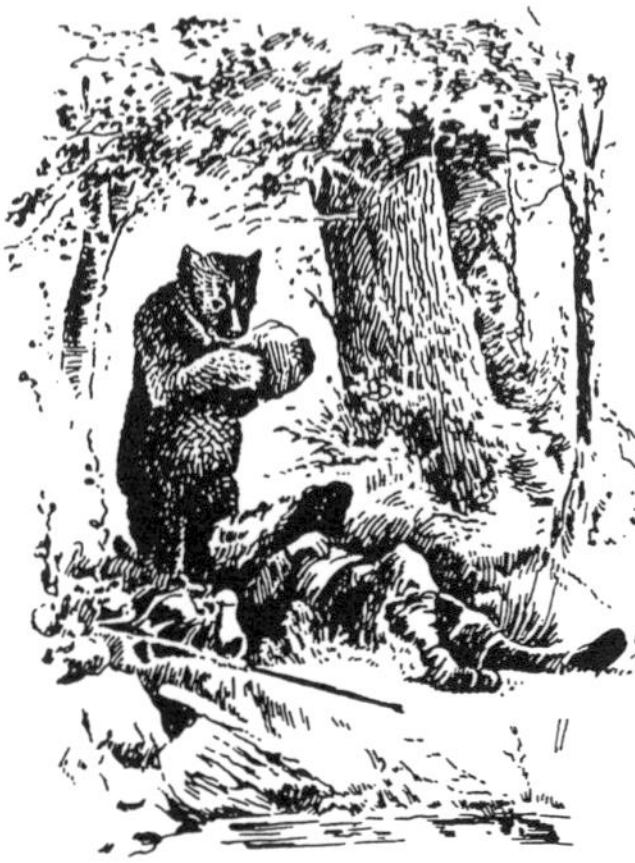

図 7-3　「じっとしてて」とクマは言った．「いい教訓になるから」

解決する能力であることが示された。巧みさは運動課題がいろいろな要因によって複雑化したときに必要となる。しかしながら、そのような複雑な状況であっても、私たちはその課題をいつでも解決することができると考えられている。

「**運動課題を正しく解決する**」とは何を意味するのだろうか。この表現には明らかに質的な側面と量的な側面がある。

正しく行われた動作とは、目標へ至るために、課せられた課題を解決する動作である。**正しい動作とは、まさに必要とされることを行う動作である。**

これが**質的**な側面だ。

木を曲げようとしているのに、へし折ってしまうおとぎ話のクマは、巧みさを備えているとは考えられない（図7-2、7-3）。曲がった金属をまっすぐにしようとして、見る影もなく台無しにしてしまう人を、巧みとは言わない。スケート選手が、勇敢にそして優美に複雑な姿勢で滑りはじめながらも、途中で転倒すれば、もはや巧みとは言われない。巧みと言われるにふさわしいスキルを備えた専門家の専門家たるゆえんは、スピードや、優美さやなどの動作特徴ではなく、まず第一に、その人の手によって行われることの質が高いからなのだ。

もしこの要素が抜けていれば、他のどんな動作特徴も意味がない。正しい動作とは、錠をやすやすと開ける鍵のように、運動課題に完全に合う動作をいう。巧みさとは、現れた錠に対してぴったりの鍵を創り出す能力である。この特徴には、**適切性**という単語がぴったりあてはまる。**確かに、巧みな人の動作はみな、与えられた問題に対して適切だ。**

動作の正しさの**量的**な側面とは、**正確さ**である。すでにみたように、筋-関節リンクBのレベルがもつわずかな動作のレパートリーは、正確さを測定しようがない。このレベルは、巧みさを伴った運動を含まない。一方、上位の制御レベルが関連するかぎり、巧みさを伴った動作で正確さや精密さの要素が入り込んでいないものを想像するのは難しい。この要素は非常に重要なので、あらゆるクラスの動作は、予期せぬ出来事への適応がたとえなくとも、もしすばらしく精密であれば巧みさを伴うといえる。針を精密かつ正確に突き刺したり、ボールを小さな的に命中させたりする動作には、巧みさを感じる。空中で揺れている相手に捕まえてもらえるよう正確にタイミングを計って空中ブランコの手を離すアクロバットの動作はどうだろうか。手品師の手が行う正確な動作の巧みさをさしおいて他に何が観客を魅了するだろうか。

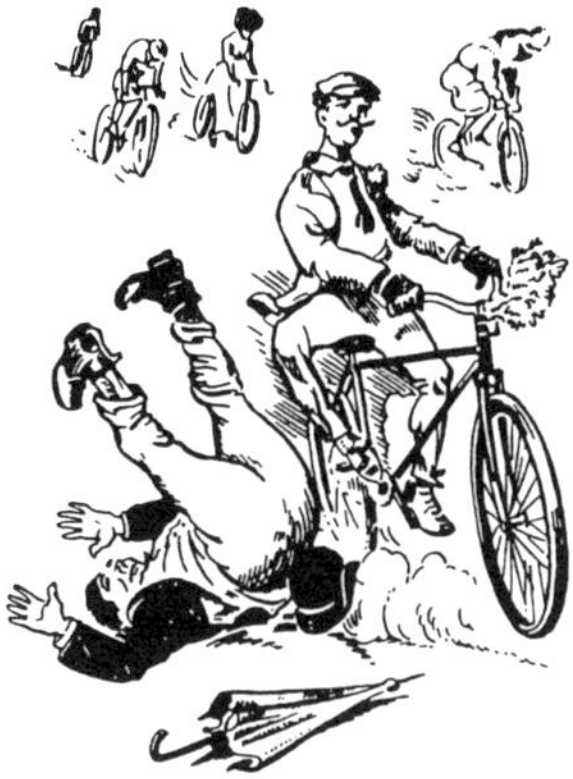

図7-4　自転車の初心者

動作の精密さは感覚調整の精密さである。新たなスキルを精緻化し、自動化する際、それぞれの動作要素は徐々に最も適切な質的調整を伴う制御レベルを見つけていく。しかしながら、調整の背後にある感覚機構の感受性と正確さは、練習に伴ってずっと向上し続ける。このことは、動作を最終的に改善する背景レベルにおいても同じことがいえる。自転車に乗りはじめてまもないころ、未熟な運転者の前庭器は、垂直線からのずれがかなり大きくなってからようやくくずれを検出し、調整信号を出す（図7-4）。この過程は動作パターン全体に反映され、軌跡は右や左に大きく曲がる。前庭器官の感受性は自転車に乗り慣れるとずっと向上し、ゆっくり漕いでいるときでさえ、ほぼ理想的な、直線の軌跡を描いて進むことができるようになる。走者では、自己受容器官の知覚が鋭敏になったことは、ステップの標準化が進行することによって示される。跳躍の選手では踏み切りに至る助走がますます正確になり、テニスやサッカーの選手ではボールを打ったり蹴ったりするときの角度がより正確になる。

正確さに対する要求の増大は、手や対象操作の巧みさが担当する**対象物のスキル**で特に顕著になる。このスキルについては、すでに多くの例を挙げて議論した。正確さに対する厳しい要求とそれに応える高い能力は、またの名を正確性と精密性のレベルともいう高次の空間レベルC2の特徴である。結果的に、この正確性のレベルの自動性に支えられた行為のレベルDのスキルはみな、思わず巧みだと言いたくなるような飛び抜けた正確さを要求する。レベルDのスキルとしては、薬剤師、精密工、彫刻家、外科医、化学者、射撃手、製図家のスキルなどがあげられる。

各感覚器官がスキルの練習に伴って感受性を増す能力をもっていることは、実用上おおいに重要である。どの運動スキルにおいても、**正確さは、練習次第で大いに向上する潜在性を秘めている**。正確さはまた、高次の空間レベルC2に典型的な練習による練習可能性の転移をはっきりと示す。多くの異なるスキルを練習することによって発達した正確さは、巧みさのための重要な背景を形成する。

さて、それでは次に巧みさのもう一つの特徴に話を移そう。これによって、巧みさとは**何を**行うのか、その性格が明らかになる。

その特徴とは、**すばやさ**である。

すばやさが巧みさに必要な特徴であることは、あまりに当然すぎることのように聞こえるかもしれない。すばやさは巧みさにとって、水が冷たかったり火が熱かったりするのと似たようなことなのだろうか。いや、違う。次に続く議論を読めば、この能力について一から説明していくことの必要性が明らかになる。はじめに、すばやさの概念もまた、質的な側面と量的な側面とをもつことに注意しよう。まずは、質的な側面からはじめよう。

すばやさは、**どのように**行うかという意味と、実際に**何を**行うかという二つの意味がある。前者は、行動のすばやさ、動作や行為のすばやさを指す。後者は、**結果を達成するすばやさを**指す。まったくおなじ文章を繰り返しすばやく書ける人や、同一のねじをたくさん作れる人を思い浮かべてみよう。いくらすばやいといっても、書き写すことができる文章は一日にせいぜい数冊だろうし、作れるねじはせいぜい一〇〇本くらいだろう。彼らの背後には、一時間のうちに何千部ものコピーや何十万本ものねじを余裕たっぷりに吐き出す機械が控えている。人間では動作のすばやさが目立ってしまいがちだが、機械のほうがずっとすばやく結果を達成する。

巧みさにとっては、結果を達成するすばやさのほうが不可欠だろう。飛び抜けた巧みさがなくとも飛び抜けた短距離走者にはなれる。そのほかの条件が同じであれば、結果を達成するすばやさは、動作のすばやさ次第で決まることは確かだ。ただし、動作のすばやさは万能ではない。

「急いてはことをしそんじる」とか「急がば回れ」という教訓に満ちた寓話のたぐいは数えあげればきりがない。これらはみな、大急ぎでなにかをしようとしている人が、すばやい動作にもかかわらず着実で計算高い相手に負かされるという話だ。これらのお話に含まれる明白な知恵から、もう一つ根本的な疑問が湧く。真に巧みな動作は、なぜどれも落ち着いているのだろうか。あわてふためいた動作は、なぜ巧みさが足りないのだろうか。

理由は簡単だ。不十分で、スキルが足りず、不器用に行われた仕事はいつでも不必要な動作がたくさん含まれている。もし仕事のペースを早くしようとすれば、不必要な動作をすべて短い時間内に押し込めなければならず、急がなければならなくなる。一方、仕事が合理的で着実ならば、すばやく結果を達成しなければならないときでさえ、特にあわてる必要もなく、時間の枠の中にうまく収まってしまう。

すばやさの問題をより細かく分析するために、次のことにも注意しなければならない。巧みさの特徴は、常に最高のスピードで行われることだと考えるのはまったくの見当はずれだ。各種の活動はさまざまなすばやさで行うことが可能だが、しばしば動作に特有のペースが指定されることがある。ときにはこのペースがかなり遅いときもある。正確で、ゆっくりとした操作はたくさんある。たとえば、化学薬品を計量したり、医学的な作業工程をこなしたりすることは、単に遅く行うことが要求されているわけではないが、巧みさの本質は慎重に、なめらかに、そして**ゆっくりと**行う中にある。一方、ゆっくりとやるしかない特別な種類の作業もある（これはしばしば**精密**作業と呼ばれる）。たとえば、エンドウマメほどの大きさしかない小さな時計を扱う時計職人の作業がそうだ。この種の動作はしばしば、ある相反関係を示す。つまり、動作が小さくなればなるほど、同じ正確さのレベルを保つのにより多くの時間がかかるようになる。しかしこれらの場合でさえ、二人の仕事ぶりを比べて正確さを犠牲にすることなくよりすばやく仕事をこなすほうがより巧みだといえる。

したがって、結果を達成するすばやさは巧みさに必要であり、巧みさの特長である。ただし、絶対的なすばやさでなく、相対的なすばやさが重要であることに注意しておこう。

巧みさに反映されるすばやさには、目立たないものの、質的な側面もある。これは三種類に分類できる。

第一に、巧みさはすばやい機転を必要とする。先ほど紹介した、棒高跳びで棒が折れたケースがそのよい例だ。予期せぬ事態に棒高跳びの選手が混乱していたら、とても巧みだとは言えない。巧みさは、方法を発見し、特に重要なことが何であるかを見いだし、それをすばやく行うことの中にある。マットにたたきつけられてずきずきする背中をさすりながら、「そうか、宙返りをすればよかったんだ」と気づいてもどうしようもない。そのようなすばやい機転の重要性は、フェンシングではっきりと観察できる。フェンシングでは一秒にも満たない間に相手のフェイントを知るというよりむしろ感じて、自分の身を守るための、その場に合った、それしかない対応動作にすばやく切り換える必要がある。

二つめはおそらく、**決断のすばやさ**であろう。正しい活動をすばやく見つけるだけでは足りないことはしばしばある。運動のレベルがとても豊かであれば、ある状況において、一つではなく、いっぺんに三つもの方法を思いついてしまうこともあるだろう。レパートリーを余分にもっていたところで、すばやく、しかもためらうことなく活動のプランを一つだけ選んで実行できなければ、助けになるどころかむしろじゃまになってしまう。一秒の何分の一かのあいだに一つの動作を選択しなければならないことを思えば、決断のすばやさと選ばれた解決法をしっかりと実行する能力の重要性は自明のことだろう。

巧みさにとって重要な、すばやさの質に関する三つめの側面は、動作の「速やかな成功」と呼ばれる。この特長は詳細に定義しづらいが、明らかに単なるすばやさやスピードとは同義ではない。人はよく「速かろう悪かろう」と口にするが、これは本質をついている。もしすばやさがすばやい機転と間髪いれぬ意志決定の中にすでに現れていれば、それはさらになめらかで遅れのない決定の実現をもたらすだろう。動作が次々となめらかにかつ容易に融合し、筋のインパルスがたがいの活動を妨げることなくしかも外力と完璧に調和し、そしてすべてが速いペースで行われるとき、その仕事ぶりを「速やかにうまくいっている」というのである。

巧みさ《デクステリティ》の仕事ぶり

これで**巧みな動作と行為の結果**を得るのに必要な要因が理解できた。これらの要因によって、問題は正しく、つまり適切で、正確で、すばやく、首尾よく解決されるだろう。ここでもう一つ疑問をもちだしてみよう。巧みな動作や行為とは**いったい何であろうか**。巧みさは**どのようにして**結果を達成するのだろうか。

大きな大きな丸石にまつわるこんな昔話がある。その丸い石は、町の中央広場の真ん中にずっと居座っていた。町の役人は、その石をどかしたものにほうびを与えるというおふれを出した。申し出た者の一人は、ローラーをひくための巨大な台を建設して丸石を動かすと言い、一〇〇〇ルーブルを要求した。別の者は、ダイナマイトで石を粉々にすることを提案し、七〇〇ルーブルの費用がかかると見積った。そのとき、たまたまそこに居合わせた農民がこう言った。

「オラだったら五〇ルーブルもありゃあ石をどかせるだ。」

「どうやって？」

「わきに穴さ掘って埋めちまえばええ。そしたらオラが広場を平らにならすだ。」

実際に彼はそのとおりに行い、仕事の報酬として五〇ルーブル、そして賢い解決案に対してもう五〇ルーブルを与えられた。


この短い話はまさに恰好の例だ。丸石は、提案されたどの方法でも取り除くことができただろうし、かかる時間も大差なかったろう。しかしながら、三番目の計画は、簡単で安くあがるという点で有利だった。

正しい結果は確かにすばやく得られるのだが、事前に準備する時間や、努力や、道具の消耗が大きいという例は誰もがいくつも見つけられるだろう。そういった諸々の行為には、「スズメを大砲で打つ」という表現がぴったりだ。ほらふき男爵も、畑を耕すのに、はじめちょうどよい間隔でトリュフを埋め、それから豚の大群を放しトリュフをほじくり返させて耕すという世にも有名な計画を提案している。

もし妻が、料理などしたこともない夫に、かご一杯に積まれたジャガイモの皮むきを頼んだならば、彼女が見ることになるのは両手でつかめるほどのきれいに皮をむかれたクルミ大のジャガイモと、どっさり積まれた皮の山と、歯の欠けたナイフだろう。

これらの笑いやあわれを誘う例から分かることは、巧みだと言われるためには、動作と行為が正しい結果にたどり着くだけではなく、途中の道のりが合理的でなければならないということだ。この合理性は、巧みさの「仕事ぶり」に関する疑問に答えるための第一条件だ。

先ほどすでに、平らなトラックを走る短距離走は巧みさの必要条件を満たしていないと決めた。精密に測定してみると、すべてが短距離走のスピードのために犠牲になっていることが示される。最高の短距離走者の動作でさえ高度に合理的であるとは言いがたい。経験的に分かることだが、身体は、一歩一歩に費やされる一秒の何分の一かの時間で合理的によく構成された経済的な動作をひねり出すことができない。科学的データによれば、主としてこのために世界記録（一〇〇メートルの記録は一〇秒二）を破ることが難しいとのことだ。これほどまでに速いスピードの場合、動作のコストは膨大な比率で増大する。いっぽう長距離を走る場合には状況が異なる。このときの課題は、可能な限り速いスピードをだすことではなく、ある一定のスピードをそうとう長い時間にわたって維持し続けることになる。このため、合理的で適宜的な動作をすることが有効になる。実際、もし誰かが、幅広く、力の抜けた、優雅な中距離走者のステップを巧みだと表現したならば、その人はこの言葉をほぼ正しい意味で使ったことになるだろう。

動作の**正しさ**と動作の**合理性**の概念を区別することは簡単だ。合理性は動作自体のことをいい、正しさは動作の結果を指す。正しい動作とは**要求されたこと**をきちんと行った動作であり、合理的な動作とは**それをどのように行うかという要求**を満たした動作である。

動作の合理性はこれまで、とりわけ職業労働に関わる動作の研究において徹底的に分析されてきた。しかしながら、これらの研究でさえ、合理性はおおむね動作の構築ではなく、全体的な動作パターン自体のことを指していた。適宜性と内的な合理性の詳しい規則に関する限り、労働の動作もスポーツ動作もいまだに直感とまぐれあたりの憶測にもとづいて取り決められている。

合理性は、先ほど議論した他の特長と同様に、**質的な側面と量的な側面**とをあわせもつ。質的側面とは、動作と行為の**適宜性**に関係するすべての面を指し、量的側面とは、その経済性を指す。それではここでそれぞれについて考えてみよう。

体操競技と陸上競技の自動的な動作とスキルはおもに空間のレベルCで組み立てられるが、長いあいだ練習を続けると最大限合理的な動作が発見され、発達する。**行うべき動作の系列**に関しては、ふつうコーチによって選手に示され、説明される。残念ながら、言語はまだ完璧に進化を遂げていないので、内なる感覚調整に関する面を説明できず、**内的な動作構造**も定義できない。だから、特にスキル獲得の初期においては、運動選手は慎重に着実に一人でこれらの作業をしなければならない。賢い選手ならば、体も神経系も大いに異なる偉大なスポーツ選手の動きをまねしようなどとは思わないはずだ。自分自身の動作を理解し、自分の意識へ情報を送り届けるよう感覚器官に要求することによって、最終的には自分自身の個性にもとづいた、自分に最も適した運動が仕立てられる。すべての人々はみな同じように歩くだろうか？　人それぞれの歩き方は、似ているとはいえ異なっており、一〇年もの歳月を隔てても歩いている姿をみればその人だと分かってしまう。歩き方には、人それぞれに合理的な歩行様式が反映される。人間の中枢神経系はみな、子供のころ無意識下で歩き方を作り上げ、組みたてる。その様子はまるで、歩き方を追い求めて何万キロメートルもの道のりを踏破しているかのようだ。習慣は、本能的にあるいは意識的に、すべての重要なスキル——歩行や、書字や、乗馬など——について発達する。どの運動競技の選手も、自分自身にふさわしいランニングやジャンプや投げのスタイルを目的に沿って着実に発達させる必要があるといってよいだろう。

レベルDによって制御される連鎖動作では、**運動行為**の適宜性と**道具**の適切性がどちらも重要になる。ここでは、巧みさの概念はより意識的な要素によって補完される。明らかに、動作の適宜性と適切な道具に関連した、動作の成功につながる豊かな資源の利用性は、機敏さとか**器用さ**などと呼ばれる。ここでもういちどネガティブな例を出してみよう。以下は、これ以上不器用なものはないと思わせるものの例だ。——小さなとげを大きなペンチで引き抜く、電動のこぎりでつめを切る、斧や鹵で鉛筆を削る、など。

動作の経済性に関する限り、より巧みな動作とは課題をより少ない努力の消費で達成した動作のことをいう。よく観察してみると、そのような経済性はふつう学習過程の後半、運動スキルを磨き上げ標準化させる段階（前に述べた議論を参照せよ）で発達する。重要なのは、なめらかで静かな動作のあいだに無駄な努力をしないことだけではない。これは難しいのだが、予期せぬ状況において適切な切り換え行為を首尾よく経済的に行うことも重要だ。たとえば戦闘においては、必要もないのに浪費されたほんのわずかの努力が、最後のどんでん返しの伏線になる。若者は惜しみなく力を使う。何をすべきか分からないままに力をもてあましているのだ。したがって、伝承の知恵は、歳をとるにつれて巧みになると教えている。巧みさは合理的な倹約の要素を備えている。落ち着き払った老練剣士が感情の昂ぶった若者を打ち破ることができるのはこのためだ。

巧みさ《デクステリティ》の核心

そろそろ巧みさの決定的な特長に近づいてきた。この特長は最初の定義に含まれていた。それは、**資源を利用すること**だ。動作は完璧に正確で適切になりうるし、求められた結果まですばやく合理的にたどり着くことができる。しかし、動作がもし必要なときにはじまったり、進行したり、終わったりしなければ、その価値は海に降る雨のようなものだ。

もともとの定義にあった「こみいった状況において活路を見いだす」とか、「あらゆる条件で豊かな資源を利用する」という表現は、何を意味しているのだろう。これらの表現は、動作の構築と運動の協応に関する現象の広野へと私たちを導いてくれる。

まずはじめに、資源を利用する際の**受動的な**側面と**能動的な**側面の両方に注意しておこう。受動的な側面とは、制御しきれない不意の外界の変化に関する**安定性**のことをいう。能動的な側面とは、出来事に対する能動的な**干渉**のことをいう。

受動的側面は、動作の着実性あるいは安定性と呼べるだろう。（読者はすでに、第Ⅵ章で**安定化**という用語に出会っているはずだ)。資源を利用する際のこの側面は、外乱の影響を受けながら動作を遂行したり運動課題を解決したりするのに役立つ。それはまた、外的環境が変化したり予期せぬ事象が発生したときに、運動が不安定になったり脱自動化したりしないようにし、さらに運動課題が崩壊するのをくい止めるために動作を適応的に切り換えるのに役立つ。

人間は、環境内での外的な変化に適応するだけでなく、最適な結果への道筋を探しながら動作のプロセスを**能動的に変化させる**。このとき、最も重要な役割を果たすのが資源利用の能動的な側面だ。これは運動の**先見性**と名づけられよう。これら二つをあわせた特性が最も重要な特徴をなし、それが巧みさの核心にあたる。

運動スキルを組み立てる各段階について述べたとき(第Ⅵ章をみよ)、運動における安定性つまり外乱に対する運動の抵抗性の発達に関する問題について考えた。そうしたのは、単にスキルの発達を概観するのに必要だったからだ。ここでは、何が安定性を保証するのかもう少し詳しくみてみよう。動作を崩壊させないようにするために、中枢神経系はどのような種類の資源をもっているのだろうか。

背景レベルBの中では、安定性を備えることはもう一つの側面——動作の標準化——と密接に結びついている。このレベルは、運動の崩壊に対してたった一つの一般的な方法でしか対処できない。その方法とは、自己受容器や筋‐関節から届くふんだんな情報の助けを借りて、動作を力学的に安定した一定の軌道にそって導くというやり方だ。レベルBは高度なスキルを備えた敏腕の外交官で、反作用力や外力に煩わされることを好まない。レベルBはむしろそれらと協定を結び、反作用力(ときには外力も含む)自身に感覚調整の肩代わりをしてもらい、迫りくる崩壊から牧羊犬のように動作を守る一端を担ってもらう。このときレベルBは、動作を基準どおり許容範囲内に収める役目を負うことによってこれに報いる。

このため、このレベルには注目に値するような切り換え可能性や先見性がない。

切り換え可能性と可塑性は、大脳皮質で一緒に産声をあげた(第Ⅲ章をみよ)。空間のレベルCと、特に行為のレベルDは、毎日この特徴を用いているが、この武器は巧みさの指揮のもとでとりわけ威力を示す。

空間のレベルCは二種類の主要な切り換え可能性を備えており、どちらも同じくらい完璧に使いこなす。これらは、**運動の切り換えと効果器の切り換え**とでも呼びうるものだ。どちらもおおむね**空間場**という同一現象にもとづいている。筋－関節リンクのレベルBは、動作の代行をすること、特に動いている効果器の代行をする上で問題を抱えている。というのは、これらすべての調整は効果器それ自体と密接に結びついているからだ。感覚信号は中枢へ向かって大量に流れており、筋のふるまいや、関節の位置や、身体リンクの重心に働く反作用力などに関する情報を供給している。これらの特性はみな、効果器とは切り離せない関係にある。

空間レベルの調整は大いに異なる。自己受容器からの信号は空間場の構成に参加するが、それらの役割は大きく異なる。空間場を組み立てる際に主導的な役割を果たすのは視覚だ。視覚は、見えている身体部位をすべて平等に扱う。これまでみてきたように、空間場は私たちの前に広がる組織化された空間である。その中であれば、私たちは見えている地点や記憶した地点がどこにあっても到達できる。その地点に到達するためにどの道筋をたどればよいか、どのような運動を用いるか、手足のどちらが私たちをそこまで運ぶ役割を果たすかなどという問題は二次的なものであり、空間レベルは簡単に解決してしまう。これが切り換え可能性の起源だ。

元気いっぱいの少年が一〇〇メートル先まで行こうとしたら、彼は途中まで歩き、それからぴょんぴょん跳ね、残りを逆立ちして進むかもしれない。同じ一〇〇メートルでも、山の中であれば別の移動運動――歩いたり、走ったり、よじ登ったり、手でぶら下がったりするなど――が必要になる。

空間レベルにとっては、用いる効果器を切り換えることなど造作ない。ある効果器から別の効果器へスキルが転移することは以前に触れたが、この切り換え可能性によって転移が細かく説明できる。たとえば陸上競技の選手ならば気づいているであろうが、右手のスキルを学習している途中でいったんこの練習を止め、しばらくのあいだ（動作の鏡像をつくるために）左手で練習すると、練習していない右手にも目に見えるようなパフォーマンスの向上が現れる。これはたとえば投げる動作で起こる。これに似た、動作の一時的な「鏡写し」は、棒高跳びの選手にも利益をもたらしてくれる。

運動と効果器の両方に関連した動作の切り換え可能性は、動作を崩壊から守る強力な見張りだ。つまり、この能力によって運動の際に資源が利用できるようになる。行為のレベルは、このメニューに、連鎖をなす運動構成の切り換え可能性と行為が用いる道具の切り換え可能性を追加する。

しかしながら、崩壊に対して異なる種類の防御を必要とする動作のクラスがもう一つある。よくあることなのだが、中枢神経系は倹約家なので、ある一つの方法、つまり脳がこれらの動作を扱うときに好んで用いた方法をずっと忘れずにいる。協応の主な特徴を理解すれば、それがあらゆる動作の制御に関連していることが容易に理解できる。

たとえば、的にむかって槍を投げたり、ビリヤードの球を打ったりすることを考えてみよう。これらの動作はどちらも非常に短く、あっという間に終わってしまう。重要な特徴は、槍を投げ終わったあと、あるいはボールを打ち終わったあとには、動作を調整しようがないということだ。テーブルに覆いかぶさってわめきながらボールを手招きする血気盛んなビリヤード選手もいるが、彼らとてそうしたからといってどうなるものでもないことは承知の上だ。走り高跳びを見ながら、観客席で選手と一緒になって足を持ちあげているファンを突き動かしているのと同じ本能にしたがっているだけだ（図7-5）。これら投げたり打ったりするような瞬間的な動作はみな、インパクトに先立って、つまり飛んでいく物が実際に動き出す前に調整しなければならない。この場合、動作がはじまる以前、動作がまだ観察できないときに、**予期**にもとづいてあらゆる調整をはじめなければならない。

一般的に、ジャンプはこれとほぼ同じ状況にあるといっていい。ジャンプは**自分自身の身体を投げ出す**動作と考えられるからだ。ジャンプで空中に浮いているあいだは、身体の重心の動きを途中で変更できないことが分かっている。この運動を変えられるのは外力だけであり、外力を伝えるには外部の支えを必要とするのだが、飛び上がっているときには支えがどこにもないからだ。このため、ジャンプの際にはやはり、あらかじめ地面から離れる前に必要な調整をすべてはじめておく必要がある。したがって、ここでもすべては見通しにもとづいているといえる。ジャンプと投げ動作の違いは、ジャンプのときには身体の姿勢を変えられる（たとえば、バーにぶつからないように腕を巧みに引いたり、おなかを引っ込めたりできる）という点だ。

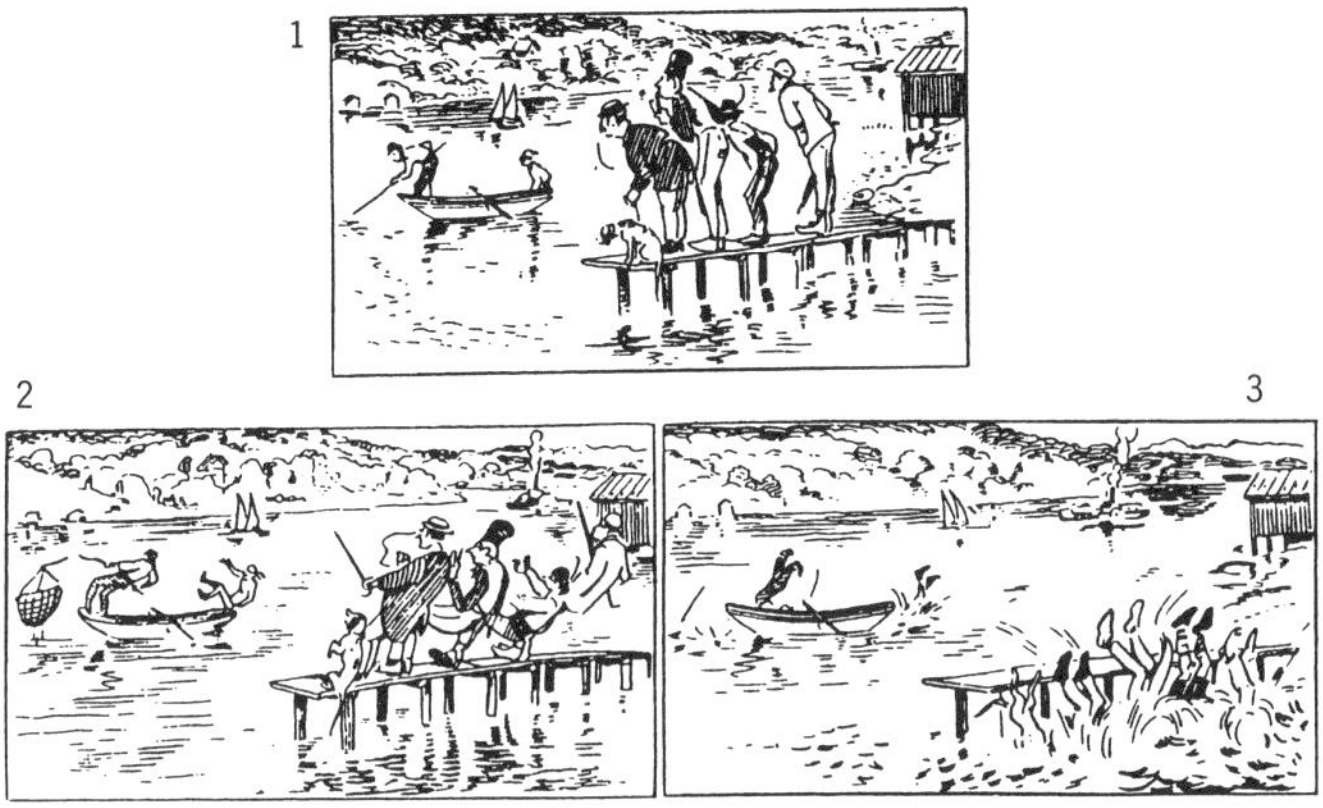

図7-5　熱心な観衆

そのような見通しは生理学の分野で**予期**と呼ばれているが、これは先行経験による豊かな貯金にもとづくものだ。この経験は、投げたり打ったりする動作の結果を前もって予想してくれる。さらに、多くの日常動作では、一見したところ投げたり打ったりするのとは無関係に思える動作でも、予期が重要な役割を果たしている。たとえば、歩くとき足を前に運ぶ筋へのインパルスは、動作が開始される時点ですでにほとんど発生しているが、それにもかかわらず歩幅は一定に保たれている。T・ポポワは、歩く経験の少ない子供ではそのような予期が認められないことを示した。つまり子供は、一歩ごとに主たるインパルスを筋へ送ってから調整のためのインパルスをもう一度送らなければならないのだ。これは正真正銘の感覚調整であり、子供の歩行を撮影した連続写真（いわゆるサイクログラム）にはっきりと映し出されている。歩きはじめたばかりの子供では、調整のためのインパルスを付け足しても歩幅を同じにすることができない[1]。

予期、すなわち前もって調整を行うことは、運動の協応においてとても重要な役割を果たす。たとえば、予期は道を渡るときにどの地点で車にぶつかりそうになるかを計算し、それをもとに経路を調整するのに役立つ。また、予期によって、相手のサーブしたボールが地面のどこで跳ねるか見積もりをたてた上でラケットを構えることができる。道の先にある障害物を考慮した上で歩行パターンを変更し、道筋をほんのわずかそらせるだけで障害物をよけることもできる。最後に、多くの熟練動作では、予期を用いて動作以前あるいは動作が開始したばかりのときにほとんどの調整が可能になるため、その後の動作には注意を払わなくてすむ。このため、やはり前もって次の動作のための準備をする時間が確保できる。これらの例が、巧みさに予期が重要なことを明らかにしている。

私たちが運動における資源の利用と呼ぶものは、起こりうる外的条件の変化を予想し、それに対応した動作を計画する能力なくしては決してやってはいけない。**レスリングにおけるさまざまな運動においては、予期の価値がとりわけ高い。**長距離走者のかけひきにおいても、予期が勝敗を左右することがある。後者の例では、ベテラン走者の巧みさは、相手の行為や、次の数秒間の自分自身の動作や、走路の傾きや、曲がり角などを予期する中にある。サッカーのゴールキーパーの役割は、予期することばかりだ。ゴールキーパーはいつでも、次の瞬間にはいくつかの行為をどれでもすぐ開始できるように準備している。スキルを備えたゴールキーパーは、ゴールを隅から隅まで覆い尽くしていると言われる。敵がねらっている場所であらかじめ待っているからだ。

フェンシングにおける予期の役割も、負けず劣らず明白だ。身体文化衛生学の権威であるF・ラグランジェ博士の言葉に耳を傾けてみよう（F. Lagrange. *L'hygiene de l'exercise chez les enfants et les jeunes gens*. Paris, 1896, p. 134)。

フェンシングでは、トップレベルの熟練者は歳を追うごとに体力が落ちていく。それにもかかわらず、四五歳になってもフェンシング選手の多くは若い頃と比べて実力が落ちない。この理由は次のとおりだ。つまり、一般的な体力は落ちているものの、それと同時に「判断力」と呼ばれる知的能力はずっと発達しつづけているからだ。選手の動作は、若いころのパワーはもうないが、すばやい機転をより多く備えている。視力も衰えてはいるものの、目で見て判断する能力は向上している。このため、相手の次の動作を予測する能力が増している。すばやく判断する能力は、経験にもとづいている。判断ができれば、相手の剣さばきに確実に対抗できる。相手の剣を後追いするのではなく、剣の向かってくる場所で確実に待つことができるからだ。これはある種の洞察であり、相手がカルトではなくシクスト［カルト、シクストは突きの場所を示す用語］で攻撃を続けるであろうことが分かるようになる。フェンシングのベテランは、多くの敵と戦ってきたので、相手のさまざまなスタイルと気質を正確に分類できてしまう。一度か二度「みせかけの攻撃」をしただけで、相手の強さだけでなく、スタイルも見抜いてしまう。ベテラン選手は、相手の計画を「確率計算」のようなものによって推測するが、ほとんど外れたためしがない。異なる相手と試合をすることは新たな経験を積み重ねることであり、知識を広げる機会となる。経験の重要性は、たとえば次のような手練手管のベテランのアドバイスに示されている――次々に相手を変えて試合をすること。あるレベル以上になると、相手がたとえ非常に優れた熟練者だったとしても、同じ相手とばかり試合をしていたのではそれ以上の進歩は期待できなくなってしまう。

巧みさ《デクステリティ》と先見性

相手の意図と自分の活動の結果を予期（すなわち前もって推測すること）することによって、動作は最も完成された巧みさの域へと**到達する**。この、完成された人間特有の巧みさは、従来から**先見性**と呼ばれていた能力に相当

1　注意深く観察してみると、歩いたり、走ったり、スケートをしたり、スキーをしたりしているときの足運びは、基本的に典型的な**バリスティック**（投げたり打ったりするタイプの）動作である。結果的に、足の動きは容易に、たとえばサッカーボールを蹴る（打つ）動作になる。予期的な調整は、すべてのバリスティック動作において重要な役割を果たす。

する。

レニングラードのペトロ・パブロフスク要塞には古い寺院がある。ここの鐘塔は上に行くほど細い尖塔で、頂上は地上五〇メートルもの高さになる。鐘塔の先端には直径約二メートルの半球があり、半球の上には高さ三・五メートルの天使と、六・五メートルの十字架が据えられている。尖塔全体は金箔を貼った銅板で覆われている。

一〇〇年以上前（一八三〇年）のことだが、天使と十字架に度重なる問題が起き、落下の危機に見舞われた。そこへサーカスの軽業師Mがやってきて、「私が天使と十字架のところまで登り、修理してさしあげましょう。足場を組むまでもありません」と志願した。この軽業師は自らの巧みさと強さと勇敢さにものをいわせて、小さな鈎爪一つでこの尖塔に登ろうと決意したのだ。

朝早く、Mは必要な道具を身につけ、尖塔のいちばん下にある窓から、地上五〇メートルの高さへと登りはじめた。彼は尖塔の表面にある窓にいちばん近い出っ張りをつかみ、なんとか鈎爪をかけることができた。そして、それ支えにして次の鈎爪をかけ、ジャンプしてそれに片手でぶら下がった。そしてまた鈎爪をかけ、その上に立ち、尖塔の表面に手をのばして一休みしたあと、再び次の鈎爪までジャンプした。

二時間後、へとへとになって窓に降り立った男がいた。その男は、M自身というよりはむしろ、Mの影であるかのように見えた。二時間ばかりのあいだに体重はすっかり減ってしまい、向こう見ずなジャンプで生じた手足の傷や出血にさえ気づかぬほどであった。結局、彼は尖塔の頂上にたどり着くことはできなかった。途中でにっちもさっちもいかなくなり、仕方なく尖塔表面の出っ張りを伝って降りてきたのだった。

この軽業師Mの逸話は作り話であるが、次の一節は実話で、史的な記録も残っている。

ヤロスラブリ市の農民であり、屋根職人でもあるピョートル・チェルシューキンは聖ペトロ・パブロフスク大聖堂のてっぺんにある天使と十字架を修理するという知らせを耳にした。大がかりな修理ともなれば、足場を組む時間と費用だけでもばかにならない。そこで彼は、「私ならば足場なしに必要な修理をして御覧にいれましょう」という手紙を認《したた》めた。しかも材料費はいらず作業費も無料《ただ》、お礼は御意のままで結構ということだった。

チェルシューキンは、身の丈こそさして大きくはなかったが、屈強なこと人並み外れていた。はじめに彼はロープを尖塔と自分の胴体の周りに巻き、尖塔の表面にある溝をつかんで登りはじめた。指にはこのうえない力がかかっており、見る間に血が滲んできたが、彼は痛みをも意に介せず登りつづけた。彼は常にロープをきつく張っていたので、尖塔が細くなるにつれてしがみつきやすくなっていった。ある程度の高さになると、表面に鉤爪を引っかけ、足に着けた小さな鐙《あぶみ》も使って登り続けた。そうして彼は頂上の半球までたどり着いた。

さらにそこから半球の上まで登る必要があったが、チェルシューキンは次のようにしてこれをやってのけた（以下報告者による）。

チェルシューキンは半球のすぐ下側で尖塔にそって二本の新しいロープを結わえ、足をかける二本の新しい鐙を拵《あつら》えた。彼はもう一本のロープを尖塔と自分の胴体に巻きつけ、ほとんど水平の状態でしがみついた。いっぽうの手には、長く巻かれた別のロープが握られていた。折しもこのとき強風にあおられて、尖塔はゆらゆらと揺れていた。チェルシューキンはこの風に乗せてロープを投げ、十字架の根元に巻きつけ、とうとうずり落ちそうになっている端を捉えた。彼はロープの一端に輪を作って引っ張り、輪がしっかり十字架に巻き付くようにした。さらに鐙として使うロープにそって小さな輪を幾つも作り、引っかかりをよくしてからロープをよじ登って十字架まで到達し、作業をはじめた。我々が見守る中、彼はときおり五アルシーン[2]もある天使によじ登り、天使の羽に腰掛けて修理し、九アルシーンも上にある十字架の横棒まで登り、破れた覆いを一つ一つ修理した。天に向かう旅の三日目、チェルシューキンは二六サージェンもあるかという縄梯子を用意し、一端を十字架に結わえた。そうして彼はこの梯子を使って修理に必要な材料を運び、六週間後には風による覆いの破れ目や天使の羽を修繕し、天使を十字架にそって八ヴェルショークほど押し上げてしまった。

はじめの例に登場した猛者は、自らの運動能力を過信し、運動の資源を利用することだけで問題を解決しようとしていた。実際それらは役立ち、一〇人いれば九人までが落ちて死んでしまうような状況で生還できた。二人目の例は、「農民は雷が鳴るまで十字を切らない［切羽詰まった状況になるまで手を打とうとしない］」という諺にしたがおうとはしなかった。彼は困難を**予期**して、実際の行為の前に**先見性**を示した。もちろん力強さや、勇敢さや、巧みさは必要だったが、成功したのはそれに加えて「いい加減」ではない綿密な計画を立てたからだ。二人の男の違いは、サルと人間の違いにもたとえられよう。

おそらく、チェルシューキンのように動作と行為で先見性を示す能力は、常に見通し、つまり予期にもとづいている。私たちが危険を冒してもよいのは、はっきりと未来の事象が認識でき、自分のとる行為が自分自身にどうはね返ってくるか予め分かるときに限られる。このようにして私たちは予期せぬ外的事象による危険から身を守るだけでなく、そのような事象をうまく利用することができるようになる。

これは、ふつうではない新たな巧みさの特徴であり、資源の利用性と、とりわけ先見性に直接支えられている。巧みさは、外的な危険因子を逆利用するときに有効となるだけでなく、行為者自身の誤りを逆に利用できることすらありうる。

二つの例を挙げよう。

フォワードが、右側にいる味方に向けて右足でパスをしようとしている。味方はもう、いつでもシュートできる体制に入っている。ところがフォワードは足を滑らせよろけてしまった。右足は右側へ遠くずれてしまい、ボールは左足の方へ転がってきた。何が起きているのか認識するよりも先に、彼の本能と経験はすでにどうすればよいか解答を見つけ出していた。足を滑らせたことで体重は右足にかかっており、左足でまっすぐシュートするための軸足が整っていた。本人ももちろんだが、味方も、そして相手のゴールキーパーもそんなことになるとは予想だにしていなかったこともあり、シュートが決まった。全体の出来事は、ほんの二秒も経たないうちに起こったものである。

ある男がT字型をした、錨のような鉄の塊を井戸のような形をした穴から引き上げようとしていた。男ははじめ、T字の出っ張りにロープを引っかけようとしたのだがなかなかうまくいかなかった。そのうちに、ロープが穴の中ほどにあるフックに引っかかり、抜けなくなってしまった。そこで男は塊の片端をそのフックに引っかけたまま、たるんだロープをT字に掛けて引き上げた。結局フックによって滑車のような効果が得られたため、持ち上げる力は半分で済んだ。彼は軽々とロープを引っ張り、手の届くところまで鉄塊を引き上げた。

どちらの例も、ふりかかった災いを、半ば無意識的、半ば本能的にすばやく転じて福となしている。

2　一ヴェルショーク＝四・五センチメートル、一アルシーン＝七一・一センチメートル、一サージェン＝一・八三メートル。

これほどうまくいくことはあまりないかもしれないが、何かの活動が巧みな人ならばしばしば似たような経験をしているはずだ。この能力は、環境とのごく簡単な相互作用から最高度の芸術に至るまでの幅広い行為で発揮される。よく知られた例をあげてみよう。——カンバスにたまたまついたしみを見て芸術家が新しいすぐれた絵画の手法を思いつく、通りを歩く人の鼻歌や、猫がピアノの鍵盤に飛び乗ったときのメロディーが作曲家に新しい作品のひらめきを与える、など。

先見性と発明が役割を果たす分野の法則を記述することは特に難しいので、最高次の巧みさが支配する技の世界には深入りしないでおこう。人間の英知は無限である。

ここで、巧みさとその特徴についての詳細な分析をまとめておこう。このまとめは、必要不可欠な要素をすべて網羅した、**巧みさの拡大定義をつくるのに役立**つ。この拡大定義は、以下のように記述できるだろう。

巧みさとは、いかなる外的状況においても解決となる運動を見いだす能力、つまり生じた運動の問題を、以下の条件を満たして十分に解決する能力である。

- **正しいこと**（適切で正確）
- **すばやいこと**（意志決定においても、結果の達成においても）
- **合理的であること**（適宜性を備え、経済的）
- **資源を利用していること**（咄嗟の機転が利いて、先見的）

ここでいよいよ、巧みさが発達する可能性および巧みさを向上させる方法に移りたいのだが、その前に取り急ぎこの定義の完成度に関わる次の疑問に答えておこう。巧みさに関する事柄は、すべて議論されつくしただろうか？はたしてこの定義に不足はないだろうか？

巧《デクステリティ》みさと美しさ

私は本書の執筆にあたり、まず手はじめに、プロスポーツ選手や身体文化の専門家に巧みさをどう定義するのか尋ねて回った。少数派とはいえかなりの数にのぼる熟練者が主張していたのは、巧みさの定義は動作の美しさや、優美さや、調和などの概念と切り離して考えることはできないということだ。こういった熟練者は、各種の体操競技では動作の美しさが採点対象になることに注目し、巧みであるにもかかわらず美しくも優美でもない動作の例をあげるのは不可能であると指摘した。

このような根強い主張はかなりの数にのぼるものの、私は同意できない。私見を裏づけるために、**美しさを巧みさの拡大定義に含める必要がない**理由を挙げていこう。

美しさを巧みさに含めない第一の理由として、それが常に主観的だという点があげられる。確かに、どう考えても美しいとしかいいようがないものはある。――ラファエロが描いた「システナ礼拝堂のマドンナ」、レオナルド・ダ・ヴィンチ作の「モナリザ」、あるいはティチアーノ、ヴェラスケス、ムリリョ、ボッティチェリ、ブルーロフ、レヴィタンらによる数々の作品など。人間の英知のおよぶ範囲は無限大といえるが、本書の目的からすれば、日常生活のための定義が必要なのである。第二に、美術愛好家を何十人も集めて先ほどのリストから投票で第一位を選ぼうとしても、必ず票は割れてしまうだろう。このため、美しさという評価を科学的な定義に含めるのは、定義の信頼性を損ねると思われる。

また、もっと重要なことに、巧みな動作において美しさは一義的あるいは基本的な要因ではない。つまり、美しさは他の要件と同等ではなく、独立した要件にはなりえない。私はこう言われたことがある。「ある動作が正しくて、すばやくて、正確で、合理的で、資源を利用していたとしても、美しくなければ巧みだとは言えないのではないか？」。私の答えはこうだ。「この要件をすべて満たしており，しかも醜く調和のとれていない動作などありますか？　もしそんな例があるなら見せて下さい。議論の続きはそれからにしましょう」。要するに，そんな例など見つからない。

どのような定義にも恣意《しい》的な要素は入ってしまう。私たちが定義に用いた言葉も，いくぶんか曖昧で未熟かも知れない。このため，それぞれの要因に重なる部分が出てくるのは避けがたい。同じような重複は，第Ⅵ章で巧みさを定義したときにも生じた。分析の際にも同じ問題がつきまとう。経済性はすばやさと重なり，資源の利用性は先見性と，機転のはやさは適切性やスピードと重なってしまう。それはそういうものなのだ。しかし，これら巧みさの各側面は独立しており，それぞれがそれぞれの原因になっているわけではない。

美しさは別である。巧みさだけでなく，動作の型や動作自体の美しさ（いわゆる造形美）に関しても，**美しさは二次的な特徴**で，対象に備わったより基本的で深い特徴の現れであるといえるだろう。私たちは，経済性と適切性を組み合わせて生じた，調和のとれた美しいものをいろいろと考えることができる。エッフェル塔や，クリミア橋や，クレーンのアームや，強力な蒸気エンジンや，流線型をした飛行機のようなすばらしい建造物や人工物だって美しいといえるだろう。一九世紀半ばには，飾り立てた「美しい」工業製品という見当はずれの考えが生まれたことがあった。ゴシック様式のアーチ形に蒸気エンジンの取りつけ台を造ったり，蒸気エンジンに花の絵を描いたり（花柄のミシンや時計は今もなお存在する），エッフェル自身でさえ自分が設計した塔を鉄のレース細工で飾りたてる誘惑に抗《あらが》いきれなかった。すぐにこの誤解は消え去り，最高度に調和のとれた控えめで適切で質素なデザインに置き換わった。優美な曲線を描くクリミア橋や，石造りであるにもかかわらず空にそびえ立つモスクワのアーチ橋や，スイスの山々に架かる勇ましい橋など，高い柱廊を思わせる計算され尽くしたパターンに賛辞を贈らぬものは誰一人いないであろう。このような評価は決して偶然の一致ではなく，何世代にもわたる経験が意識下に刷り込まれ，世代間に引き継がれた結果なのである。

長い間にわたって、男性美と女性美の理想は生物学的な適宜性を反映していると考えられてきた。男性にとっては、美とは力強く筋骨隆々の身体であり、きびきびとした動作である。一方、女性にとっては、やわらかさ、優美さ、および理想の母性を体現することである。動作の美しさが異なる性格をもつと考えられる理由は何であろうか。

一般に人間の動作の美しさ、また私たちが巧みさと呼ぶ最も完全な動作の美しさは、**適宜性と経済性が組み合わさったところ**にある。巧みさのすべての条件が満たされたならば、必然の帰結として美しさが生じる。巧みさの条件をすべて兼ね備えた醜い動作を想像するのは、美しくて不器用な動作を想像するのと同じくらい難しい。

以下のことを考えれば、美しさが巧みな動作の特徴から特別に分離したものではなく、巧みさに備わった特徴であることが分かる。仮に美しさが付加的なものであって、巧みさの条件をすべて備えた動作に対してつけたり外したりできるような代物であるなら、とうぜんスポーツ選手はスキルの限りを尽くして動作を「飾りたてよう」とするだろう。しかし、美しさを加えようとした幅跳びの選手が空中でダンスのポーズをとったり、棒高跳びの選手が観客に優美な投げキッスをしたりしたら、どう思うだろうか？　もちろんそんな例はばかげているが、これでおそらく巧みな動作の美しさというのは動作の精密さや、経済性や、適宜性の中に存在することが分かって頂けよう。

巧みさ《デクステリティ》はどのように発達するか？

読者は、「巧みさは生まれつき決まっている能力である」とか、「力強さ、耐久性、すばやさといった能力は鍛えれば向上するが、巧みさだけは先天的な能力だ」などという意見をしばしば見聞きすることがあるのではないだろうか。

この意見は完全に間違っている。よくよく周りを観察すれば間違いであることが分かるだろうが、観察の解釈が事実と異なるのはよくあることだ。たとえば、X氏は巧みさを未だ発達させられずにいるともいえるし、もともと生まれもった巧みさを表に出せないでいるともいえる。したがって、**巧みさが練習によって向上しうる**ものであることを示すためには、公平な観察によって広い範囲でもっとたくさんの理由をあげ、事実を補完する必要があるだろう。

まず念頭におくべき重要な点は、運動の巧みさは**大脳皮質の機能に**密接に**関連している**ということだ。この部分は、脳が発達する歴史において最も新しくできた部位であり、いわば個人の生活経験を吸収する能力が染み込んでいる部位である。大脳皮質によって制御される能力の中で最も特徴的なのは、完璧を目指して発達し、練習し、奮闘する能力である。最高の切り換え能力の様式は、繰り返し練習したわけでもないのにはじめての試みですばやく確実に作動するが、このようなことが可能になるのもやはり大脳皮質の機能によるのである。

さらに、巧みさは**複雑な活動**である。すでに見てきたことだが、複雑な活動は少なくとも二つのレベルの運動制御機構が協同して働く必要がある。各レベルは、感覚および運動の脳装置から構成される。さらに、少なくとも二つのタイプの巧みさ――身体と手の巧みさ――を区別する必要があることを立証してきたが、これらはそれぞれ異なる脳システムに基づいている。

ただしごく限られた単純な現象、たとえば膝蓋腱反射（膝の皿の下をたたくと脚が跳ね上がる現象）についていうならば、状況は異なる。この反射を司るほんの小さな脳の一部が正常であれば、反射に異常はみられない。もしなんらかの理由でこの領域が未発達だった場合、反射はなくなってしまう。こういう類の反射は、まさしく生得的だといってよい。しかし脳、感覚、運動、協応システム全体が関与する非常に複雑な能力について議論する場合、この能力が生まれつき不足しているということは事実上あらゆる脳システムが未発達であることを意味する。脳が未発達である人、いわゆる白痴とか痴愚と呼ばれる人々は、たしかに巧みさが非常に不足している。しかしここではそういう人のことを言っているのではない。ふつうに発達した脳をもつ人間はみな、程度の差こそあれ、ふつうの巧みさを示すだけの条件はすべて調っている。

したがって運動の巧みさは、すべての複雑な脳活動と同じように発達させることもトレーニングすることもできると断言できる。巧みさの程度が人それぞれ異なるのは、単に量的な差があるからに過ぎない。[3] ここでおそらく、「巧みさを発達させる能力の高い人もいれば低い人もいるが、それはなぜなのか」と問う読者もおられよう。このことは巧みさが訓練によって向上するという見解と矛盾するものではない。だれでも英語が習得できるという事実に疑問の余地はあるまい。英語をよりやすやすと習得し、高いレベルに達する人もいればそうでない人もいるという事実は、人が生まれつき英語の知識をもっていることを意味しない。

巧みさを獲得する個人の能力に関していえば、これらの能力に**異なるプロフィールあるいはタイプ**があることを思い出そう。**身体の巧みさ**をより簡単に発達させる人もいれば、**手の巧みさ**を発達させるのに適している人もいるだろう。このようなプロフィールの違いは生まれつきである。巧みさはどんな人でもトレーニングして発達させることができるが、すべての人がみな**二つの巧みさをどちらも同じ程度までトレーニングできる**とは限らない。

巧みさを発達させトレーニングする方法の問題にアプローチすることによって、前に取り上げた巧みさの主な特徴についての分析がどの程度意味をもつのか検討してみよう。ある対象に対してあいまいな考えしかもっていなければ、その対象をどう扱っていけばよいかわかるはずもない。しかしここではもう、（拡大定義において）巧みだと言える動作の特徴は分かっているので、巧みさの完成にかかわる問題に容易に接近できる。

巧みさの基本的な特徴は、拡大定義からもわかることだが、非常に異なる精神生理学的基礎をもち、そのために異なる方法でトレーニングしうることだ。動作の正確さや適宜性を発達させるのに有効な方法もあれば、すばやさを向上させるのによい方法もある。さらに、トレーニングをする人がもつ個人の特性を常に念頭におく必要がある。

3　ここで留意すべき点がある。比較のため、同じように複雑な心理物理学的能力である持久力についていうと、本書では取り上げていないもののやはり発達や訓練によって向上しうる。

したがって、一般的な法則や練習処方を確立する際には十分な注意が必要だ。

これははっきりと言えることだが、ある新しいスキルをしっかり身につけたとき、一般レベルの巧みさも向上する。**巧みさは運動経験とともに蓄積される**。この経験は低次レベルの制御のレパートリーと、巧みさの中核をなす資源の利用性と、可転性と、先見性の蓄えを増やす。たがいに補いあうような異なる運動スキルを会得することはとりわけ有効であろう。

本章の前のほうで、巧みさの基本的な要因には含めないが巧みさを示すうえでの**必要条件**となる二つの要因について述べた。これらのおおよその意味は以下のようなものだ。つまり、巧みさは動作や行為それ自体の中だけに含まれるものではない。巧みさを決定するのは、予期せぬ、はっとさせられるような状況のもとで**動作をいかにして環境と相互作用しながら遂行するか**という点にある。ここで運動を撮影した映像から、背景だけをすべて取り去った画面を想像してみよう。すると、人間と何もない背景が残る。そのような画面を見ただけでは、行っている動作が巧みかどうか決して判断できない。

この事実だけで、どこにどのように巧みさを探し求めればよいかという点についての重要な手がかりが得られる。巧みさが動作だけの特性でないことは明らかなので、環境と関係なく動作だけに注意を向けて練習してもけっして巧みさは向上しないだろう。巧みさを向上させるであろう動作は、**何かを成し遂げる動作**なのだ。対象を伴うことのない動作は持久力や筋力を高めるには良いかもしれないが、そんな動作を行ったところで巧みさは得られない。**何かを成し遂げる**ことができるようになるにはそれを何度も行うことが必要になるし、さまざまなことが巧みになるためにはスキルを身につけなければならない。

身体の巧みさは、結果を導く動作や外的な障害もしくは外乱を克服する動作によって向上する。もし私が体操の鉄棒や吊り輪、あるいはハードルを恐れているとすれば巧みだとはいえない。逆にそれらの器具が私を恐れるようになれば、私が巧みになったということだろう。

手もしくは対象操作の巧みさを向上させる動作は、常にスキルを要する。レベルDで制御されるスキルで、非常に高いレベルまでトレーニングすることができないものについては名前をつけることができない。巧みさはどのようなスポーツにおいても存在する。巧みさは、どんな種類のレスリングにも必要である。また、人はどんなプロのスキルでも巧みになる。最後に、人は巧みに衣服を着て、ボタンを掛け、髪を梳かし、洗濯をし、キュウリの皮をむくことができる。これらの活動は非常に洗練されたものからごくありふれたものまであるが、それぞれ多様性が増して手間取ったり、予期せぬ障害が発生したときなどには巧みさの発達が促され、よりよく練習される。

練習をする場合はいつでも、巧みさの拡大定義に含まれる主要な特徴の一つ一つを分けて強調するのが確かに望ましいだけでなく、必要でさえある。

どの運動スキルでも、**動作の正しさは**（先に述べたような動作の適切性と正確さ）**まずはじめの段階から**発達させる必要がある。ちょうどこのときが、スキルの運動構成を行う時期にあたるからだ。またこのときは、最も適切な感覚調整が選ばれる時期でもある。さらに、この時期には、動作のすみずみまで意識的な注意を巡らすことができる。後になると動作の細部は自動化の領域に消え去ってしまうので、はじめの段階で動作の質に注意を払わないのは、最悪の誤りだ。動作ができるかできないかというときには、スピードや、おそらくは力も少なくしてもよいが、正確さと適切性を決しておろそかにすべきでない。さもなくば、これらの質的な誤りが定着してしまい、悪い癖が決して抜けなくなる。もしはじめの段階において、望ましい結果（本章のはじめを見よ）と照らし合わせてみて動作を正確に遂行することが難しければ、それは構わない。望ましい結果を得るためにしっかりとした意志をもって一〇分間集中しクタクタになるほうが、「どういうわけで」とか「なぜうまくいかないか」という点をあまり意識しない練習を二、三時間続けるよりも効果的だ。このときには、条件づけられた唾液反射を定着させてしまったイヌのことをよく思い出す必要があろう。

次に述べる点についても考慮しておこう。動作の正しさを制御する調整は、大部分が先導レベルに属する。というのは、この調整が運動課題の本質に関する動作の成功と失敗に深く関連するからだ。自動化によって、正確さおよび適切性に関する調整の一部が意識下で行われるようになる。このとき自動化に任される調整は、主として目的を達する上で技術的な手段に関わるものだ。最も重要で決定的な調整はより高次のレベルに一任されている。この調整には最高次の適応性と操作性が必要となるので、これが自動制御に任されることはない。

したがって、動作を行うときには、スキルのトレーニングをはじめたばかりのときだけでなく、練習が進みスキルが「完璧」に（しかし、どこまでいけばスキルが完璧になったといえるのだろうか？）なってからも注意と意志を動作結果の質に集中させなければならない。（おとぎ話に出てくるムカデにならないように）動作それ自体だけでなく課題の本質についても考えなければならない。――できるだけ遠くまでジャンプする、できるだけきちんと線を引く、できるだけ最適な方向にテニスのボールを打つ、できるだけ正確に何かを切る、できるだけ正確に板チョコレートやドレスのシャツを包む、など。今行っている動作が何のための動作であるかについて集中しなければならない。そうすれば、動作をどのように行えばよいかについては自ずから解決が訪れる。

動作の正確さは、正確性のレベルC2において典型的に認められる広い範囲の転移を示す。あるスキルの正確さが身について向上すると、他のさまざまなスキルも目に見えて向上するようになる。それゆえ、巧みさを発達させるためには目の判断能力や、筋‐関節による、次元と距離の判断能力を練習によって向上させる必要がある。このような能力は、あたかも油膜が水の表面に広がるがごとく後になってさまざまなスキルに広がり、絶大な効果をもたらす。

巧みさの本質的な特徴であるすばやさは、そのほかの特徴とは性質が異なる。というのは、すばやさは独立した特徴ではないからだ。つまり、すばやさは**動作の適宜性**と不可分の関係にある。とはいえ、二つの動作のうちのどちらが巧みさの質が高いかと問われれば、すばやい方に軍配が上がるだろう。適宜性の高い動作から本質的でない要素をすべて抜き取ると、残った動作は常に急がずゆっくりと行われる動作になる。けれども、仕事をだらだらと行ってしまうと、どんな適宜性も価値を失ってしまうことは確かだ。

それゆえ、すばやさは時間をかけて練習する価値があり、それによってパフォーマンスがかなり向上する。実験で明らかになったことだが、外的刺激に対するきわめて単純な、ほとんど自動化された運動（反射に近い運動）の反応時間でさえ短くできる。明らかに、より複雑な反応のスピードも同じように増大しうるだろう。そのような反応では、スピードを量的に増加させられるだけでなく、より時間が短くてすむ近道を発見することも可能であろう。

ここで再び、**予期**の能力を用いることができる。経験をつめばつむほど、反応を必要とする外的事象の到来を**前もって感じる**能力が高くなる。そのような条件では、反応は文字どおり光のごとくすばやくなりうる。つまり反応としての活動は原因と同時か、あるいは**原因に先だって**起こることさえありうる。そのような稲妻のごとき予期反応が、戦い――たとえば白兵戦や空中戦――において重要なのは説明するまでもなかろう。そのような反応はまた、ボクシングやフェンシングの勝利をも決定づける可能性がある。

結果を達成するすばやさは巧みさにとって重要だが、これはまた敏捷で機敏な動作を行う能力に大きく依存する。とはいえ、世界一足の速い選手が世界一巧みというわけではない。巧みさにとっては、**心理的な巧みさ**と呼ばれるもの、つまり機転のすばやさ、決断力や、反応のすばやさなどがより重要になる。それゆえ、巧みさの発達を捉える際には、この面を強調する必要がある。もしある人がいつも鈍くて、のろまで、優柔不断だとしたら――つまり、ぐずとかへまとか呼べるとしたら――動作それ自体を練習して身につけたところで巧みさを備えた人にはとうていなれない。こういったマイナスの特徴を改善する普遍的な処方はあり得ないが、かなりの程度まで直すことは可能だ。そういった面には真剣に注意を注ぐべきであり、早く気づけば直りも早い。

動作の**合理性**は、巧みさの必要条件であるが、はじめの二つとは異なる点がある。それは、**動作の合理性が一般的な特徴ではない**ということだ。正しさや、正確さや、すばやさは、転移して一般化する特徴をもつため、練習すれば全体的に向上するが、**動作の合理性は動作自体と不可分の関係にあるため**、そう簡単に転移しない。結果的に、動作の合理性はそれぞれのスキルで別々に発達させる必要がある。

正しさに対比してみると、動作の**合理性と適宜性**はスキルの発達の第二段階つまり**動作の標準化と安定化の段階**でおおむね完成し、磨きがかかる。確かに移動運動のスキル、あるいはもっと頻繁に行う対象操作のスキルでは、動作を構成する要素の大部分はスキル発達の初期段階から合理化されている。このときには、余計な動作は取り除かれて少なくなり、より適切で適宜性の高い動作が残る。しかし、この方向で最も重要で意味深い動作の完成は、自動化の段階を経てすべての調整がそれぞれに合ったレベルを見つけ、動作がどんな外乱にも耐えられるようになったのちに達成される。この段階になると、無意識下の低次レベルの機能に介入することはほとんど不可能となるし、またそうしてもほとんど意味がない。一方、教育学では経験上こんなことが示唆されている。つまり、もし動作が練習のあいだに注意深く遂行され、適切に、しかも根気よく完成をめざして磨かれたとすると、低次レベルは自動化の際の合理性と適宜性を向上させる最も好ましい条件を得ることになり、結果的に動作自体の合理性と適宜性にとってもこれ以上ない好条件になる。

これらすべての特徴の重要性は、**資源の利用性**——運動の巧みさの核心——と比較してしまうと形なしになる。資源の利用性は、生まれつき決まっており練習によって改善できないと言われてきた能力の筆頭であった。この能力が生まれつきなのか、あるいは生まれて間もない頃に獲得されたものなのかはともかくとして、他の人と比較してずっとすばやい機転が利くと言われる人は、間違いなく存在する。しかしながら、資源の利用性が十人十色であることと、それが練習によって向上しない能力であることとは意味が異なる。それどころか、私たちは、**動作を行う際の資源の利用性が経験を積んだ量と直接関連する**ことを知っている。異なる種類のスキルにおける経験、またより重要なことには異なる外的環境における経験は、可転性の発達に直接影響し、先見性に影響することさえある。教師もコーチも、スキル発達の第二段階においては生徒に多様で複雑な条件で意図的に動作を強いることが望ましい。そのような予期せぬ状況での訓練によって、生徒は次第に予期ができるようになり、巧みさの中核をなす能力が向上するであろう。

著者あとがき

巧みさについての理解は、心理的な側面についても教育的な側面についても未だに混乱が残っている。巧みさという能力を定義しようとする試みは、いずれも一般に受け入れられるまでには至っていない。巧みさについて述べるには、日常の観察から得られた事実や実験によって得られた知見があまりに少なすぎるのだ。

ここ数年間、動作に関する一般生理学と心理生理学はかなりの成功を収めてきた。これは一つに、研究対象としてスポーツ競技と体操の動作を取り上げたためである。これらは健全な動作の代表として恰好の例であった。また一方で、大祖国戦争（第二次世界大戦）の負傷兵から運動病理学的な知見が数多くもたらされたことも大きい。したがって、これらの分野で出現した新しい概念にもとづいて、運動の巧みさとその発達という分野が一歩進むのも納得できるであろう。運動の協応に関する一般的な問題については、この問題を注意深く検討した私の前著『動作の構築について』（一九四七）を参考にしてほしい。ここではこの研究から**巧みさ**を分析する上できわめて重要となる基本的な考えを抜粋しよう。

現代の考えでは、可動システム――ただし多くの機械のように固定した軌跡を強制的にたどるものではなく、一つ以上の自由度を擁するシステム――はみな、システムを制御可能にするための特別な組織化が必要となる。人間の末梢部にある骨格‐関節‐筋は数百にものぼる数多くの冗長な自由度をもっている。**運動協応**のための心理生理学的なしくみが全体として成し遂げているのは、この**冗長な自由度を克服**して末梢器の**制御を組織化する**ことに他ならない。

運動の協応は、いわゆる**感覚調整**の助けを借りて実現する。これは感覚器官から中枢神経系に運ばれる情報にもとづいて動作を連続的に調整するプロセスのことである。身体の受容システムはみな、外界からの印象を知覚する（**外受容感覚**）が、これに加えて身体各部の姿勢や、動作や、努力、すなわち広い意味での機能的な**自己受容感覚**をも知覚する。この複雑な受容器活動で主要な役割を果たしているのは狭い意味での自己受容器、つまり関節－筋感覚の受容器なのである。

長きにわたる動物進化の途上で、課題となる運動は徐々に複雑化し、多様化してきた。この課題を解決することは、生存競争に勝ち残るうえで避けられない道だった。運動課題が複雑になると、大別して以下のような三つの方向性が生じた。つまり、第一に意味の複雑さの増大、第二に必要となる運動の複雑さと正確さの増大、第三に予期せぬ、習慣的でない新奇な運動課題の数の増大である。これらはすばやくしかも適切に解決される必要があった。

こうした生命の要求に対する進化的な調節のプロセスは、脊椎動物に見られる弁証法的な飛躍として表現されている。このような飛躍は進化の歴史の中でときおり生じているのだが、これによって中枢神経系の解剖学的構造は複雑化し、ひいては新しい脳システムが出現することになった。この脳システムは、強調された方向へとますます強められていった。こうして新しく生まれた構造は、古い構造を拒否したり排除したりせず、むしろ制御下におこうとした。そうして新しい、より生産的で多様性をもつ統合体が形成された。脳システムの各部分は進化の過程で出現したが、これらの出現に伴う新しい一式の運動、もう少し正確にいえば動物が獲得可能な一式の運動課題が増えることになった。これらを、「協応レベル」あるいは「動作構築のレベル」と呼ぶ。

人間の脳は、運動協応の組織としては生物のなかで最も複雑で完全な構造をもち、歴史的に（進化的に）変遷してきた多層構造を保持している。出現した年代の異なる各層は、それぞれが担当する運動を的確に実現し、後に述べるように各層の一貫性や、すばやさや、柔軟性を生かすことにより、より高次の、新しいレベルで制御される動作を実現している。各レベルは、独自の解剖学的脳構造、および感覚系特有の構成と構造に特徴があり、それらによって感覚調整が可能になる（いわゆる**感覚統合**、あるいは**感覚場**）。

運動課題がより複雑になると、比較的遅く発達する末梢側の運動器がこれを解決することになるが、このとき制御システムには**この複雑さに対応するための純粋な協応能力が必要となる**。運動がより複雑で、正確で、すばやくなったとき、あるいは精密な力の制御を要するようになったときには、より多様で、精密で、適切な感覚調整が必要になる。このとき、どの運動レベルも、一つだけでは感覚を統合する際の資源が十分ではなく、多様に協応する動作を制御しきれなくなった。その結果、いくつかのレベルにまたがる複雑な協応構造を伴う運動が数多く創り出されることになる。そのような複数のレベルを制御する場合には、高次のレベルがより低次の古いレベルからの助けを仰がざるをえなくなった。一般的に、ある運動の問題を本質的に解決するレベルは、受けもった運動とその最も中心的な調整とを先頭に立って制御する。同時に、中枢神経システムは、補助的で技術的な調整を低次のレベルにどんどん任せるようになる。低次レベルはまさにこういったタイプの調整に最適であり、この調整によって動作は滑らかに、すばやく、適宜的になる。ここでは**先導レベル**という用語を運動に対して最高次に位置するレベルに用い、**背景レベル**および**背景調整**という用語を低次の従属レベルと、そのレベルが担当する調整に対して用いることにしよう。

背景調整には二つの大きな特徴があることを強調しておこう。はじめに強調すべきは、協応の背景レベルは独立して働きえないということだ。というのは、背景レベルが一種の先導的な役割を果たしているときには、より高次の先導レベルに対して柔軟に適応して、そのかたちを変更しているからである。次に、背景調整は、動作でも動作の一部でもなく、補助的な役割を果たす感覚調整だといえる。

背景協応を伴う運動は最高次のレベルを含み、高度に組織化され、高いレベルの複雑性に到達した**全体的な構造**となる。当然ながらこのような構造は、**徐々に組み立てる**必要がある。背景調整はどれも生まれつきに備わったものではないため、有機体はこれを発達させる必要がある。二つ以上のレベルを完全に調和させて機能させるためには、さらに相互調整の段階が必要となる。

背景調整の発達に直接関連しているのは、系統発生的な創発と以下のような二つの特徴の並列的な発達である。その特徴とは、二つあるいはそれ以上のレベルにまたがる運動の**協応構造**、および個人の練習可能性、すなわち生きているあいだに新しい形式の動作を発達させる能力である。脊椎動物の中でも進化の初期段階にあるものには、この能力がまったく備わっていなかった。したがって、背景となる運動構造は生きているあいだに発達した運動スキルを意味すると言えるだろう。[1]

協応性をもつ背景調整を大きく二つのタイプに分類してみよう。第一のタイプに属する背景調整は、あるひとつの低次レベルに属している、まとまった意味のある動作に関連した諸々の調整である。第二のタイプの背景調整は**自動性**と呼ばれる。これは低次レベルのどれか一つが行う特殊な調整であり、**そのレベルだけでは全体の動作を制御することができず**、さらにはそれ自体で意味をもたず、高次レベルの特定の要求に応えて運動の技術的な補助のために発達する。そのような自動性はとりわけ、さまざまな技術的こつ（英語の「スキル〈skill〉」）を含む。これらは労働やスポーツにおけるプロのスキルとして広く認められている。

これらの背景調整に自動性という用語があてられているのは、中枢神経系一般に通じる典型的な性格のためである。つまり、それぞれ複数レベルの運動構造において、人間の意識はレベルの絶対的な位置に関わらずそのときに最も高い（先導的な）レベルの要素にしか到達しないのである。それゆえ、**あらゆる自動性はいつも意識下で作動**

1　この規則の例外は、多くの動物で観察される幅広い運動スキルで、**運動本能**と呼ばれるものである。運動本能は進化のあらゆる段階で見いだされ、ごく原始的な昆虫（蜂の巣作りなど）から、かなり高等な動物（例えば、誕生後数分で歩き、走る仔ウマの能力）まで多岐にわたっている。これらの運動本能は、明らかにわれわれが運動スキルと呼ぶ構造とは異なっている。というのは、これらは生まれつき備わったもので、適応的な柔軟性と多様性に欠けているからである。これらの構造の生理学的な性質は非常に複雑な背景組織をもつようだが、まだまだ分からない点が多い。

る段になると意識の奥に隠れてしまう。

新しい運動スキルを精緻化する初期の段階においては、初心者はたった一つのレベル、つまり先導レベルだけを用いて問題の解決を図る。初心者はすでに蓄えてある資産の中でうまく使えそうな自動性を見つけるか、あるいは意図的にそれらを精緻化して高いレベルでの制御を実現する。その後次第に、もともと先導レベルによってとりあえず制御されていたさまざまな技術的調整を遂行するための責任を関連する低次レベルに負わせるようになる。このように、調整が低次レベルへと徐々に移転し意識の範囲から外れることを、**運動の自動化**と呼ぶ。

このステップは、運動スキルのための背景構造を創り出す際にきわめて重要となり、以下のような変化を導く。つまり、純粋に技術的な作業の負荷は先導レベルおよび意識から引き継がれて、調整の大部分は種類に応じて最もふさわしいレベルに委ねられる。動作の質的な向上につながるこのような変化は、ふつういくつかの分離した段階で起こるが、ゆるやかな変化というよりはむしろ飛躍といってよいだろう。

運動スキルの構築は、自動化への移行がすべて完了したからといって終わるわけではない。その後かなりの長期間にわたる中枢神経系の活動があり、運動課題につきものである多様性と複雑性に対応してすべてのレベルが協応的に機能するよう調整が進められる。したがって、この期間の特徴は、**ある運動課題に対して先導レベルが背景レベルの操作性を組織化すること**だといえる。ここで、私たちは再び操作性の概念に出会う。しかし今回は、異なるクラスの現象に言及している。前回は、協応が成立する基本的な前提条件として、末梢運動器において操作性が保証されることを指摘した。今回は、背景の運動構造にもとづいて実生活の運動を行うための同様な前提条件として、補助的な役割を果たすすべての協応レベルが絶対的な操作性を保証される必要があることを示した。この事実は、運動の巧みさの生理学的なしくみの理解にとって非常に重要だ。

したがって、私たちは運動スキルを次のように定義する。——**運動スキルとは、ある種の運動課題を解決するた**

めに発達した能力として示される協応構造である。

この定義から二つの原理が明らかになる。**運動スキルの構築は**、外見上からも、あるいは実質的にも**能動的なプロセス**であり、外から入ってくる印象や影響に対する受動的な服従ではない。運動スキルの組み立ては有意味な連鎖反応であり、この反応は論理的に関連しあう多数の段階から構成される。言い換えれば、単に量的で、単調で、ゆっくりとした「路の踏み均し」からはほど遠い。

もう一つ、強調しておくべき点がある。運動スキルのために用意される自動性も運動スキルそれ自体も、ステレオタイプな、一度おぼえたらそれがそのまますっと記憶され続ける型版のようなものではないということだ。古い低次のレベルから高次の新しいレベルに向かってますます適応的で、柔軟で、適切な可転性をもった協応が増大していく。ふつう、自動化の途中で先導レベルから低次のレベルの一つへある調整が移行すると、適応的な多様性は減少する。これは、一般にそれぞれの自動性および運動スキルの柔軟性と多様性が、それらを遂行するレベルの資源に応じて決まるためだ。それゆえ、自動化という積極的な現象とステレオタイプなパターンの形成という消極的な現象とを混同すべきでない。

この適応的な多様性は、程度は異なれすべての自動性と背景調整に共通しており、運動スキルの**転移**という非常に重要な現象の土台となっている。たとえば転移は、Aという運動スキルが練習によってどの程度向上するのかを、スキルBやCの練習中に蓄積された運動経験によって説明する。現在までのところ、スキルが転移する過程においては、他のスキルのために前もって精緻化され記憶された背景調整を、多少修正を加えるかあるいはそのまま用いると理解されている。転移という現象は、明らかに、以前に発達したスキルがより広い範囲で一般化しているとき、そしてそれらがより多種多様になるときに、より積極的に生じる。

繰り返しになるが、進化のある段階で精神運動資源が豊富になるのは、背景で働く協応構造が現れて、それらがトレーニングや練習によって向上したときだ。しかしながら、生存競争が激化すると必然的に新しい課題が生じ、それが進化の次なる段階で適切な運動の形成によって解決される。ここで言いたいことは、予期せぬ、習慣的でない運動問題をすばやく解決できるようにするための、学習されていない独自の運動反応をもつ必要性、言い換えれば発達し続ける協応的な適応性をもつ必要性が増すということだ。これにより、運動進化の一般的な道筋を連続する三つの段階として図式的に表すことができるだろう。第一段階では、ある動物のもつ協応性が生まれつき固定している。このためトレーニングの余地がまったくなく、運動能力に限界が生じてしまう。第二段階では、これらの能力は、生きていくなかで練習によって徐々に形成される背景の運動構造によって補償される。最後に、第三段階では即座にすばやく独自に形成される運動反応を、予期せぬ、新奇な問題に対して援用できるようになる。また、このことによって、生存競争において動物の利用できる可能性の範囲が拡大する。

運動の協応に関する以上のような事実と考えに基づいて、本書の主題である巧みさについてさらに詳しく心理生理学的に分析していこう。

運動の巧みさを判断する上で念頭におくべき最も基本的で重要な点がある。そもそも巧みさは動作自体に含まれるものではない、という点だ。巧みさの基準となるのは、どれくらい外的な条件に対応しているかどうか、運動問題が首尾よく解決されているかどうか、という点である。もし誰かが運動を撮影してすべての環境を消し、モデルの身体だけを残したならば、残った画像をどんなに分析してみても動作が巧みかどうかは分からない。このような巧みさの基本的な特徴は**外部志向性**（外的世界との関連性）と呼ばれる。

巧みさの拡大定義によれば（第Ⅶ章）、**巧みさは運動課題を正しく、すばやく、合理的に、そして資源を利用して解決する能力である**。この定義は私たちが現在区別できる最も重要で特徴的な性質を含んでいると思われる。

現在までの研究からすれば、巧みな運動は常に**背景レベルを伴った**構造をもつ。背景レベルが必要となるのは、単一レベルで制御される動作がみな例外なく稚拙だからである。いっぽうで、巧みさを必要としない課題であれば、かなり込み入った課題であっても、比較的単純な協応運動で解決できてしまう。たとえば、迷路を入り口から出口まで指でたどるという課題は運動失調の人でも可能だ。言い換えればこの課題は良く発達した背景レベルを必要としない。

とにかく、ほとんどすべての場合、巧みな運動は少なくとも二つのレベル、つまり先導レベルと背景レベルによって成立する。このとき各レベルに要求される内容はまるで違う。先導レベルは操作性が高く、可転性に富み、運動の資源を有効に利用できなければならない。いっぽう背景レベルも、先導レベルと同じ程度に従順で、柔軟で、完全に制御可能である。巧みさの基本的な定義に戻ると、先導レベルは最初と最後の特徴、つまり**正しさ**と**資源の利用性**を用意し、背景レベルはあいだ二つの特徴、つまり**すばやさ**と**合理性**に対して重要な条件を用意する。

このような巧みさの構造的な特殊性――つまり幾重ものレベルがあるということ――によって、すべての巧みな動作を構造のレベルにしたがって大きく二つのクラスに分類できるようになる。空間場のレベルCに先導され背景として低次レベルを伴う巧みな運動は**身体の巧みさ**というクラスに属する。行為のレベルDで遂行され背景としてレベルC、B、Aを伴う運動は**対象操作あるいは手の巧みさ**というクラスに分類される。

『動作の構築について』という研究書では、個人の**心理－運動プロフィール**をいかにして同定するかという切迫した問題が提出された。これはひとりひとりの運動制御が質的に見てどのように違うのかという問題であり、この違いは動作を構成するレベルが相対的にどれだけ発達しているか、あるいはどの程度完成しているかによって決まる。本書の主題に関していえば、身体の巧みさにおいても手の巧みさにおいても、人それぞれ相対的あるいは絶対的な発達の程度がみな異なっている。このため十分に吟味された方法を用いて個人個人が示す巧みさのプロフィールを定義し分析することは、実践的な意味で非常に興味深い。

巧みさの特徴は数多いが、このなかで最も重要なのはおそらく**資源の利用性**であろう。運動の巧みさの本質は、どのような状況であれ、予期せぬ新奇な問題に対して、中枢神経系がその時点でもつ手段を使い、その場でしかありえない即興的かつ適切な解決を見いだす能力にある。私たちはこの能力を第三の、つまり最も新しい運動機能の進化段階と考えた。この巧みさの特徴は、即座性と名づけられた。

ここで、巧みな運動が複数レベルの構造を伴うという事実と、先ほど強調した即座性とを比較してみよう。そうすることによっておそらく、巧みさについてもっとも深い心理生理学的な核心を明らかにする諸事実に迫ることができる。複雑で複数レベルにわたるその場に適切な構造を、前もって準備することなく即興的に創ることは、明らかに先導レベルが背景レベルをきちんと操作できるときにのみ可能であろう。並の心理‐運動能力を得るには、新しい協応構造を長期にわたって練習し、発達させ、精緻化させる必要がある。一方、この能力が高いレベルに達していれば、必要とあらばすべてのレベルを即座に、しかも調和のとれた状態で参加させることが可能となる。

ここで仮に、Aさんが平均的な心理‐運動能力をもっており、長いトレーニングを行った後にやっと自動化された操作を首尾よく、すばやく、器用に行えるようになったとしよう。一方、Bさんがその動作をちょっと見てから一度か二度の練習をしただけで同じことをこなしてしまったならば、Bさんの方がより巧みだというほかあるまい。練習条件が同じであれば、運動機能テストを行ったときの成績はおそらくBさんのほうよいだろう。

このため、運動の巧みさは、練習したのと同じ結果を導く。つまり、巧みさがあれば、練習なくして適切に首尾よく働く構造が発達する。巧みさは練習の代わりになったり、練習の効果をずっと大きくしたりする。ただしその逆は、おおむね真ではない。運動をすばやく、十分な準備もできない状態で創り出さねばならない状況は数多くあるが、そのような場合には巧みさにとって代わる構造を徐々に発達させる時間的余裕などないので、やはり巧みさなくしては対処できない。

本書では、運動の巧みさの本性が一体いかなるものであるか分析してきたが、これによって進化的な視点からみた巧みさの新しさについて興味深い生物学的結論を導くことができる。この結論は、現存する生物の比較生理学的な注意深い観察や分析と一致した。

われわれが手はじめに試みた巧みさの心理生理学的な構造についての分析はとても完璧とはいえないが、以下に示す重要な実践的疑問に対して確固たる答えを用意することができる。人は、巧みさを発達させられるだろうか？　それは練習によって向上する能力なのだろうか？　答えは肯定的であり、多面的である。

巧みさを獲得するのに必要な先天的、生得的、素質的要因は、他の心理的あるいは身体的能力と同じように人それぞれ異なることは明らかだ。もしそうでなければ、科学者は第二のズナメンスキー、オゾーリン、ノヴァク、ニーナ・ダンバッツェを創造するのに何の困難もないはずだ。ある人が到達しうる発達の頂点、直面する難しさの程度、ある結果を産み出すために必要な時間の差は大きな個人差の原因となる。しかしながら、巧みさの自然な前提条件はすべて発達しうるということを言っておくのは、もっと重要だ。巧みさを産み出す複雑な構造はいずれも練習でき、**発達させることができる。**

そもそも、誰しも先導レベルによって、巧みさの最も重要な必要条件の一つである背景レベルの制御可能性をかなり向上させることができる。そうなれば即座に複数レベルの運動を遂行するのはやさしくなる。それがどんなに予期せぬものであっても、また複雑であっても、その人が質的にも量的にも多様な背景調整を備えておりそれが一般化されていれば、すなわち深く精緻化されており含まれる多様性の範囲が広ければ、このことは可能である。

また、予期せぬ多様な運動問題をトレーニングプログラムに意図的に導入すれば、適切で、すばやく、合理的で、資源を利用する運動反応が必要になる。そのような問題は、直接高次の協応レベルをトレーニングして教育する効果をもつ。それによって、操作性、適応性、可転性が向上し、すばやく運動を発明する能力が向上する。同時に、高次レベルのトレーニングは必然的に背景レベルの制御可能性を発達させる。もしすばやく適切にそれらを使うことができなければ、いくらたくさん低次レベルの背景調整を集めても十分でないのは明らかであろう。適切なときに適切な背景調整を選択する能力と、確信をもってそれらを制御する能力は、練習によって大いに向上する。

以上が本書で議論したおおよその内容である。巧みさの発達と精緻化に関する実践的な問題は、動作とその制御の心理生理学的な分野と同じく発達の初期段階にある。この分野は魅力的できわめて重要であり、人間の脳とその機能についての深淵で未知なる知識の宝庫に私たちを誘《いざな》ってくれる。私たちはこの分野において、いつかわが国の科学が世界一になる日がくることを確信している。

主要語句解説

工藤和俊

本節では、本書に出てくる重要語句について若干の解説を付け加えると共に、ベルンシュタイン以降の運動制御研究について概説する。

感覚調整（かんかくちょうせい）　sensory correction

ベルンシュタインは、運動を行う際の感覚の役割を強調した。解剖学の分野では、すでに二〇世紀半ばには脳からの下行線維系が末梢からの上行路の調節を行うことが知られていた（Jung & Hassler, 1960）。つまり、遠心性出力は求心性情報を直接変化させる。したがって感覚と運動は表裏一体である。巧みな運動を行うためには、相応の繊細な感覚に基づいた動作の調整が必要であり、優れた運動選手は例外なく感覚にも優れている。例えば熟練スキーヤーは、足裏の感覚や全身に伝わる振動などから雪面の微妙な違いを感じ取ることができる。

協応構造（きょうおうこうぞう）　coordinative structure

冗長な自由度の問題（→自由度）を克服するために仮定された要素間の結合関係。ベルンシュタインは、学習に伴い個々の独立な自由度が協応して活動するよう、機能的に拘束されると考えた。複数の自由度が一つの機能的な単位として動くよう結合したとき、それらの自由度は相互補完的な変動を示す。このような変動は、発話動作（Kelso, Tuller, Bateson, & Fowler, 1984）、投球動作（Kudo, Tsutsui, Ishikura, Ito, & Yamamoto, 2000）、すばやい動作切り換え時の筋活動（Kudo & Ohtsuki, 1998）等で確認されている。

筋（きん）muscle

ベルンシュタインは、運動に不可欠な筋が制御対象としては実に厄介な代物であることを指摘した。筋は一般に腱を介して骨に付着するため、運動の際には、筋自体の特性に加えて、筋‐腱複合体としての特性があわられる。この筋‐腱複合体は非線形性が強く、外見から観察される身体部位の動きからは想像もつかないほど複雑に振る舞う（例えばKawakami, Muraoka, Ito, Kanehisa, & Fukunaga, 2002）。また、ベルンシュタインは筋の収縮と運動との間には分脈に依存して多義的な関係が成立することを指摘し、これを「文脈による多義性の問題」と呼んだ（Bernstein, 1967）。例えば上腕二頭筋は肘関節の屈曲動作にも前腕の回外動作にも働き（Sergio & Ostry, 1995）、二関節筋である大腿直筋が収縮すると膝関節の伸展トルクと腰関節の屈曲トルク両方を発揮するよう働く。また、主働筋‐拮抗筋の関係も、運動の方向により様々に変化する（Hoffman & Strick, 1999）。さらに、筋活動は動作のキネマティクス（角度、角速度、角加速度）に影響するが、同時にキネマティクスが変化すると筋のダイナミクス（長さ‐力関係、力‐速度関係）や関節のジオメトリ（モーメントアームの長さ）が影響を受けるため（Enoka, 1988）、神経系から出力された指令と運動とは決して対応しない。そのうえ、身体の運動は筋‐腱複合体の発揮する力だけでなく、さまざまな外力（重力、求心力、コリオリの力［回転座標系に働く見かけの力］など）に影響される。したがって、望ましい動作を生み出すためには、筋骨格系の情報や解剖学的／力学的文脈を考慮する必要があり、感覚が重要な役割を担うことになる（↓感覚調整）。

行為（こうい）action

ベルンシュタインは最高次のレベル（レベルD）として行為のレベルを定めた。行為は、ある目的を達成するよう組織化された一連の動作から構成される。ある一つの目的はさまざまな方法によって解決することができるため、行為の中では互いに意味の等しい動作は代替可能となる。例えば、タバコに火をつけるという行為においては、マツチを擦るという動作とライターに点火するという動作は等価であり、入れ替えることができる。その場で利用可能な資源を効率的に利用して（↓資源の利用性）、行為全体の意味を変えることなく動作を組織化する能力は、巧みさに他ならない。

資源の利用性（しげんのりようせい）　resoucefulness

空から降る雨、路傍の石、飲み終わった炭酸飲料のボトル。これらはすべて資源である。資源は有限である。その場そのときに利用可能な資源はさらに少ない。資源が限られると、資源をもとに可能な行為も限られる。したがって、限られた資源を有効に利用すること、および資源の有用性を見いだすことは、生物にとってきわめて重要な能力となる。このためベルンシュタインは、巧みさの特徴の中で資源の利用性を最も重要視した。また、資源は外部環境にのみ存在するわけではない。アデノシン三リン酸、グリコーゲン、脂肪。これらは身体内にある資源の例だ。動作を行う際には、他の制約が特になければ、ふつうエネルギー効率のよい動作を行うが（Hoyt & Taylor, 1981）、これは身体内の資源を有効利用するよい例だ。

自己受容感覚（じこじゅようかんかく）　proprioception

自己受容感覚とは、筋‐関節感覚や内臓感覚など、自分自身についての情報をもたらす感覚を指す。固有受容感覚とも呼ばれる。一方、視覚や聴覚など、外部環境に関する情報をもたらす感覚は遠感覚と呼ばれる。ベルンシュタインはこれらの感覚が運動の際に果たす役割を強調し（↓感覚調整）、さらにいかなる感覚であろうとも自己受容感覚と同じ役割を果たし得ることを指摘した。遠隔受容器による自己情報の知覚は、exproprioceptionと呼ばれている（Lee, 1978）。

シナジー（しなじー）　synergy

イギリスの生理学者シェリントン（Sherrington, 1906）は、同時に共同して活動する筋の働きをシナジーと名づけた。ベルンシュタインは、多数の筋が共同して働くレベルをシナジーのレベル（レベルB）に位置づけた。その後ハーケン（Haken, 1978）が、大きな自由度を組織化する数学的原理（シナジェティクス）を提唱し、自己組織化アプローチの発端となった。さらに、ケルソーはハーケンとともにシナジーの形成にかかわる運動モデルを構築し（Kelso, 1995）、多賀厳太郎は非線形振動子を用いた自律歩行モデルにより、柔軟な振る舞いを示すヒトの二足歩行が自己組織的に形成されうることを示した（多賀, 2002）。

自由度（じゆうど） degrees of freedom

あるシステムの状態を決定づける変数の中で、互いに独立に変化し得る変数の数を自由度という。身体には数多くの解剖学的／生理学的自由度が存在するため、これら多数の自由度を同時に制御しようとする際に「膨大な自由度の問題」が生じる。また、系を定義する状態変数の数よりも制御可能な変数の方が多い場合には、課題解決に必要な制御変数を一意に決定する方法は原理的に存在しない。この問題を「冗長な自由度の問題」という。運動制御に関わる冗長な自由度の問題には、運動軌道を決定する際に生じる逆キネマティクスの問題と関節トルクを決定する際に生じる逆ダイナミクスの問題が含まれる（川人, 1996）。あらゆる身体運動はこれらの問題に直面するため、自由度の問題は運動制御研究が扱うべき中心的な課題となってきた（工藤, 2000）。自由度の問題を解決するためには、制御変数間に何らかの拘束条件を設け、制御変数の自由度を減少させることが必要になる。大自由度系の制御原理としては、計算論モデル（川人, 1996）および自己組織化の原理（→シナジー）が提唱されている。

制御（せいぎょ） control

制御という概念では、暗黙裡のうちに制御主体と制御対象とが分離されている。運動制御という考え方の根底には、脳を制御主体、身体を制御対象とする仮定が内在している。運動制御にかかわる問題の多くは、この二分法に起源をもつ。一方で、ヒトを含めた生物は、制御主体と制御対象が不可分であるというきわだった特徴をもつ（生物とは何か、生命とは何かという問題についての現在の議論はRosen（1999）を参照のこと）。自由度の問題（→自由度）や文脈による多義性の問題（→筋）などベルンシュタインの提起したさまざまな問題は、制御という観点から見た場合に直面する問題である。一方、制御に対する語として自己組織化がある（↓シナジー）。

先導レベル（せんどうれべる）　leading level

ベルンシュタインは、動作の制御を階層構造として捉え、動作の中核をなす部分の制御を先導レベルが行い、それを支える部分の制御を背景レベルが自律的に行うと考えた。運動の際に自覚可能なのは先導レベルのみである。先導レベルの行う制御は行為全体ではなく、行為達成にとってもっとも重要な一部のみである。したがって、先導レベルの扱う自由度はごく少数の自由度で済む（↓自由度）。残りの調整は背景レベルに一任される（↓背景レベル）。先導レベルの制御する対象を秩序変数（複雑な系の振る舞いを単純に記述する集合的な変数）、実際に制御する変数を制御変数（系の振る舞いを決める変数）と考えると、ベルンシュタインの考えが自己組織化理論の先駆けであったことがよく分かる（↓シナジー）。

相互作用力（そうごさようりょく）　forces of interaction

ある身体部位の動きは、必ずしもその部分の筋肉が収縮したことを意味しない。肩の力を抜いて体幹を左右にすばやくひねると腕全体が動くが、この動きは肩関節まわりの筋肉の収縮によるものではなく、体幹の動きによって生じた力によるものである。この力を相互作用力、あるいは関節間力と呼ぶ（計算方法ついては、例えば深代と柴山（2000）を参照のこと）。スピードと正確さが要求される動作では、この力が有効に利用される（Hirashima, Kudo, & Ohtsuki, 2003）。相互作用力の利用を考えるとき、スポーツ動作（投げる、打つなど）における体幹の役割がより強調される。

巧みさ（たくみさ）　dexterity

巧みさ（dexterity）とは、豊かで多様な現実世界の中で直面する新奇な運動課題を、その場で利用可能な資源を用いて臨機応変に解決する能力である（↓行為、↓資源の利用性）。ベルンシュタインは、巧みさが動作に内在する特性ではないことを強調し、この能力をヒトに固有の最高次の能力であると考えた。dexterityを別の日本語であらわすならば、「頓知」が近い。「一休さん」「吉四六さん」など知恵ある昔話の主人公が示したものは、未経験な問題の即興的な解決に他ならない。巧みさを理解するためには資源の利用性に関する理解が不可欠であるため、行為と環境との不可分な関係（Gibson, 1979）に着目することが必要となる。

動作構築のレベル（どうさこうちくのれべる） levels of construction of movements

ベルンシュタインは、巧みさの進化を脳の進化との関連で記述し、四段階のレベルを記述した。レベルAは主に体幹部の緊張、レベルBは多数の筋の共同活動、レベルCは空間場での運動、レベルDは動作の連鎖からなる行為を制御し、それぞれ赤核、視床／淡蒼球、線条体／視覚野／聴覚野、運動前野が関連する。ベルンシュタインは各レベルの自律性を強調し、低次のレベルは背景レベルとして自律的に高次レベルを支えることを示した。

背景レベル（はいけいれべる） background level

動作制御の階層構造のうち、先導レベル（↓先導レベル）を支えるレベル。ただし、この階層構造は、先導レベルの支配、背景レベルの被支配という一方向的な関係を必ずしも意味しない。シナジェティクスにおいては、秩序変数は各自由度を隷属させるが、一方で各自由度は秩序変数の作用を決め、ときには秩序変数を発生させる（Haken, 1996）。この関係は循環因果律と呼ばれている。この意味で両者の関係は対等である。

予期（よき） anticipation

ある時点での情報は、過去に生じた出来事や将来生じるであろう出来事を特定することがある。例えば、地中から発掘された遺跡は古代人の知的活動を示唆し、急速に発達した積乱雲は雷を示唆する。予期とは一般に将来起こるであろう事象を特定する作用とされるが、原理的には過去に生じた事象の特定と等価である。予期が可能となる背景には、「ある事象を特定する情報は事象そのものとは限らない（Gibson, 1979）」という一般原理が存在する。

練習（れんしゅう） exercise

巧みさは、課題解決のプロセスを繰り返し反復練習することにより学習される。多様な解決のプロセスを含まない練習は、巧みさを発達させない。練習によって可能な解決方法が増すと、より素早い解決が可能になる。このとき、選択可能な動作の増大は、選択時間の増大を意味しない。

参考文献

Bernstein, N. A. (1967) *The coordination and regulation of movements*. New York: Pergamon Press.

Enoka, R. M. (1988) *Neuromechanical basis of kinesiology*. Champaign, Il: Human Kinetics.

Gibson, J. J. (1979) *The ecological approach to visual perception*. Boston: Houghton Mifflin.

深代千之・柴山明 (2000) スポーツ基礎数理ハンドブック、朝倉書店。

Haken, H. (1978) *Synergetics: an introduction*. Berlin: Splinger Verlag.

Haken, H. (1996) *Principles of brain function*. Berlin: Springer Verlag.

Hirashima, M., Kudo, K., & Ohtsuki, T. (2003) Utilization and compensation of interaction torques during ball-throwing movements. *Journal of Neurophysiology*, 89, 1784-1796.

Hoffman, D. S. & Strick, P. L. (1999) Step-tracking movements of the wrist. IV. Muscle activity associated with movements in different directions. *Journal of Neurophysiology*, 81, 319-333.

Hoyt, D. F. & Taylor, C. R. (1981) Gait and energetics of locomotion in horses. *Nature*, 292, 239-240.

Jung, R. & Hassler, R. (1960) The extrapyramidal motor system. In *Handbook of physiology* (pp. 863-927). Washington: American Physiological Society.

川人光男 (1996) 脳の計算理論、産業図書。

Kawakami, Y., Muraoka, T., Ito, S., Kanehisa, H., & Fukunaga, T. (2002) In vivo muscle fibre behaviour during counter-movement exercise in humans reveals a significant role for tendon elasticity. *Journal of Physiology*, 15, 635-646.

Kelso, J. A. S. (1995) *Dynamic patterns.* Cambridge: MIT Press.

Kelso, J. A. S., Tuller, B., Bateson, V. E., & Fowler, C. A. (1984) Functionally specific articulatory cooperation following jaw perturbations during speech: Evidence for coordinative structures. *Journal of Experimental Psychology: Human Perception and Performance,* 10, 812-832.

Kudo, K. & Ohtsuki, T. (1998) Functional modification of agonist-antagonist electromyographic activity for rapid movement inhibition. *Experimental Brain Research,* 122, 23-30.

Kudo, K., Tsutsui, S., Ishikura, T., Ito, T., & Yamamoto, Y. (2000) Compensatory coordination of release variables in ball-throwing movements. *Journal of Motor Behavior,* 32, 337-345.

工藤和俊 (2000) 運動制御研究の課題、スポーツ心理学研究、27, 10-18.

Lee, D. N. (1978) On the functions of vision. In H. Pick & E. L. Saltzman (Eds.), *Modes of perceiving and processing information* (pp. 159-170). Hillsdale, NJ: Erlbaum.

Rosen, R. (1999) *Essays on life itself.* NY: Columbia University Press.

Sergio, L. E. & Ostry, D. J. (1995) Coordination of multiple muscles in two degree of freedom elbow movements. *Experimental Brain Research,* 105, 123-137.

Sherrington, C. S. (1906) *The integrative action of the nervous system.* New York: Charles Scribner's Sons.

多賀厳太郎 (2002) 脳と身体の動的デザイン、金子書房。

［解題］運動はどのようにして環境に出会うのか
——ベルンシュタインの三つの発見

佐々木正人

（一）

本書、『デクステリティ　巧みさとその発達』はごく一般の読者に向けて書かれている。冒頭からたくさんの逸話が用意され楽しく読み進められる。著者のベルンシュタインは、この本を誰よりも運動ということについて一度も専門的に考えたことのないような人々に読んでもらいたかったのである。

各章はそれぞれ運動に関する異なる問題を扱っている。もし一日一章ずつというふうに読み進めれば、わずか一週間で運動についてかなりのことを知ることができるように親切に構成されている。

たとえば動物運動をコントロールするとはどのようなことなのか、それはどれくらいの時間をかけて、どのようなことをきっかけにして進化してきたのか、動物の運動は機械の運動とどこが違うのか、私たちが練習や自動化などとよんでいることの本質はどのようなことなのか。これらの疑問に対する確実な答えが本書にはある。

動物運動というのは、ほかでもない私たち自身のこの身体の動きのことである。それがどのような進化の歴史を背負い、どのような原理に基づいているのか？　興味の尽きることがない謎に、本書は一つの解答を用意している。

繰り返しになるが、本書はこの種の問題を扱ったどの専門書と比べても平易であり、ベルンシュタインの主張は、文字面を追うかぎりは、明瞭であるように思える。しかし本書に限っては、文章が平易であることが残念ながら内容を簡単に理解できることを意味しない。読み進めることには困難はない。しかし、理解はすぐにはついてこない。たやすく読めるのに、わかるまでに思いがけなく長い時間を必要とする不思議な本が稀にある。本書はそういう本の一冊である。

なぜ理解が難しいのか？　おそらくそれはベルンシュタインがこの本で書いていることが、運動という主題を扱った他の書物には、一度も書かれたことがないことばかりだからである。本書のキーワード、デクステリティをベルンシュタインは「あらゆる状況ならびにあらゆる条件下において解決策となる運動を見つけること」（21）（数字は本書での頁）と定義している。デクステリティが決して難しいことを意味しているわけではない。それは、誰でも毎日、他者や自分の、そしてときには他の動物の運動に見て、その存在に気づいていることである。

デクステリティは「生活していく中での行為や動作経験の蓄積」であり「歳をとるにつれて向上」することである。それは運動の「個性」そのもののことで「誰もが手に入れられる」ことである（15〜17）。デクステリティは特別であるが普通のことなのである。私たちは朝の混雑したプラットホームを人にぶつからずに駆け抜ける人に、建築現場で道具を操る大工の身のこなしに、テレビの中のあらゆるスポーツ選手のプレーに、つまりあらゆる運動の習熟のすがたに、デクステリティとベルンシュタインがよぶことを見ている。デクステリティはじつは私たちの周囲にあふれていて、それを知覚することは私たちの日常の喜びの一つになっている。料理を厨房の側で味わうことには、コックの手さばきを見ることや彼らの立てる音を聞く楽しみが含まれている。どれもデクステリティである。つまり本書の主題は説明がいらないほど明瞭なのである。

ベルンシュタインが本書で試みたことは、誰もが知っていると思ってきたおかげで、その性質を十分に明らかにする作業がおざなりにされてきたことをあえて問題にして、それを曖昧さを残さないかたちで説明するということである。

デクステリティについてすでによく知っている私たちが知らなかったのは、それをどのように問題にすればよいのかということであった。ベルンシュタインはここでデクステリティのために、新しい分析の舞台を構築してみせた。本書のデクステリティは私たちが知っているあのデクステリティでありながら、ベルンシュタインだけが舞台にあげることのできたデクステリティである。オリジナルな分析の光に照らされたデクステリティである。ここで述べられているデクステリティのすがたは、細部まで、息を飲むほど明瞭である。読者に易しさと難しさの両方を同時に感じさせるのは、本書がこのように、オリジナルな問題に大胆な答えを与えているからである。

運動について、まだ誰にも語られていないことがあることに、二〇世紀の前半、ソビエト・ロシアに生きた一人の男が気づいた。研究を生業としていた彼はもちろん検討の結果を多くの科学論文や専門書として公表した。彼は自分が発見した運動の原理が、じつは誰もが知っていて、そして憧れている、運動の核心にあることを説明するに十分であることに気づいた。彼はその議論を、学者の間だけで終わらせたくはなかった。そこであえてその運動の核心なることを主題に掲げ、自らが構想した運動の原理でそれを説明し尽くしてみせる書物を企画した。彼が工夫を重ねて、物語仕立ての逸話をいくつも用意し、楽しい装画もたくさん用意したのは、人々が興味を持続しながら、新しい運動の原理に出会えるようにと計ったからである。

ベルンシュタインの天才は彼に新しい運動原理を言葉にすることを可能にした。しかし、残念なことに時代と場所は彼の味方ではなかった。訳者のあとがきに記されているように、この試みが実を結びそうになりそうだった間際に、ソビエトではスターリン政府による粛清の嵐が吹き荒れた。ユダヤ人の科学者によって用意された草稿が陽の目を見るまでには、気の遠くなるほどの長い時間が必要だった。これはベルンシュタインにとってだけではなく、運動の神秘に興味を寄せるすべての人にとっても不幸なことであった。特別な思考を描いた本である『デクステリティ』は特別な来歴をもつ本にもなった。この本が世に出るまでに「奇跡」がいくつも重なっている。

さてこの小論で筆者は、この本を何度も読んで、だんだんと得心することのできた一つのパースペクティブを思い切って書くことにする。天才が書いた「易しくて難しい」この本には、筆者がここで示す以外にもいくつもの読み筋があるだろう。もし生理学や脳の研究者が読めばまた異なるオリジナリティを本書に見つけるかもしれない。そのことは承知の上で、ここでは、行為に興味をもってきた一人の心理学者から見えた『デクステリティ』の景色について描くことにする。筆者はベルンシュタインが三つの発見で、運動というものについての人類の思考の枠組みをまったく新しくしたのだと思っている。三つの発見とはそれぞれどのようなことなのか、順に追って示すことにする。

（二）

運動を考えるとき、ベルンシュタインは全地球環境と、それに対峙して、多様な動きを増殖させて進化した全動物身体を問題にした。本書には広大な地球環境と、そこで育まれた動物運動とのあらゆる出会いが描かれている。第Ⅲ章ではこの出会いの歴史、すなわち環境‐運動系の進化史がスケッチされている。その内容を追ってみよう。

まずはじめに地球に細胞が誕生した。細胞は分化して多細胞体となった。分化とは一つのものが異なる二つ以上のものとなることである。身体の表面にある細胞は興奮性と感受性をもつものに分化し、内部にある細胞は収縮したり、原始的な動作を行うようになり、原始的な機能の分担が登場した。当初二種の働きは分離していたが、そのうち表面にある受容性の細胞が「機械的な衝撃や、寒さや、熱などの作用に反応して、細胞の代謝産物である化学物質を分泌するようになった」。そして、ある時「こうした物質が体液を伝って収縮性をもつ筋細胞の近くまでやってきた」。二種の働きが結合する場が用意された。そして「偶然にも、受容性物質によって筋細胞が興奮しうる動物が現れた」（58）。分化した二つの細胞はこの時はじめて連鎖した。

ついで連鎖の方法が飛躍した。それを可能にしたのは「電気的原理」であった。「筋細胞が、媒介物の化学作用によって直接興奮するだけではなく、いつもその媒介物に付随するごく微細な電気的振動によっても興奮するように」なった。この原理で細胞間の連鎖はわずかな変化によっても起こるように保証されたが、さらに伝導しやすい線維が分離し、この微細な電気的振動は間違いなく他所まで伝達されるようになった。「神経線維」の出現である。この伝導線維の細胞が「一箇所に集まって神経結節あるいは神経節と呼ばれているような集合体を形成」（62〜63）し脳にまで進化するのである。

神経系による伝達の方法を発明した運動体は、当初は多様なかたちをしていた。その中にたまたま細長いソーセージのようなかたちの動物（後の蠕虫と軟体動物）がいた。この細長い動物では口のある側で体表面細胞の感受性が増大した。その結果、口側の細胞で「接触の受容器」が分化した。さらに随分と時間がかかっただろうが、その延長として「遠隔受容器（視覚や聴覚など）」も誕生した。

口側に、周囲に敏感な受容器を獲得することになった動物では動きが変化した。彼らは偶然、身体の側にやってきた栄養物を口に入れるだけではなく、能動的に「体全体を動かして、欲しいものに近づいたり危険から逃げたりする」ようになった。ベルンシュタインによればこれが「移動運動」の誕生（66）である。ただ動くだけだった動物は、周囲を探りはじめた。動物は移動し、探索する存在になった。ベルンシュタインによれば移動の意図は、細胞機能の分化に遠因をもつことになる。ここまでは動物一般の運動が目的をもつまでの進化の物語である。

移動はつぎの飛躍を用意していた。移動の課題は「速さと力」であった。この二つを兼ね備えるための工夫があいついだが、まず速さのために横紋筋というエンジンが創造され一つの決着がついた。ほどなく横紋筋の素早く力強い収縮をそのまま有効に移動の力に変換するために、硬く丈夫なレバーシステム、すなわち骨‐関節系が創造された。その時から動物は横紋筋エンジン付きの骨格という移動装置を身にまとったのである。自然は二種の装着の仕方を用意した。一つが骨格を外に配置した「節足動物」で、もう一つが内側の「脊椎動物」であった。

「脊椎動物」が登場して運動体の進化はいよいよデクステリティの獲得にまで向かって進むことになる。節足動物に比べて、脊椎動物が進化上、優位に立ったのだが、なぜ彼らだけが先に進めたのか。ベルンシュタインは、その原因を脊椎動物が発明した「筋肉の下に骨格を埋め込む」という方法に求める。

この方法は脊椎動物に柔軟に動く身体をもたらした。しかし柔軟だから運動の能力が優っているわけではない。むしろ運動素材の柔軟さは制御の困難さを意味する。この困難はたとえば「シリンダーが、硬い金属シャフトではなく、らせんばねのような」(41)もので接続している機械を、あるいは針がバネで動かされるようなミシンで布を縫うことを想像するとよくわかる。柔らかい筋では力を伝えるために押す方法は使えないので、筋は引くという不安定・不正確な方法で硬い骨-関節を操らざるをえないのである。

たとえば柔らい筋が硬い骨-関節を包むヒトの身体には、体肢と頭だけでも一〇〇近くの自由度（動きの方向）が、全身では膨大な自由度が存在する。脊椎動物の身体にはどこにも動きの可能性が潜在しており、それが運動制御に難題をもたらしている。饒舌すぎる自由度を黙らせるために、その「一つ一つに注意を向け、個別に制御するとしたら、莫大な注意を配分しなければならなくなる」(32)。

人工的につくられたたいがいの機械では、この難題を避けて、運動の自由度は一に限定されている。機械では、硬い素材を連結部でつなげて、毎回同じ軌道を動くようにしてある。運動体が自由度を二以上もつことは「ただ一つの正確に決められた道筋や軌道から、自由で無限の多様性をもつ道筋への質的飛躍を意味する」(34)のである。脊椎動物という運動体は制御の観点からは、地上ではかつてなかったほどのハンデキャップを抱えたシステムだった。それは運動を決定しにくい、あるいは「決定できない」システムだったのである。

ベルンシュタインによれば、この柔軟性ゆえの困難こそが、「並外れた適応性と操作性を兼ね備える」ことを可能にした。なぜこのシステムだけが動物の運動を異質なレベルまで飛躍させることができたのか、それは進化がこの「決定できない」という弱点をむしろ利用したからである。脊椎動物は「無限に多様な軌道をどれでも自由に選択」（35）してしまうという運動の「非決定性」を、そのまま創造の原理に変えた。

膨大な数の自由度が利益をもたらすことを示す事例がある。たとえば「二輪車」や「鋭い刃先をもつノルウェーのスケート靴」のような使いこなすのに骨が折れる「柔軟な道具」（38）は、思いがけなく速くて正確な移動をもたらしてくれる。同様に柔らかい素材を内在させた運動体は、その構造に由来する一つの新しい作動原理を獲得した。それをベルンシュタインは「協応」と名づけている。

協応をベルンシュタインは「運動器官の冗長な自由度を克服すること、すなわち運動器官を制御可能なシステムへと転換する」ことと定義している（43）。読者はここで第II章の図2-12（42）をもう一度見ていただきたい。一人の男が身体から棒で延長した頭部大の球の位置を三本のゴムヒモでコントロールしている。ちょうど私たちが頭（図の球）が揺れすぎないように全身の筋を総動員して、とくに両脚や体幹の筋を微妙に動かしながら、立ちつづけているというような状況である。男は眼でボールの位置やヒモの弛み具合を、足裏で全身の不均衡を、手でヒモの張り具合を感じているだろう。このようにさまざまな感覚を動員して一つの状態（ここでは頭部に擬せられたボール位置の設定）を実現し続けている、そういう運動の単位が協応である。協応とは、動くことと感ずること、運動と感覚を同時に行い続ける単位である。

協応では、ある運動を実現するために、周囲を知ることと動くことが連続している。「その場に応じた調整をしながら」（217）動作が操り続けられている。脊椎動物は、その身体に新しい制御の原理として登場した協応という単位を獲得してはじめて生存できた。多自由度ゆえの非決定性という困難を、進化はそのまま優れた制御の原理に仕立てたのである。協応の創造は制御の根本的な革命であった。それは運動が本格的に環境と組み合うことを可能にした。協応を獲得した運動は休むことなく環境との出会いを探り続ける、そういう存在になったのである。

ベルンシュタインの第一の発見はこの協応にある。彼は運動を記述するまったく新しい単位を構想した。そしてこの発見が後にデクステリティに素材を提供することになる。

(三)

環境と柔軟な身体が出会った時に自然は協応を生み出した。協応には環境の意味が埋め込まれている。協応とは環境に内在する運動のことである。

進化は多種の協応を生み出した。ベルンシュタインは本書でとくに三種の協応をデクステリティの素材としてあげている。第一は水のなかにいた魚や両生類の体幹部の運動として、第二は両生類の移動運動として誕生した。そして環境とのより複雑な結合である第三の協応が爬虫類に現れ、それは空間を縦横に移動する鳥類を出現させた。ベルンシュタインはそれぞれの協応を脳の階層構造に対応させてレベルA、レベルB、レベルCとよんでいる。

レベルAは全身のなめらかな動きである。それはあらゆる外乱に対処して、身体をほんの少し動かしたり、揺すったり、ねじったりする動きである。ベルンシュタインがいうように、それは「移ろう水のような」動きである。動物はこの動きで周囲の水や大気の流動のようなマクロな環境の変化に同調している。レベルAは「無脊椎動物の柔軟性」に起源を持ち、いまでも私たちの身体で静かにうねっている。原始の魚と私たちの身体を棒のように貫く協応である。

ベルンシュタインは、レベルAは「ジャンプで身体が空中にある数秒間」や「水への板飛び込み」のような「自由落下の最中」(133)にその存在が現れるとしている。その時に、胴体から首にかけての多くの椎骨は、ほどよい弾性を保って、周囲の気流と動的に平衡するために微細に動きを調整している。しかし、とくに特殊な状態に身体を置かなくても、レベルAの存在は明瞭である。それはすべての運動の「背景の背景」、「動作のおおもとを支える土台」であり、運動が実行されるときに、あるいは運動が休止しているときに、全身と周囲との折り合いを静かに調整し続けている。

身体が周囲とうまく溶け合っていると感ずるとき、環境との大きなズレなしに動いていると感ずるとき、それを可能にしているのがレベルAである。レベルAは身体を大きく包み込むように存在している環境を知っている。

身体とは、バネをつなげた塔（頂上には重たい頭がある）のようなものであり、常に揺れている。身体が硬い床の上に立つとき、そこを移動するとき、全身は大小の動揺を起こす。もう一つの協応、レベルBはこの振動そのもののことである。バネ仕掛けの塔は、振動を源泉にして種々の動きをつくりだしているが、レベルBとはこの動きの源にある揺れのことであり、身体のリズムである。

レベルBは脊椎動物が地上や空中での移動を迫られたときに、手足（体肢）とともに創造された。それは移動時の伸筋と屈筋の交代、「筋の合唱（シナジー）」に起源をもっている。移動のリズムはレベルBである。移動する複数の脚、のこぎり引き、やすり掛け、杭打ちなどをする身体各部には連続的なサイクルがあり、それは「二粒の水滴よりもよく似ている」（147）。このシナジーがレベルBである。

レベルBは、リズミックな成分を少しでも含む他のすべての動きに存在する。ベルンシュタインは「書字、編み物、片手で結び目をつくることなど」を「腕一本だけのシナジー」とよんでいる。さらに「抱擁や愛撫の動作、全身を伸ばしたりあくびをしたりする動作」や「半ば自動化した数々の個人的な癖、たとえば耳の後ろを掻いたり、ボタンをねじり回したり」（151）することにも、レベルBの現れを見ている。レベルBは複数の身体部分が同時並行して環境に一挙にかかわろうとするときに、その課題をリズムとして解決する能力である。

身体がレベルAで平衡を獲得し、レベルBでリズムを獲得した時、運動体は転倒することなく、水や地面の上を

「横紋筋を装備した力強いレバーである体肢によってより遠くまで到達できるようになった」。そこで「高度に発達した空間のレベル」、レベルCが登場した（154）。

「空間レベルの運動」とは「狙いを定めて対象を移動させる運動」であり、「多くは一回限りの運動」である。対象物を移動させること、「物を指したり、手に取ったり、動かしたり、引っ張ったり、置いたり、投げたりする動作」である。それには「始まりと終わり」、「当たりと外れがある」。そこに見られる「繰り返しは表面的で外見的なものに過ぎず、動作には必ず明確な結果が伴う」。レベルCの特徴は「正確さと精密さ」（158〜159）にある。

レベルAとレベルBは持続して運動を監視していた。一方、とくに開始と終了に注意を集中するレベルCの感覚調整は動作の中間部に無関心であるとベルンシュタインは述べる。しかし、レベルCが動作の中間部をまったく無視しているわけではない。レベルCに属する動作は「空間場」、すなわち「すべての感覚器官の協応にもとづく正確で客体的な外部空間の知覚」を基礎として、そこに運動の目標に対して「等価」な軌道を発見している。レベルCは「一つの決められた空間目標に対して、数十や数百（どころ）ではなく、数え切れないほどの道筋を選ぶこと」（162）ができるのである。レベルCには、たとえ「動作途中で不意に事態が複雑化した場合」でも、「豊かな資源を使ってたやすく適応」すること、すなわち「切り換え」の能力がある。

切り換えの能力は使用する身体の選択にも発揮される。「同じ腕の異なる動作でも、右手でも左手でも、肘でも、足先でも、鼻やその他の部分でも」（162）同じことができるのはレベルCの働きである。「バイオリン奏者は造作なくビオラを演奏する」。この、その場に応じた運動の「柔軟性と機動性」をもたらしているのはレベルCである。レベルCとは客体的な空間とその中にある物に到るための協応である。「切り換え可能性」、「多様な資源の利用」、「柔軟性」、「機転」などの能力を発揮して目標にこだわり続けることがその本質である。レベルCが知っているのは軌道を選択できる場としての空間であり、そこにある、目標をわかちもっている等価な経路の群である。

レベルA、レベルBと一体となってレベルCはじつに多くのことを遂行する。一部はすでにそれだけでデクステリティである。たとえば「幅跳び、走り高跳び、棒高跳びなど一回限りの非周期的な移動運動」、「平行棒や段違い平行棒、吊り輪、鉄棒、空中ブランコの動作」「跳躍や宙返り」などの「空間内で全身を使う大きな動作」。多くの「空間内の目標へ向かう正確な腕の動作」。たとえば「鍵盤を駆け巡る」指、「道具を自在に操る」手など。さらに「地面から重たい物を持ちあげる」、「弓を引くこと」などの「抵抗にうち勝つ」「力強い運動」。「振る - 投げるという動作」、「狙いをつけたり、模倣したりする動作」などはレベルCである(166〜169)。

三種の協応を身体に装備した動物は、とくに計るまでもなく多様な環境と連続する運動体になった。周囲の水や風の流れとともにあるレベルA、全身の振動であり遠くの目標とともにあるレベルB、そして多様な経路を埋め込む、目標を内在させた空間とともにあるレベルC。ベルンシュタインは協応がどのようなものか、三種のすがたで示した。具体として示された協応、それがベルンシュタインの第二の発見であった。

(四)

ベルンシュタインの天才は彼を三種の協応の発見にとどまらせなかった。彼は自ら発見した三種のレベルが組み合う組織として、運動がきわめて簡潔にかつリアルに記述できることを知った。考えつくたいがいの動物の動きはA、B、Cの三種のレベルを複合してみると記述できた。

三つの協応を記述の単位として使用すると、多様な環境と十分に連続するために、複雑にならざるをえない運動を、明瞭かつ簡潔に描くことが可能となる。しかもこの簡潔さは、原因(刺激)と結果(反応)の用語の下に、因果の連鎖として運動を描いてきた従来のモデルとは根本的に異なる。ベルンシュタインが描いた協応の複合する運動は、常に複数の環境と同時に組み合っており、それらと線型な因果連鎖をしてはいない。ベルンシュタインのモデルは、運動を反応に、環境を刺激に還元してきた抽象の伝統とは質が異なる。

運動を協応の複合として描く方法は思わぬ深みへと運動を誘うことになった。レベルAにレベルBを、さらにそれらにレベルCを交差させてみよう。大気の流れへの同調に、移動のための身体のリズムを交え、そこに目標までの経路選択を埋め込むという運動の出来事を想像してみよう。この複合体として運動を描く方法はベルンシュタインのオリジナルである。そしておそらくこの方法がデクステリティのレベルに至る運動を描くことを可能にした。

ベルンシュタインは「円盤投げ」という事例で複合の方法を試している（127～128）。円盤投げの競技では、まず「首や体幹の筋を不随意的に収縮させ、適正な緊張を保つことが必要になる」。これはレベルAである。つぎに「身体をばねのようにねじって勢いよく戻すためには、頭から足先まで全身にわたる筋のシナジーが必要になる」。これはレベルBである。そしてレベルCの「投げ動作」が「ちょうど馬にまたがる騎手」のように「すべての下位動作の担ぐ御輿に乗せられ」て登場する。レベルCがレベルAとレベルBの上に埋め込まれると、レベルCが本来担う動作の集合に加えて、ベルンシュタインが示したようにC／A×Bとでも表記するしかない新しい運動の複合が生ずる。

「円盤投げ」という課題が身体に提供したのは「あらゆる低次レベルをあらゆる組み合わせで利用する」という機会であり、この試練がこの種目にしか現れない特徴ある協応を創造するのである。

第V章でベルンシュタインは「騎手になる」主導的なレベルがどこに属するかという観点からレベルDを分類している。レベルD、デクステリティは多様であり、どれもレベルAを土台としてもっているのであるが、「靴ひもを結ぶ、アイロンをかける、パン生地をのばす、髭を剃る、髪をとかす、ページをめくる」（194）などはレベルBの背景活動を大いに必要としている。また「編み物をする、糸を巻く、髪を編む、石鹸で身体を洗う、服を着る、ハンマーを打つ、掘る、縛る、糸を紡ぐ、ハンドルを回す」（195）などではレベルCがとくに優位である。さらに「のこぎりをひく、時計のねじを巻く、果物の皮をむく、包装する、縄で縛る、スキーの回転、フェンシングの防衛」や「刺繍、鍛冶屋の動作、注射をする、フェンシングの攻撃、投げ縄」(196) などではレベルBとCは同じ力でDを支えている。「発話、書字」(196)、「消防士、帆船の水夫、粗末な船で海にいどむ漁師、素潜りで海底深く真珠貝を探す海女の生活にあふれている行為」(198) などはBとCの協同が徹底的に探られた結果として成立する協応である。

第V章ではいくつかのさらに具体的なレベルDの実例が、「協応を単位とする数式」で示されている。

デクステリティのレベルの協応をベルンシュタインは行為とよぶ。行為になった協応の複合にだけ存在する特徴があるという。

その一つは行為という動作の連鎖だけに見られる特徴である。行為は「運動課題を協同して解決する動作系列の全体」と定義されるが、行為は系列が「入れ換わり可能な動作」から構成されているという特徴をもつ。連鎖をなすどの動作も、行為が解決すべき問題の意味によって結びついているので切り換えが可能だとされる。もし動作連鎖の「結び目」が問題の意味につながっているところ、つまり連鎖の有機的部分とでもよべるところが切られてしまうと、その連鎖は行為ではなくなり、問題は解決できなくなる。したがってたいがいの行為は何度も繰り返されるが、それは同じことの反復ではない。繰り返しは連鎖の構成と構造に「適応的な変動」を起こして、結び目の多様性を探ることである。第VI章で長く議論されているように行為の「練習」の本質は、動作を変化させてみて、連鎖の意味を保持しつつ、連鎖の仕方の多様性の幅を探索することである。それは協応のレベル間の「協力関係を作り上げるための念入りな準備作業」のことであり、「反復なき反復」なのである (252)。

ベルンシュタインは行為のもう一つの特徴について述べている。それは行為が「対象を伴って行われる」ことである。行為は「タバコに火をつける」、「卵を調理する」、「あごひげを切り整える」、「粘土を器や彫刻に変える」などのように具体物とかかわっている。行為とは「物を決定的に変化させる」ことである。行為が行われるとき、物のすがたは行為の進行に伴ってじょじょに変化する。物が変化する過程に「隠された意味」が現れる。動作の連鎖に有機的とよべる「結び目」を与えているのは、この物に「隠された意味」なのである（174〜175）。

この「隠された意味」が、レベルA、レベルB、レベルCまでの協応だけでは達成できなかったところにまで運動を押し上げ行為にする。レベル・デクステリティが出現する。行為になった運動の先端をベルンシュタインは「先導レベル」とよんでいるが、それが「動作リンク全体の流れが一変してしまう」ような調整を行う。「それはちょうど、師匠たる画家の一筆が、弟子の描いた絵全体の印象をがらりと変えてしまう」（183）ようなことである。デクステリティはいくつかのレベルが複合して、それがまったく新しい物の意味を発見するようなときに現れる、というのである。

協応が複合する系では、それを構成する各レベル以上の運動が創造されることについては先に述べた。各レベルそれぞれは固有に関連している環境の意味と結合し続けている。そのことが運動が結合する環境についてもおもいがけない飛躍をもたらすことになるのである。

たとえばレベルAとレベルBが同時に働き動いているとき、姿勢の調整が同調して存在するマクロな流動としての環境と、リズミックな体肢の動きが同調する、移動に意味を与える環境の、二種の環境の意味が複合した環境を運動は知ることになる。いま私がここで行っている、文字による記述という手段（おそらく絵でも同じだろうが、絵の方がまだ可能性はあるだろう）では、この複合した環境を描くことはできまい。文字ではおそらく二つ以上のことを同時に記述することは困難なのである。私はここで「二種の環境の意味が複合した環境」と書いてその存在をほのめかすことができるだけである。このような、記述を越えたことを身体が知っているのだという確信を、ベルンシュタインの方法は私たちに与えている。

ベルンシュタインが強調したことは、多種の協応が複合したときに、運動が環境の「もっと先」にある意味に至るということである。そのときに複数のレベルが知っている環境はただ加算されるのではなく、加算を越えたこととしてレベル・デクステリティに協応を与える。デクステリティが対峙している環境を想像することは私たちの思考の習慣を越えているが、ベルンシュタインはまず協応という単位を構想し、それの複合として行為を記述することを提案して、はじめて「行為にとっての環境」とでもよぶことのできる環境の事実を運動研究に導入した。

ベルンシュタインが第I章で述べているように、ロシア語、デクステリティ（lovkost）には「猟《か》る（lov）」という意味がある。もともと狩りや釣りに関係した用語であり、狩人は〈lovtsy〉と呼ばれていたという（18）。デクステリティは「動作の種類によって決まるのではなく、運動を取り囲む条件によって決まる」（22）。生態心理学者の一人が述べたように「人はデクステリティに動くことはできない、人にできるのは、運動の問題をデクステリティに解決することだけなのである」（注1）。

デクステリティとは環境を捕獲した運動である。あるきっかけで一気にそれまで知ることのなかった環境に触れてしまった運動のことである。デクステリティとは幸運にも特別な周囲を知り得た運動に与えられた称号なのである。

ベルンシュタインの方法はこのようにして運動の科学の未踏の領域に踏み入った。『デクステリティ』の読者は運動の「深み」だけではなく、それと同時に存在する環境の「深み」をも体験する。運動について考えを進めたベルンシュタインは、最後に、誰もが知らなかったレベルの環境を発見した。これがベルンシュタインの第三の発見である。

彼は最後に「行為の周囲にある世界」を見たのである（注2）。

（注1）Reed, E. S. & Bril, B. (1996) The primacy of action in development. Latash, M. L. & Turvey, M. T.（Eds.), *Dexterity and its development.* Mahwah, NJ: Lawrence Erlbaum Associates.

（注2）ベルンシュタインが発見した「行為の周囲」は、おそらく同時代のアメリカの知覚心理学者ジェームス・ギブソンがアフォーダンスとよんだ環境の性質のことである。ギブソンを継いで知覚研究を行っているコネチカット大学のセミナー室の扉にはギブソンと並んでベルンシュタインの写真が掲げられている。

訳者あとがき

「デクステリティ　巧みさとその発達」出版の経緯

本書は、ロシアの生理学者ニコライ・アレクサンドロヴィッチ・ベルンシュタインが一般向けに書いた運動の巧みさに関する科学書である。本書が出版されるまでの波乱に満ちた物語は、フェイゲンベルグとラターシによって語られている（Feigenberg & Latash, 1996）。以下、その内容を手短にまとめておこう。

本書が書かれたのは、約半世紀前。ソビエト社会主義共和国連邦をスターリンが統治していた時代だ。ベルンシュタインはそのころソ連邦中央労働研究所バイオメカニクス班の室長として精力的に研究を推進しており、一九四七年には専門書『動作の構築について』を上梓した。解剖学的、生理学的なレベルと動作の関係を具体的に論じたこの本は、動作障害の治療に携わる外科医たちにとって福音の書となり、ベルンシュタインはこの功績を称えられて国家賞であるスターリン賞に輝いた（ショーロホフ『静かなドン』もスターリン賞受賞作の一つである）。

時を同じくして、ベルンシュタインは一般向けの科学書である本書を執筆した。原稿は出版社へ提出され、イラストも完成し、校正を終えてあとは最終印刷を待つばかりとなった。

そのとき、事態は急変した。ロシア国粋主義政策の台頭に伴い、国内で反ユダヤ主義がわき上がった。ユダヤ系知識人は、「祖国の地に根をもたぬコスモポリタン」として攻撃された。ユダヤ人であったベルンシュタインも、徐々に立場が危うくなってきた。

この状況をさらに悪化させたきっかけが、ベルンシュタインのパブロフ批判である。条件反射説に真っ向から異を唱えたベルンシュタインは、パブロフを貶める非国民的研究者として共産党の機関誌「プラウダ」誌上で公然と批判されるまでになってしまった。栄えあるスターリン賞の受賞から一転、ベルンシュタインは解雇され、本書の出版は取りやめになった。

その後ベルンシュタインは、職を失いながらも机上での研究を続け、「活動の生理学〈physiology of activity〉」を体系化した。しかし、お蔵入りになってしまった原稿については一切言及することなく、家族も友人もその原稿については何も知らされていなかった。

遺稿が発見されたのは、ベルンシュタインの死後すでに二〇年もの歳月が過ぎてからのことであった。引っ越し前の本棚をかつての同僚であったフェイゲンベルグが整理していたときのこと、本棚と天井との間にある隙間から、実験用の感光紙の表裏にびっしりと書かれた手書きの原稿が見つかった。ベルンシュタインが執筆していた時代、紙は貴重な資源であったため、原稿には、実験に用いた紙を再利用していたのだ。

ロシアでは、一九八五年に樹立されたゴルバチョフ政権によって、ペレストロイカ（改革）路線へと政策の転換が図られ、グラスノスチ（情報公開）の推進によって、月刊文芸誌「ノーブイ・ミール」に、ソルジェニーツィンの『収容所群島』が掲載されるまでになった。同時にベルンシュタインの研究業績も再評価され、本書も科学の古典シリーズの一冊として一九九一年ナウカ書房より出版された。ラターシとフェイゲンベルグによる英訳が出版されたのは一九九六年である。執筆から半世紀を経た現在、その内容は色褪せることなく、今なお輝きを増し続けている。

ベルンシュタインの思想

ベルンシュタインは、一八九六年、モスクワに生まれた。父は高名な精神科医、母は看護婦、祖父はヒルベルト問題に関わった数学者であった。モスクワ帝国大学の医学部を一九一九年に卒業し、市民戦争には赤軍の外科医として従事した。この経験が、後の著書『動作の構築について』を執筆する重要な契機になった。本書においてもまた、戦時下でのエピソードが数多く語られている。復員後、中央労働研究所のバイオメカニクス研究室の室長となり、「巧みさ」に関する生理心理学的研究に携わることになった。

ベルンシュタインが研究の対象としたのは、豊かで多様な現実世界の中で行われる生き生きとした活動だった。たとえば、鍛冶屋がハンマーを繰り返し振り下ろす動作を観察すると、ハンマーの軌跡は毎回異なっているにもかかわらず、ハンマーの頭は毎回ほぼ同じ場所に打ち付けられる。当時最新鋭であった動作解析装置を用いてこの観察をしたベルンシュタインは、動きの変動を誤差として扱うことなく、適宜性の発現として捉えた。ハンマーを正確に振り下ろす背景にあったのは、同一動作の再現ではなく、多様で柔軟な動作による機能の実現、すなわち、その場に適応的な動作の創造であった。

ベルンシュタインはまた、運動学習における反復練習の意味を見抜いていた。すなわち、繰り返しは、機械のように同じ動きを再現するために行うのではない。繰り返しの目的は、課題解決のプロセスを反復することにより、よりよい解決策を編み出す能力を獲得することに他ならない。学習の目的は、過ぎ去りし過去の再現ではなく、来《きた》るべき未来への準備だ。このことは同時に、多様な解決のプロセスを含まない反復練習は、適切な運動の学習につながらないことを意味している。

世界は時々刻々と変動している。変化に満ちた環境の中では、ある瞬間に「最適」であった動作でも、次の瞬間にはその場にそぐわない不適切な動作になり得る。したがって、ある一定の運動パターンを記憶し、固定するという運動問題の解決方法は、多様な環境の下ではむしろ不利益をもたらすことになる。予期せぬ新奇な状況に置かれたときに必要となるのは、記憶しておいた動作をそっくりそのまま再現する能力ではなく、その状況に適した新たな動作をその場で創り出す能力だ。

このような考えが、同一の刺激に対して同一の反応を繰り返すことが学習につながると考えるパブロフの条件反射説とは相容れないものであることは明らかだろう。反射を基礎においた運動理論を唱えたのはパブロフだけではない。イギリスの生理学者チャールズ・シェリントンもまた、優れた神経生理学的実験を行い、反射の連鎖を基礎にした運動理論を築き、シナジーの概念を提唱した（Sherrington, 1906）。

一方でベルンシュタインは、反射は運動問題の解決ではなく、むしろ解決すべき運動問題の一部であると考えた（Bernstein, 1967）。反射に代わる解決策としてベルンシュタインが提唱したのは、協応の原理であった。少数自由度による大自由度系のコントロールを可能にするこの概念は、その後の自己組織化理論（Nicholis & Prigogine, 1977）やシナジェティクス理論（Haken, 1978）の萌芽ともいえる先駆的なものであり、ダイナミカルアプローチによる運動制御の理論化（Kelso, 1995; Kugler & Turvey, 1987）、および様々な実験的運動制御研究に今なお多大な影響を与えて続けている。

謝　辞

本訳は、大勢の人たちの励ましによって完成した。本訳にあたり、佐々木正人教授には、原稿の隅々まで懇切丁寧に目を通していただき、暴れ馬のごとき奔放な訳文を、見事な手綱さばきで従順で落ち着いた文章に宥《なだ》めていただいた。英訳者であるペンシルバニア州立大学 Mark L. Latash 教授には、訳者の細々とした問い合わせに対して逐一丁寧に回答していただき、コネチカット大学 Robert E. Shaw 教授および Michael T. Turvey 教授には本書のテキストおよびベルンシュタインの用いた様々な概念の理解を助ける数多くのアドバイスをいただいた。下訳にあたっては、平田智秋、橋口俊宏、吉岡マコ、木島章文、兄井彰、寅嶋（櫻井）静香、平工志穂の各氏にお世話になった。稲葉治郎、梅津紀雄、三嶋博之、門田宏、平島雅也、戸松彩花、宮本英美、高橋綾の各氏には訳稿への有益な助言をいただいた。また、大築立志著『たくみの科学』（朝倉書店）との出会いがなければ、本訳を担当することもなかったであろう。

さらに、金子書房の真下清氏には、訳者のいつ終わるとも知れぬ翻訳作業を辛抱強く待ち続けていただき、原稿に対する的確なコメントをいただいた。

ここに記して感謝します。

二〇〇二年一〇月　木々の色づきはじめたコネチカットにて　　　　工藤和俊

参考文献

Bernstein, N. A. (1967) *The coordination and regulation of movements.* New York: Pergamon Press.

Haken, H. (1978) *Synergetics: an introduction.* Berlin: Splinger Verlag.［牧島邦夫・小森尚志訳 (1980) 協同現象の数理、東海大学出版会］

Kelso, J. A. S. (1995) *Dynamic patterns.* Cambridge: MIT Press.

Kugler, P. N. & Turvey, M. T. (1987) *Information, natural law, and the self-assembly of rhythmic movement.* NJ: Hillsdale.

Feigenberg, I. M. & Latash, L. P. (1996) N. A. Bernstein: The reformer of neuroscience. In *Dexterity and its development* (pp. 247-275). Mahwah, NJ: Lawrence Erlbaum.

Sherrington, C. S. (1906) *The integrative action of the nervous system.* New York: Charles Scribner's Sons.

Nicolis, G. & Prigogine, I. (1977) *Self-organization in nonequilibrium systems: from dissipative structures to order through fluctuations.* NY: Wiley.［小畠陽之助・相沢洋二訳 (1980) 散逸構造、岩波書店。］

■ ま 行

■ や 行

■ ら 行

■ た 行

■ な 行

■ は 行

■ さ 行

● マ　行

● ラ　行

事項索引

■ あ　行

■ か　行

人名索引

● ア　行

● カ　行

● サ　行

● タ　行

● ナ　行

● ハ　行

◆訳者
工藤和俊（くどう・かずとし）
1967年生。1998年東京大学大学院総合文化研究科博士課程修了。学術博士。2002年～2003年，米国コネチカット大学知覚と行為の生態学研究センター客員研究員。東京大学大学院総合文化研究科助手，助教を経て，准教授。主な著書に，『スポーツ心理学事典』（2008年，大修館書店），『よくわかるスポーツ心理学』（2012年，ミネルヴァ書房），『知の生態学的転回　第１巻　身体：環境とのエンカウンター』（2013年，東京大学出版会），『筋機能改善の理学療法とそのメカニズム（第３版）』（2014年，ナップ），『知のフィールドガイド　生命の根源を見つめる』（2020年，白水社）（いずれも分担執筆）がある。

◆監訳者
佐々木正人（ささき・まさと）
1952年生。1980年筑波大学大学院心身障害学研究科博士課程中退。教育学博士。現在，多摩美術大学客員教授，東京大学名誉教授。主な著書・訳書に，『アフォーダンスと行為』（2001年，共編著，金子書房），『レイアウトの法則』（2003年，春秋社），『デザインの生態学』（2004年，共著，東京書籍），『アフォーダンス入門』（2008年，講談社学術文庫），『ギブソン　生態学的知覚システム』（2011年，共監訳，東京大学出版会），『新版　アフォーダンス』（2015年，岩波書店），『身体とアフォーダンス』（2018年，共著，金子書房），『あらゆるところに同時にいる：アフォーダンスの幾何学』（2020年，学芸みらい社）。

デクステリティ　巧みさとその発達

2003年７月15日　初版第１刷発行
2022年４月27日　初版第11刷発行
［検印省略］

著　者　ニコライ A. ベルンシュタイン
訳　者　工　藤　和　俊
監訳者　佐　々　木　正　人
発行者　金　子　紀　子
発行所　株式会社　金　子　書　房

〒112-0012 東京都文京区大塚3-3-7
電話　03-3941-0111（代）
FAX　03-3941-0163
振替　00180-9-103376
URL https://www.kanekoshobo.co.jp

印刷　凸版印刷株式会社
製本　一色製本株式会社

ISBN978-4-7608-2821-0　C3011